東京大学教授
石井直方の

筋肉の科学

ベースボール・マガジン社

スポーツも、ダイエットも、健康も――

筋肉を知れば、「結果」が変わる。

人類の歴史上、今ほど筋肉が注目を浴びている時代はなかったかもしれません。

スポーツ選手ばかりでなく、最近は老若男女が積極的に筋トレに励むようになってきました。かつては有酸素性運動ばかりに関心が集中していましたが、今では筋肉を鍛えることがダイエットに効果的であり、健康にもプラスになるという認識も浸透しつつあります。

体重の約40（女性は約35％）を占める筋肉は、身体を動かすだけでなく、人間が生きる上でさまざまな役割を果たしています。

本書は、筋肉の性質、運動の仕組み、筋肉の鍛える方法などを、テーマごとになるべくわかりやすく解説しています。きっと予想もしなかった発見があると思います。そして、スポーツはもちろん、ダイエットも、健康も、筋肉の影響を大きく受けていることがわかってもらえると思います。〝科学〟なので、少し難しい内容もあります。しかし、これを知識として吸収すれば、みなさんが現在取り組んでいることにおいて、必ずよい結果につながると思います。

筋肉の科学を人生に活かし、みなさんがより幸せになることを祈っています。

石井直方

CONTENTS

CONTENTS

CONTENTS

実践編
practice

CONTENTS

デザイン　黄川田洋志、井上菜奈美、藤本麻衣、山岸美奈子（ライトハウス）
写　真　Getty Images
イラスト　ニューロック木綿子
編　集　本島燈家、松川亜樹子（ライトハウス）、光成耕司
編集協力　森永祐子、飯塚さき（コーチング・クリニック編集部）

theory

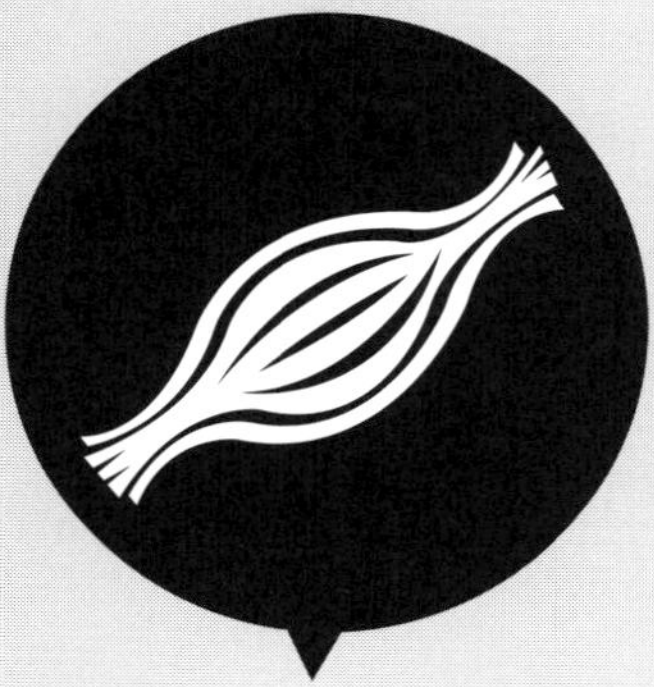

理論編

まずは筋肉そのもの構造、
機能、身体の中で果たされている役割など、
基本となる理論を学んでいきましょう。
筋トレやスポーツ動作につながる
知識も含まれています。

theory

01 時限目

筋肉は何のために存在している?

ヒトの身体を経済に例えると、エネルギーの消費者は筋肉。これが活発に動かないと、身体は不景気状態になり、場合によっては病気になってしまうことになる。

身体が「不景気」にならないのは筋肉のおかげ?

筋肉はなんのために存在するのでしょうか? 第1に挙げなければいけないのは、身体を動かすエンジンとしての役割です。人間を含む生き物が活動できるのは、筋肉が動くからであり、筋肉が存在しなければ歩くこともできません。

また、身体の中で動いている組織や器官も、筋肉が動かしています。自分自身はじっとしていても、心臓は拍動し、呼吸が自然に行われ、胃や腸の蠕動《ぜんどう》運動が行われているのです。身体の外に現れる運動にせよ、身体の中で起こっている生命維持のための臓器の運動にせよ、すべて筋肉の収縮が原動力になっているわけです。

第2の役割は、重力などに対する姿勢の維持。立っているだけでも筋肉は身体の中で常に力を出し続けています。座っているときも、仰向けに寝ているときも、低いレベルながら緊張を保っていて身体の姿勢を保持している。この状態を、専門用語では「トーヌス」といいます。トーヌスとは少し違いますが、各関節の周りを取り囲むことによって、関節が正しく動くようにサポートするという役割もあります。これも広い意味での姿勢の維持につながるといえるでしょう。

第3の役割は、熱を作ること。ヒトを含めた恒温動物は、ある一定の熱が身体にないと生きていくことができず、ヒトの場合は常に37℃ほどの体温が保たれるようになっています。しかし、気温は通常37℃よりも低いので、自分自身でエネルギーを使うことによって熱を生み出す必要があります。その熱を生み出すことにおいて、一番貢献しているのが実は筋肉。熱産生の約6割が筋肉で、2割前後が肝臓や腎臓、残りの2割が褐色脂肪とされています。

熱が維持されているということは、いつもエネルギーを消費しているということ。そして、そのための燃料としては糖質や脂質が使われています。もし筋肉によるエネルギー消費のレベルが落ちてくると、糖質や脂質が身体の中に余分に蓄積されるということが起こります。その結果として、メタボリックシンドロームにはじまる生活習慣病に向かっていってしまいます。つまり、栄養素として取り込んだものをエネルギー源として使用する、という体内のプロセスがうまく回り、代謝恒常性が保たれているのは筋肉のおかげともいえます。

経済に例えると、景気が維持されるためには、国民の消費活動が大事。お金を使って物を買う行為が国全体として円滑になされていると経済は安定します。ところが、お金をどこかにため込んで使わない人が増えてくると、だんだん経済がおかしくなってくる。昨今の日本の状態はそれだといえるでしょう。ヒトの身体に話を戻すと、エネルギーの消費者は筋肉。これが活発に動かないと、身体は不景気状態になり、場合によっては病気になってしまうということになります。

筋力アップの仕組みは、「中央集権」ではなく「地方自治」

第4の役割は、力学的ストレスから身体を保護すること。例えば、おなかを取り巻いている腹筋や背筋の存在によって、腹腔の中にある内臓は守られています。自動車でいえばボディがしっかりしているから、中の構造が正しく機能できるのです。

5番目に挙げられるのは、内分泌器官としての役割。これは最近の研究でわかってきたことなのですが、運動することによって筋肉からある種の物質が分泌され、それが身体のさまざまな組織や器官に影響を及ぼすのではないかと考えられるようになってきています。

これまでの運動生理学の定説では、運動をすることで交感神経が活性化され、副腎からアドレナリンというホルモンが分泌される。それが脂肪組織に働いて脂肪の分解を促し、血液中に脂肪酸などが出てくる。それを筋肉が取り込んでエネルギー源とする、というものでした。これは政治に例えると、地方の要求がそのつど中央政府に伝えられ、そこでの議論を経て指令が下され、巡り巡って地方に反映されるということになり、非常にまどろっこしい。常に中枢の指令が必要ということで、「部分やせは不可能」という理論にもつながっていたわけですが、どうもそうではないようなのです。

確かに考えてみると、中央政府がすべてを決定する中央集権制で身体を動かしていくとしたら、仮に脳が間違った指令を発すると、身体全体が間違った方向に進んでしまう危険性があります。また、脳が筋トレをしたつもりになったり、夢の中で筋トレをしたりしただけでも、筋肉が太くなるということが起こり得ます。しかし実際には、そのようなことは起こらないように人体はできています。筋肉が本当に使われたか、激しい運動をしたかという情報分析が正しく行われることで、初めて筋肉が太く強くなるという仕組みがあるのです。

パフォーマンスという観点から見ても、筋力を強くするためには、筋肉が発達するだけでは不十分。筋肉を動かす脳も改善する必要がありますし、筋肉に栄養を供給する消化器系なども、レベルアップが要求されます。そのために、筋肉は自ら「激しく動いている」という情報を発信し、脳だけでなくほかの組織にも状況を伝える役割を担っている。それによって、現在にふさわしい身体をつくり上げていこうとするのではないでしょうか。

具体例としては、脂肪の分解を促す物質を筋肉が分泌することがわかっています。それが脂肪組織に直接的に働く。わざわざ中枢が「脂肪を分解しなさい」という指令を出さなくても、筋肉は動き続けるためのエネルギー源の供給を受けることができるわけです。身体の中では、このような現場対応的なシステムが働いています。これまで考えられていた中央集権ではなく、実は地方自治的な運営がなされているようです。

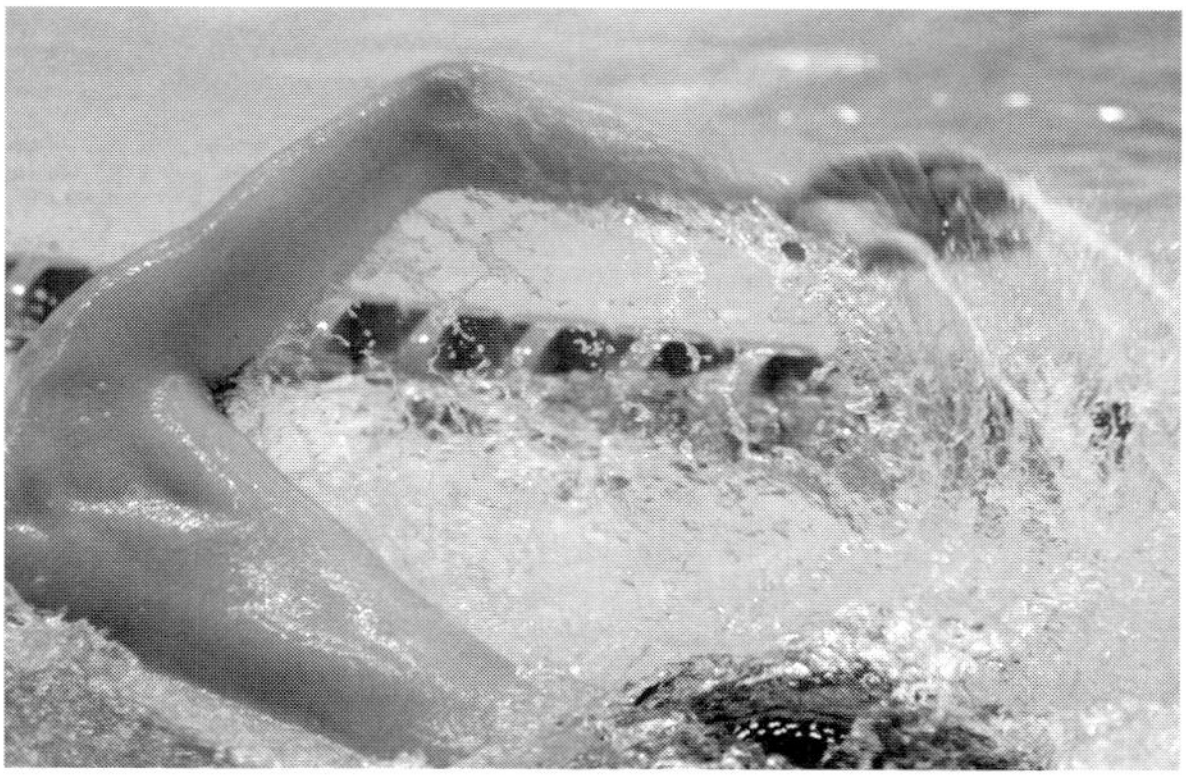

▲筋肉が活発に働くことで、生活習慣病も予防できる

theory

02 時限目

運動のパフォーマンスを左右する4要素

筋トレを行うことで筋力が増えたら、今度はその筋力をいかに上手に使うか、そのためのトレーニングをするというステップを踏まなければいけない。

エンジンだけでは車は走らない

前項でも説明したように、筋肉の第1の役割は運動の「エンジン」、つまり運動そのものを生み出す動力源であることです。また熱源として見ると、筋肉は命のある限りスイッチが完全にオフになることはなく、常にエンジンがアイドリングしているような状態を維持しています。アクセルを踏めばいつでも力を発揮して運動をスタートさせますし、踏んでいなくても少しずつガソリンを消費しながら、絶えず活動しています。

運動のパフォーマンスを高めるためには、やはりエンジンを強く、高い性能のものにしていくことが第1の戦略といってもいいでしょう。ただし、筋肉の力だけで運動が成立するわけではありません。身体を自動車に例えると、動力源のエンジン（筋肉）を動かすためにはエネルギーを送り込まなければいけないので、燃料供給系の整備が不可欠です。

それでも、まだ車は走りません。エンジンで生み出された動力を実際の走行に変換するために、クランクシャフトやギア、タイヤといった駆動力伝達系が必要になります。ここまで来ると立派な自動車になりますが、そのままではショールームに置いてある展示車と同じ。ハンドルやアクセル、そして意思をもってそれを操作する人間（制御系）がいないと、意味のある走りにはなりません。

身体に当てはめると、燃料供給系は、栄養素を分解してエネルギーを作る代謝系や、酸素を取り込み全身に巡らせるための呼吸・循環系ということになります。駆動力伝達系は、骨や関節、腱など。制御系は中枢神経です。それに加えて、筋肉という動力源。その４つがそろって、初めてよい運動ができるのです（下図）。

これら４つの要素は、すべてがハイレベルに維持されていればベストですが、それはなかなか難しいものです。ただ、４つの要素があることを理解した上で、それぞれにどんな問題があり、どこをどう強化すれば全体がよくなるのか、という意識をもつことは非常に大切でしょう。

筋力がアップしたら、次はその筋力を使うためのトレーニングを

自動車レースに勝つための車を作ることを考えても、まずはエンジン

図　自動車と人体の対応図
人体の体力要素は自動車と同様に各器官に分業化されている

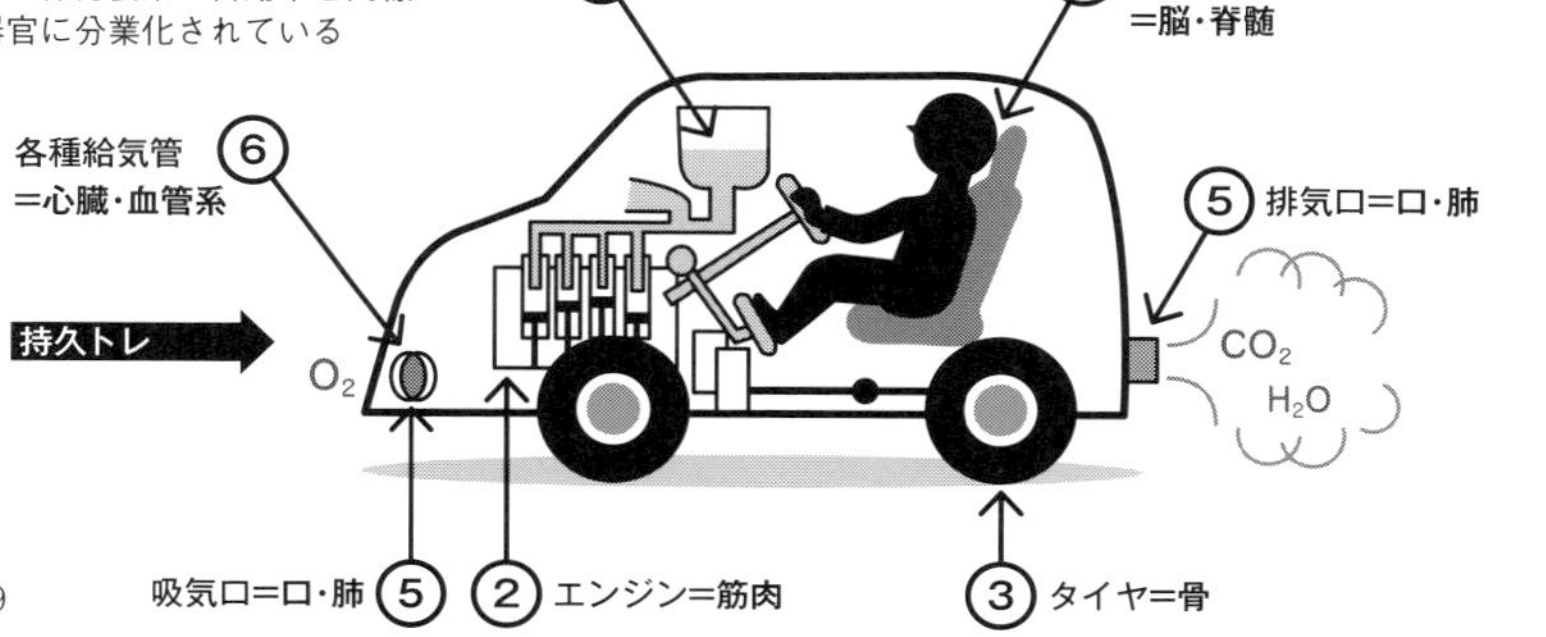

を強くしなければ十分な出力が発揮できないので、エンジニアがより性能のいいエンジンを作ります。一般に、エンジンが生み出す力はエンジンの大きさに比例するので、サイズを増していくことが基本となります。

しかし、エンジンが強くなっただけで燃料系が改善されていないと、すぐにガス欠になってしまう危険性があります。またギアが弱いと、パワーのあるエンジンを積んだとたん壊れてしまうかもしれないので、トランスミッションなども同時に改良しなければいけない。そうして最終的に車全体の改良が済んで素晴らしい車ができ上がっても、ドライバーのテクニックが最新鋭マシンのレベルに追いついていないと、カーブを曲がれずに吹っ飛んでしまうということも起こり得るので、車の性能とともにドライバーもレベルアップしなければいけません。

このように各要素の問題を1つ1つ確実に克服し、全体をまんべんなく高めていくことにより、最終的にレースでも勝てるようになるわけです。第1の戦略としてエンジンのパフォーマンスを高めることは重要ですが、それだけで即レースに勝てるわけではありません。車の部品は今までと同じで、エンジンだけを積み替えることで速くなるという発想は大きな間違いです。

ところがスポーツの分野では、この勘違いをしている場合が少なくないようです。運動のレベルを上げるために筋力アップは第1の要素ですが、筋肉ばかり強くなってもスポーツで勝てる身体づくりができたとはいえません。筋トレをたくさん行っても全体のパフォーマンスが上がらないという結果があるのであれば、総合的な見方で自分自身の現状を分析し、次に何をしなければいけないかを考える必要があります。トレーニングをしていく上においては、その総合的な視点が極めて重要になってきます。

むしろ以前より「筋肉がついた」ということは、以前とは違うエンジンが積まれた状態といえますから、今までと同じように運動をしていてはダメなのだと考えるのが適切でしょう。エンジンが強くなった分だけ、それを余すところなく使うための仕組みや技術が並行して上がっているか、ということが問われます。つまり、筋トレを行うことで筋力が増えたら、今度はその筋力をいかに上手に使うか、そのためのトレーニングをするというステップを踏まなければいけないのです。それを抜きにして、単純に筋トレをしたから強くなるはずだと思ってしまうと、大きな失敗につながってしまいます。

目的に応じて、求められる性能は変わる

人間の生活を考えた場合、筋肉の性能やパフォーマンスには、いろいろなタイプが求められます。自動車でも、必ずしもレースに勝てるマシンに仕上げることがすべてではありません。今の時流でいえば、いかに燃費をよくして少ないガソリンでたくさん走る車を作るかということも大切なテーマ。また日常的に使用する場合は、スピードは出るけれども2000㎞しか走れない車より、どれだけ走っても壊れない、丈夫で長もちする車のほうがニーズは高いでしょう。

スポーツに勝つために洗練された身体能力を身に付けたいという人がいれば、健康的な生活が続けられることを重視する人もいます。そういったそれぞれの目的に合わせて、自分の目指す身体づくりをしていかなければなりません。そのためにも、今の自分に足りない要素をしっかりと把握し、それを補っていくことが大切ではないかと思います。

theory

03

時限目

平行筋と羽状筋

筋線維の並び方によって、スピード指向型の筋肉(平行筋)と力指向型の筋肉(羽状筋)とがはっきりと分かれる。

役割によって、筋肉の設計が違う

これまで説明してきたように、筋肉の第1の役割は運動の「エンジン」であることですが、そのエンジンにもいろいろなタイプがあります。車で考えてみても、レーシングカーとブルドーザーとでは全く違いますよね。速く回転できる仕組みが必要なのか、大きなトルクが必要なのか、その目的によって、基本的な設計から変わってきます。筋肉も同様で、速く動くことが求められる筋肉があれば、速く動かなくてもいいから強い力がじわりじわりと出たほうがいい筋肉もあり、それぞれ設計が違うのです。

筋線維1本1本にも収縮速度の速いタイプ、収縮速度は遅いけれども持久性が高いタイプがありますが（それについては「27時限目」で説明します）、ここではそうしたミクロな性質ではなく、もう少しマクロな視点で筋肉がどうできているかということを説明します。一口にいうと、それは筋線維の並び方。それにより、スピード指向型の筋肉と力指向型の筋肉とがはっきりと分かれるのです。

筋線維が平行に走っていて中央部分が太くなっている、よくマンガなどでも見かけるような形の筋肉。これを「平行筋」と呼びます。かつては紡錘状筋といっていましたが（今もそう呼ぶことがあります）、最近は欧米の用語を直訳して平行筋と呼ぶケースが増えています。この筋は文字通り、筋線維の1本1本が筋肉の長軸に向かってほぼ平行に走っています。

それに対し、あたかも鳥の羽のように筋線維が少し傾いて斜めに走っている筋肉を「羽状筋」といいます。平行か、斜めか、大きく分けるとこの2つですが（下図）、羽状筋にはバリエーションがあり、まさしく羽のように左右にきれいに分かれているものと、羽を半分に切ったような形で片方だけに筋線維が伸びているものがあります（半羽状筋）。また、斜めになっている筋線維の角度もさまざまです。

図　同一体積、同一長の平行筋と羽状筋の模式図

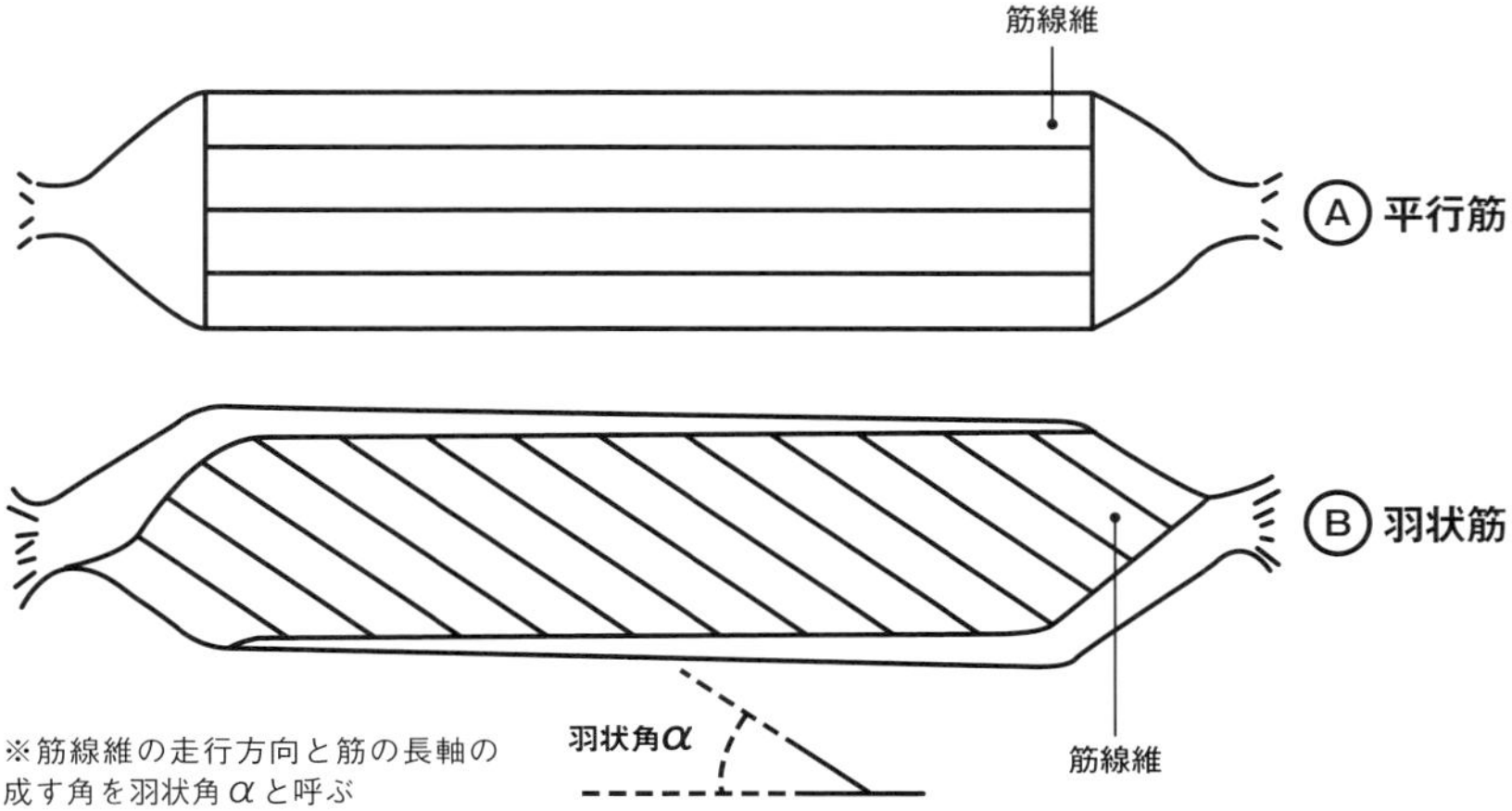

※筋線維の走行方向と筋の長軸の成す角を羽状角αと呼ぶ

theory

スピードの平行筋、力の羽状筋

平行筋はそれぞれの筋線維がほぼ平行に走っているため、1本の筋線維が縮む距離は筋肉全体が縮む距離と同じ、という特徴があります。1秒間に筋線維が30％短くなれば、筋肉全体も30％短くなるわけです。

ところが羽状筋の場合は、1本1本の筋線維は平行筋と比べて短いので、個々の筋線維が収縮して短くなった距離は、筋肉の全長からするとほんのわずかな距離になってしまいます。筋線維が1秒間に30％縮んでも、全体としては10％ほどしか短くならないということになるわけです。つまり、収縮速度は平行筋の3分の1。筋線維が出したスピードが筋肉全体のスピードに反映されないため、羽状筋は速度という点においては、平行筋より不利ということになります。

一方で、羽状筋が有利な点もあります。羽状筋は個々の筋線維が短い分、より多数の筋線維が筋肉の中に詰まっていることになり、しかも短い筋線維が並列しているため、それぞれの筋線維が生み出す力を足し算することができます。したがって、より強い力を発揮することができる。つまり羽状筋には、スピードは出ないけれども力は出せる、という特徴があるのです。

平行筋はスピードはありますが、どうしても羽状筋に比べると力で劣ってしまいます。冒頭の車の例でいうと、平行筋はレーシングカータイプ、羽状筋はブルドーザータイプのエンジンということになるでしょう。このように、身体の中で筋肉が要求されている仕事、役割に応じて、筋肉の構造自体にも違いがあるのです。

伸筋には羽状筋が多く、屈筋には平行筋が多い

羽状筋の例として一番わかりやすいのはカニの爪です。食べるときに見てみても、1本1本の筋線維が非常に短いですよね。それが爪の根本にぎっしり詰まっているので、カニが物を挟む力は極めて強い。一度挟んだら、なかなか離れません。そうした強い力がある割には、速いスピードでハサミを動かすことはできません。これぞまさしく羽状筋の特徴です。

人間の場合は、「四肢の伸筋には羽状筋が多く、屈筋には平行筋が多い」という傾向があります。例えば、ふくらはぎの腓腹筋は典型的な羽状筋です。羽が両側に開くようにハート形をしているのが、外観からもわかりますよね。それから、大腿四頭筋、上腕三頭筋も羽状筋です。それもかなり角度が大きい羽状筋で、大きな力を出すために最適な構造をしています。

一方、いわゆる〝力こぶ〟を作り出す上腕二頭筋は代表的な平行筋。太ももの裏の筋肉（ハムストリングス）は構造的には羽状筋なのですが、羽の傾きが非常に小さく、平行筋に近い羽状筋といえます。足関節を伸ばす（底屈させる）腓腹筋に対し、つま先を上げるために働く前脛骨筋も羽状角が狭い羽状筋です。

このように腕や脚を伸ばすための筋肉は「力」に重点が置かれ、曲げるための筋肉は「スピード」「動作の大きさ」に重点が置かれている、という設計がなされています。そして意外かもしれませんが、人間の身体全体で見ると、平行筋の数は少なく、羽状筋のほうが圧倒的に多くなっています。一般的なイメージとして、平行筋こそが典型的な筋肉のように思いがちですが、実は人間の身体の中の勢力としては、羽状筋のほうがはるかに巨大なのです。

theory 04 時限目

筋の外側にもある変速器

筋力型か？
スピード型か？
筋肉の性質にはいくつもの要因が関連してくる。

伸筋は抗重力筋

前項で、「四肢の伸筋には羽状筋が多く、屈筋には平行筋が多い」という傾向があると説明しました。

では、なぜそうなるのでしょうか。

人間はいつも重力に抗して身体を支えていたり、跳んだり伸び上がったりしなければいけません。多くの場合、そのために働くのが伸筋で、これは「抗重力筋」なのです。

赤ちゃんがハイハイをするときも、肘を伸ばすことで重力に逆らって身体を支えます。成長とともに立ち上がるようになると、膝も伸ばさなければいけない。そこで力を発揮するのが抗重力筋である膝と股関節の伸筋なので、これらの筋肉には強い力が必要になるわけです。

それに対して、屈筋を使って関節を曲げる動作を行う際に大きな負荷がかかるというケースは、日常生活ではほとんどありません。重力に抗して肘を曲げる動作を行うのは、ダンベルカールをするときくらいでしょう。ヒトのルーツであるサルの仲間などは、木渡りをするときに肘を曲げることで身体を支えていると思いますが、ヒトは木にぶら下がったり渡ったりすることもあまりないので、上腕二頭筋に大きな力を発揮させるのは比較的特殊な動作ということになります。

関節を曲げる動作は、何かが飛んできたときに顔や頭を防御したりするなど、どちらかというとスピードが求められることが多い。だから、筋肉もそういう構造になっているのです。

このように、羽状筋・平行筋という筋線維の形態は、筋内部の変速器としての役割を果たしています。自動車に例えるならば、羽状筋はローギア、平行筋はトップギアということになるでしょう。

関節のテコ作用

変速器は、実は筋肉の外側にも存在しています。それは「関節のテコ作用」で、筋肉が骨のどこに付着しているか、ということが問題になってきます。

簡単にいうと、関節（支点）に近いところに筋肉（力点）がついていれば、筋肉が少し縮んだだけでも四肢の末端（作用点）の動きは大きくなります。その代わり、テコの原理によって末端が発揮する力は減衰してしまいます。

逆に、関節から離れたところに筋肉がついていると、筋肉が少し縮んだだけでは末端はあまり動きません。その代わり、筋肉が出した力はあまり減衰せずに末端に伝わるので、発揮する力は大きくなります。

大腿四頭筋を例にしてみましょう。この筋肉は膝蓋骨《しつがいこつ》に付着し、さらに膝蓋腱を介して脛の骨にくっついています。筋肉が力を発揮することで膝が伸びるわけですが、このときのテコ比は極めて大きいものです。大腿四頭筋がほんの少し縮んだだけでも、膝の角度はかなり大きく動くようにデザインされている。つまり、末端部が大きく動くようにできているので、その分、大腿四頭筋が出した力はかなり減衰してしまいます。

例えば、50kgの負荷をつけてレッグエクステンションで力を発揮したとき、大腿四頭筋が実際に出している力は容易に５００kgを超えています。逆にいうと、５００kgの力を出して、やっと50kgのレッグエクステンションができる。それだけの力の減衰を代償として、末端の運動の大きさを増幅しているのです。

運動の大きさとともに、大腿四頭筋は大きな筋力も求められます。動きを増幅するために犠牲となってしまう筋力を補ってなお、余りある強さを必要とされているのです。ですから、それに適した羽状角を持ち、その体積の中にたくさんの筋線維を詰め込めるよう、戦略的に設計されているのだと考えられます。

さらにもう1つの変速器

筋肉の変速器のシステムには、もう1つの段階があります。それは「サルコメアの長さ」。サルコメアとは筋肉が収縮する1つの単位で、これが長いか短いかによって、筋肉が発揮する力やスピードが変わってきます（次ページ図）。

サルコメアは、筋肉の収縮を起こすミオシン分子のメカニズムによって、基本的には一定のスピードで縮みます。したがって、短いサルコメアが2つつながっていると、2つが同じ速度で縮むので、全体としては2倍のスピードになります。

一方、1つのサルコメアが2倍の長さ（短いサルコメア2つ分）になると、速度は半分になりますが、力は2倍になります。

エビやカニといった甲殻類のハサミの中の筋肉は、筋線維が羽状筋であるだけでなく、サルコメアが非常に長い。つまり、筋線維の中も大きな力を出せるような構造をしているのです。

ヒトの筋ではサルコメアの長さに大きな違いはありませんが、前述した羽状筋・平行筋という筋の構造、速筋・遅筋という筋線維タイプ、そして関節のテコ作用によって、筋肉の力やスピードは決定されます。これらすべてが「スピード型」に設計された筋肉もありますし、すべてが「力型」の筋肉もあります。

また、それぞれが複雑にミックスされたタイプの筋肉もあり、人間の身体全体で見ると、実にさまざまなバリエーションが存在していることになります。ですから個々の筋肉の性質は、それほど簡単には説明できるものではないといえるでしょう。

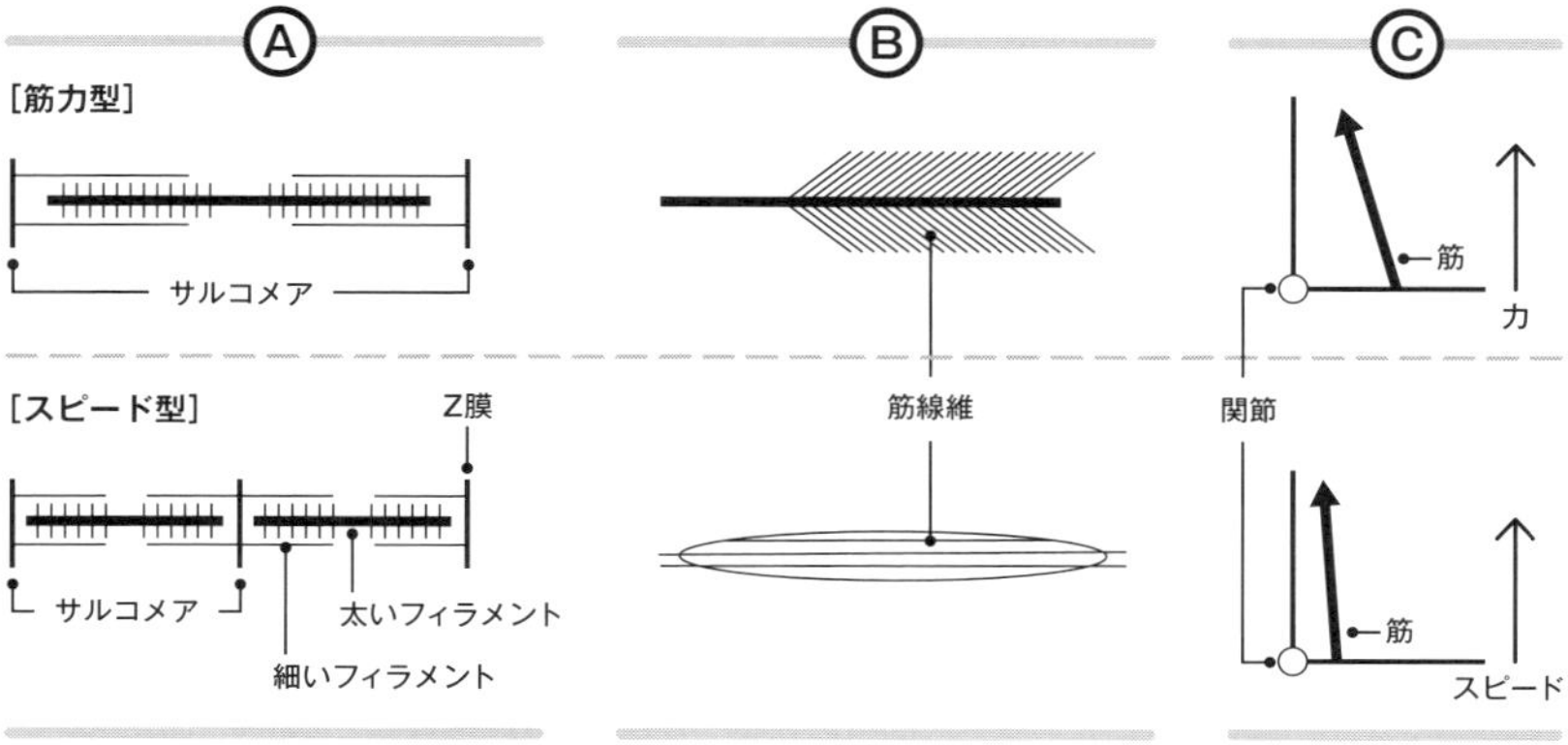

図　筋の構造による力学的性質の改良
力が要求される場合（筋力型）と速度が要求される場合（スピード型）について、サルコメアのレベルⒶ、筋線維の配列方向のレベルⒷ、関節と筋との関係レベルⒸでの対処法を模式的に示す

theory 05 時限目

筋収縮の仕組み

筋収縮の定義とは「筋肉が筋肉自体の中心方向に向かって能動的に力を発揮すること」である。

「筋収縮」の定義

まずは「筋収縮」という単語について、少し説明しておく必要があります。

「収縮」という言葉の本来の意味は物理的に小さく短くなることなので、一時期、「伸張性収縮（エキセントリック）で収縮という単語を使うのはおかしい」という議論がありました。伸張性収縮とは、筋肉がブレーキとしての力を発揮しながら引き伸ばされている状態のこと。バーベルをゆっくり下ろしているときなどがそうです。このとき、筋肉そのものは収縮しているのではなく、伸張しています。それなのに収縮という単語を使うのはおかしいのではないか、というわけです。

その議論は、筋収縮という言葉の使用はやめて、「筋活動」にしようという話に発展しました。ですから今でも、運動生理学の分野で筋収縮というと筋肉が短くなることを指す場合が多く、筋肉が力を出している状態を筋活動と総称するケースが少なくありません。

ただ、筋活動といってしまうと、筋肉の力学的な仕事以外に、熱を出すことなども含まれてしまうので、用語としてはかえってわかりにくくなるという反対意見もありました。私も反対派です。ともあれ、筋収縮という言葉にはそういう歴史的経緯がありました。

私たちが筋収縮といった場合、必ずしも外観上の収縮を伴う必要はありません。では、筋収縮の定義とは何か？　それは「筋肉が筋肉自体の中心方向に向かって能動的に力を発揮すること」です。

力が中央に向かって生じていればいいわけですから、伸張性収縮はもちろん、筋肉の両端が固定された状態（等尺性収縮＝アイソメトリック）で筋肉自体の長さが変わらなくても、筋肉が力を発揮していれば筋収縮ということになります（握力や背筋力を測るときには、力は発揮していても動作は止まっています。これが等尺性収縮です）。

このことを認識しておかないと、次からの説明がわかりにくいと思うので、しっかり頭に入れておいてください。

筋肉は1次元1方向にしか縮まない

「筋肉自体の中心方向に向かって」といいましたが、実際には筋肉の力発揮の仕方には選択肢があまりありません。1次元1方向、つまり、直線的な力を（1次元）、なおかつ中心方向に向かって発揮することしかできないのです（1方向）。反対方向、つまり中心から外側に向かって力を出す筋肉もあるのではないかと誤解している人もいるかもしれませんが、力のベクトルはあくまでも中心方向だけ。筋肉が自ら外に向かって伸びるということは絶対にありません。

1方向にしか縮めないということは、いったん縮み切ってしまったら元に戻らないということになります。しかし、それでは困ってしまうので、それぞれの筋肉は必ず自分を伸ばしてくれるパートナーをもっています。それが拮抗筋であり、例えば、上腕二頭筋に対する上腕三頭筋、大腿四頭筋に対するハムストリングス（大腿二頭筋）です（次ページ図）。

筋力トレーニングのような特殊な運動の場合は、重力やバーベルなどの負荷が筋肉を伸ばす役割をしているので、拮抗筋はほとんど働いていません。ですが、日常生活やスポーツなどの場合は、拮抗筋がしっかり働かないと筋肉が縮みっ放しになってしまいます。この拮抗筋同士の力のアンバランスが生じると、やがて運動が下手になってしまう可能性が高くなります。それが長く続くと、慢性的な障害につながる危険性も出てきます。

さらに、運動によっては拮抗筋同士が共収縮することでより強い動作を生んだり、関節に強いストレスがかかるのを防いだりもしていますので、拮抗筋同士はバランスよくトレーニングしなければいけません。

拮抗筋は、もともとアンバランス

では、そもそも拮抗筋同士はバランスがとれているのでしょうか。実はそうでもありません。なぜなら前項でも説明したように、屈筋はスピードや可動域重視の、伸筋は相対的に力重視型の構造をしているからです。

例えば、膝の屈曲筋力は伸展筋力の50～60％といわれています（一般人の最大筋力で計測した場合。筋力差はありますが、太さはほとんど変わりません）。ごく普通の生活をする上では、それだけの差があっても問題はありません。

しかし、スプリンターやジャンパーとなると話は別。前述のように非常に大きなパワーを下半身が発揮するときには、大腿四頭筋とハムストリングスが協調して収縮する仕組みがあるので（膝関節が外れないように調整。また、ハムストリングスには膝関節を屈曲するというだけでなく股関節を伸展させる働きがあるため）、ハムストリングスが5〜6割しか力を発揮できないという状況は好ましくありません。

その筋力のままで競技を続けていると、大腿四頭筋の力に耐えられずにハムストリングスが肉離れを起こしてしまったり、もっと重度の障害が起こったりする可能性もあります。ですから、スプリンターやジャンパーは筋力トレーニングによってハムストリングスの強化を図ります。その結果として、外観的にはハムストリングスのほうが大腿四頭筋よりも太くなります（正確には、ハムストリングスだけでなく、内転筋も含めた「脚の裏側の筋肉」が太い場合が多い）。一流選手を見ると、太ももの裏側が非常に発達しています。そうする脚を作り上げることによって、彼らは拮抗筋のアンバランスを調整しているわけです。

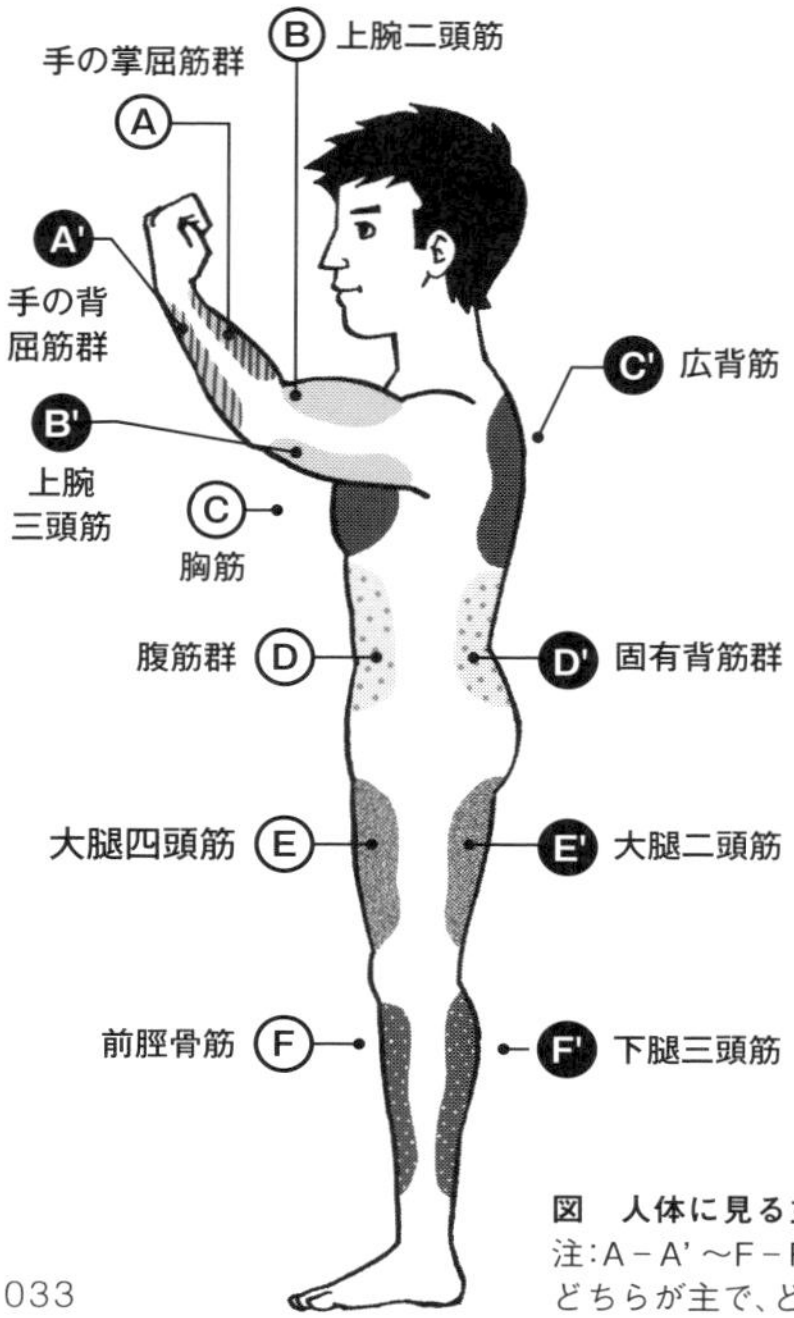

図　人体に見る主な拮抗関係筋
注：A－A'～F－F'の表記は関係を示すために便宜上つけたもので、どちらが主で、どちらが従というものではありません

theory

06
時限目

筋収縮の形態

4つの筋収縮形態のうち、トレーニング現場で最も多く使われているのは等張力性収縮。

等尺性収縮

筋収縮とは、筋肉が中心方向に向かって力を出すこと。縮みながら力を出すわけですから、筋収縮の状態を表すためのパラメータは、「力」と「長さ」になります。この2つが時間とともに変化していくこと、それが筋収縮の本質です。

理屈は単純なのですが、力も長さも時々刻々と変わるので、筋の特性を調べるのは実際はそれほど簡単なことではありません。そこで、筋肉の置かれている条件を単純化することにより、筋力や筋長を測る方法がいくつかあります（次ページ図）。

その方法の1つ目は等尺性収縮。前項でも解説しましたが、握力や背筋力を測るときのように、筋肉の両端が固定された状態にします。そうすると筋肉の長さが変わらないので、時間とともに変化する力を測定すればいいという単純な測定方法になります。

これは、握力計や背筋力計で発揮される最大筋力が高い人は、物を持ち上げる力や動きの中で発揮する力も強い、という前提で計測されています。しかし、現実にはそれはイコールではありません。例えば、背筋力計で200kgの数値が出たとしても、200kgのバーベルをデッドリフトで持ち上げるのは無理でしょう。おそらく1RM（1回だけ挙げられる重さ）は170kgほどに落ちると思われます。等尺性収縮はわかりやすい方法なので伝統的によく行われていますが、必ずしも運動の中で発揮される正確な力を測定できるわけではないのです。

等張力性収縮

2つ目は、等張力性収縮。これは等尺性収縮とは逆で、筋肉が出す力を一定にする方法です。一番簡単なのは、プーリー（滑車）を介したケーブルを使って負荷を引いていくやり方。プーリーによって関節の角度にかかわらず筋肉にかかる負荷が一定になるので、ケーブルを一定の速さで引き上げれば、理論的には等張力性収縮が成立します。

しかし、これにも問題はあります。負荷が動き出した後は速度を一定にすることもできますが、速度ゼロの負荷を動かし始めるときは、慣性に逆らって負荷を加速しなければいけない。つまり、最初に発揮する力はどうしても大きくならざるを得ません。また、筋肉には長さ

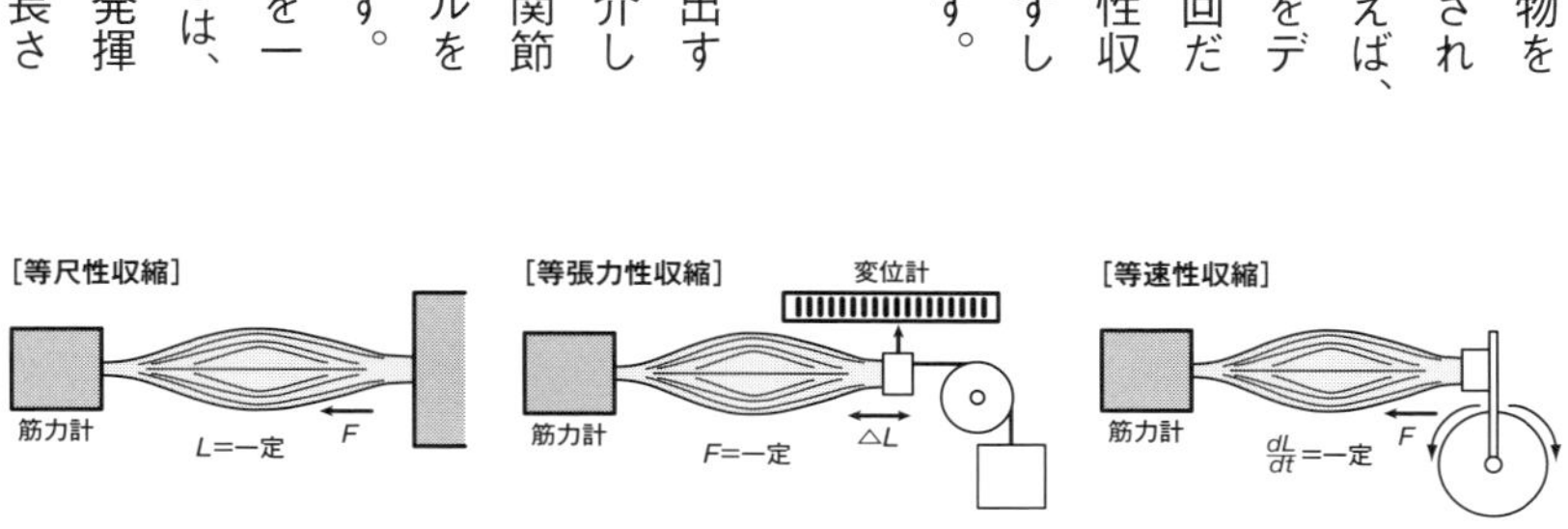

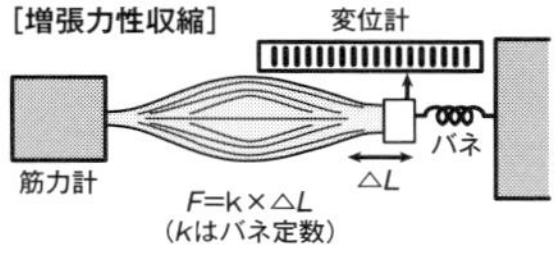

図　筋収縮の形態
実験で用いられる筋収縮の形態を模式的に示す。A：等尺性収縮では筋の長さ（L）を一定に保ち、力（F）を測定する。B：等張力性収縮では筋に一定の負荷（F）をかけ、長さ（L）または速度（dL／dt）を測定する。C：等速性収縮では速度（dL／dt）を一定に保ち、力（F）を測定する。D：増張力性収縮では筋をバネなどの弾性体につなぎ、長さ（L）と力（F）を測定する

に応じて筋力が変わるという特性があるため、筋肉の収縮が進むに従って最大筋力も時々刻々と変わってしまいます。この理由によっても、筋肉にとっての負荷は必ずしも一定ではなくなります。ということで、見かけは等張力なのですが、筋肉の立場からすると、常に同じ条件ではなくなってしまうわけです。

本当に正確な数値を測るためには、負荷が一定になるようにモーターでコントロールしたり、筋力が途中で変わらないようにごく短い収縮範囲の間で性質を調べたりするなどの厳密な条件が必要になり、実験手法としては非常に難しいものになります。

等速性収縮

3つ目は、等速性収縮。実は筋肉には一定の負荷の下、張力が一定をキープしている間は同じ速度で収縮するという特性があります。数十年前に報告されているこの性質を利用して、モーターなどで外側から筋肉が縮む速度を一定にすると、ある一定の速度の下で筋肉が発揮できる力を測ることができます。これは逆から見ると、ある筋力を発揮するときに筋肉が出せる速度を測っているのと同じことになります。この方法は一定の速度でモーターを動かせばいいだけなので、等張力性収縮の測定よりずっと簡単です。

ところが、これにもいろいろと制約があります。速度を一定にして力を測ることと、力を一定にして速度を測ることとは厳密には1：1にはならず、速度を一定に制御しても筋肉が出す力は変化しています。ということで、等速性収縮はあくまでも簡便的なものであり、筋肉そのものの性質を詳細に調べるのにはあまり向いていません。とはいえ、理想の条件ではないまでも比較的簡単に筋肉の情報を得ることができるので、トレーニング科学の分野ではこの等速性筋力計が主に使われます。

増張力性収縮

４つ目は、増張力性収縮。これはバネやゴムのようなものを引っ張るように、時間の経過とともに筋肉が短くなる一方、筋肉にかかる負荷が次第に大きくなるという条件になります。バネは伸びに比例して弾性力を発揮するので、伸ばせば伸ばすほど筋肉が発揮する力も増えていきます。これは筋力測定ではあまり使われない方法ですが、トレーニングとしてはよく行われていますね。チューブトレーニングや、昔流行したエキスパンダーなどが代表的なものです。

以上、４つの筋収縮の形態を説明してきましたが、トレーニング現場で最も多く使われているのは等張力性収縮です。プーリーを使って負荷を持ち上げることはもちろん、バーベルを使った種目、自重負荷を使った腕立て伏せや懸垂なども、負荷は一定なので見かけ上は等張力性になります。こうしたトレーニングのことをアイソトニックトレーニング（等張力性トレーニング）と呼びます。

ただし、プーリーなら問題ないのですが、フリーウェイトを使う場合は動作とともに負荷が変わってしまいます。ダンベルカールが最もわかりやすい例ですが、ダンベルが下にあるときはほとんど負荷がかかりません。持ち上げるに従ってテコの原理で負荷が大きくなり、前腕と床が平行になるポイントをピークとして、また軽くなっていきます。その繰り返しで負荷が常に変動しているので、厳密な意味でのアイソトニックトレーニングとはいえませんね。

theory 07時限目

短縮性収縮と伸張性収縮

短縮性収縮と伸張性収縮とでは、使われている筋線維の数が違う。

運動にブレーキをかける機能

収縮することによって物に力を加え、加速度、運動エネルギーを与えることが筋肉の最も基本的な働きです。一度縮んだ筋肉は、自分の力で元通りに伸びることはできません。したがって、パートナーである拮抗筋や重力の力を借りて伸びるしかありません。このことは「5時限目」で説明しました。

これだけなら仕組みは簡単なのですが、負荷を加速したりエネルギーを与えたりすることだけが、筋肉の働きではありません。もう1つの重要な役割として、「運動にブレーキをかける」というものがあります。

例えば、ジャンプをイメージしてください。跳び上がるときは主に大腿四頭筋を使っています。しかし、実際の運動は跳び上がって終わりではありません。空中に浮いているところを誰かがすくい上げてくれるわけではなく、重力によって落下して地面に下りるという段階があります。

着地した瞬間というのは、体重の5~10倍といった非常に大きな衝撃力が働きます。「衝突」といえるほどの衝撃です。この力をまともに受け止めると身体が壊れてしまう危険性があるので、ブレーキをかけながら軟着陸しなければいけません。このときに働いているのも筋肉なのです。

着地する際の動きは、跳び上がるときの映像を巻き戻ししたかのように、全く逆になるのが理想的です。正反対の動きで太ももの筋肉を使って元の体勢に戻れば、それが一番自然で、身体に負担のかからない動きということになります。

跳び上がるときと着地するときとでは、同じように力を発揮しているように見えても、実は筋肉の働き方は違います。跳び上がるときは、力を出しながら筋肉が短くなっている。これを短縮性収縮（コンセントリック収縮）といいます。一方、着地時は、力を発揮しながら外力によって筋肉が引き伸ばされている。これを伸張性収縮（エキセントリック収縮）といいます。伸張性収縮は、主に筋肉をブレーキとして働かせる状況と覚えておけばいいでしょう。

短縮性と伸張性はなぜ運動の向きが逆になるのか?

ここで1つの基本的な疑問が浮上してきます。

ジャンプをするときに支えている負荷（体重）は、跳び上がるときも下りるときも変化することはありません。しかも、短縮性収縮による運動の巻き戻し動作になるわけですから、跳び上がるときも下りるときも同じようなプロセスで力を発揮するということになります。それなのに、なぜ運動の方向は反対になるのでしょうか?

もう少しわかりやすい例として、ダンベルカールで考えてみましょう。ダンベルを持ち上げるときは短縮性収縮。下ろすときは一気に脱力すると関節を痛めたりダンベルを膝にぶつけたりする危険性があるので、ブレーキをかけながらゆっくり下ろします。つまり、伸張性収縮ということになりますね。

肘の位置を固定し、持ち上げるときも下ろすときも同じスピードでダンベルを操作した場合、これもジャンプのときと同じようにフィルムの逆回しになります。そして、ダンベルの重さも変わらないわけですから、筋肉が発揮する力は同じです。では、なぜ一方ではダンベルが持ち上がり、一方ではダンベルが下がってくるのでしょう?

短縮性と伸張性とでは使われている筋線維の数が違う

実は短縮性収縮と伸張性収縮とでは、使われている筋線維の数が違います。

ダンベルカールのときの上腕二頭筋の例で説明しましょう。仮に、上腕二頭筋に１００本の筋線維があるとすると、持ち上げているときは80本を使っている。ところが、下ろしているときは40本しか使っていない。そのように使う筋線維の数を減らしてしまうことによって、筋線維がダンベルの重さに耐えられなくなって次第に下がってくることになるのです。

ただ、伸張性収縮には、筋肉が発揮できる力が大きくなるという特徴があります。筋線維１本のレベルでいうと、等尺性収縮（アイソメトリック、つまり筋肉は力を発揮するが、両端を固定されているため長さは変わらない収縮）の最大筋力よりも１・５～１・８倍くらいの力を出すことが可能になります。実際、伸張性収縮をしているときは、筋線維の数は少ないけれども、１本１

本の筋線維が出している力は大きくなっています。

　数少ない筋線維が目いっぱい頑張ってブレーキをかけながら、それでも耐え切れずに引き伸ばされている状況。これが伸張性収縮の正体です。

　このように短縮性収縮と伸張性収縮とでは、見かけは同じような力を発揮しているようでも、筋肉の中で起こっていることが大きく違います。これをうまくコントロールしているのが中枢です。上げたダンベルを下ろそうとするとき、頭は拮抗する筋肉を使うのではなく、使っている筋線維を間引きます。ただし、数を減らしすぎてしまうとダンベルがドンと落ちてしまうので、ちょうど同じ速度になるように絶妙な調整を行っているというわけです。

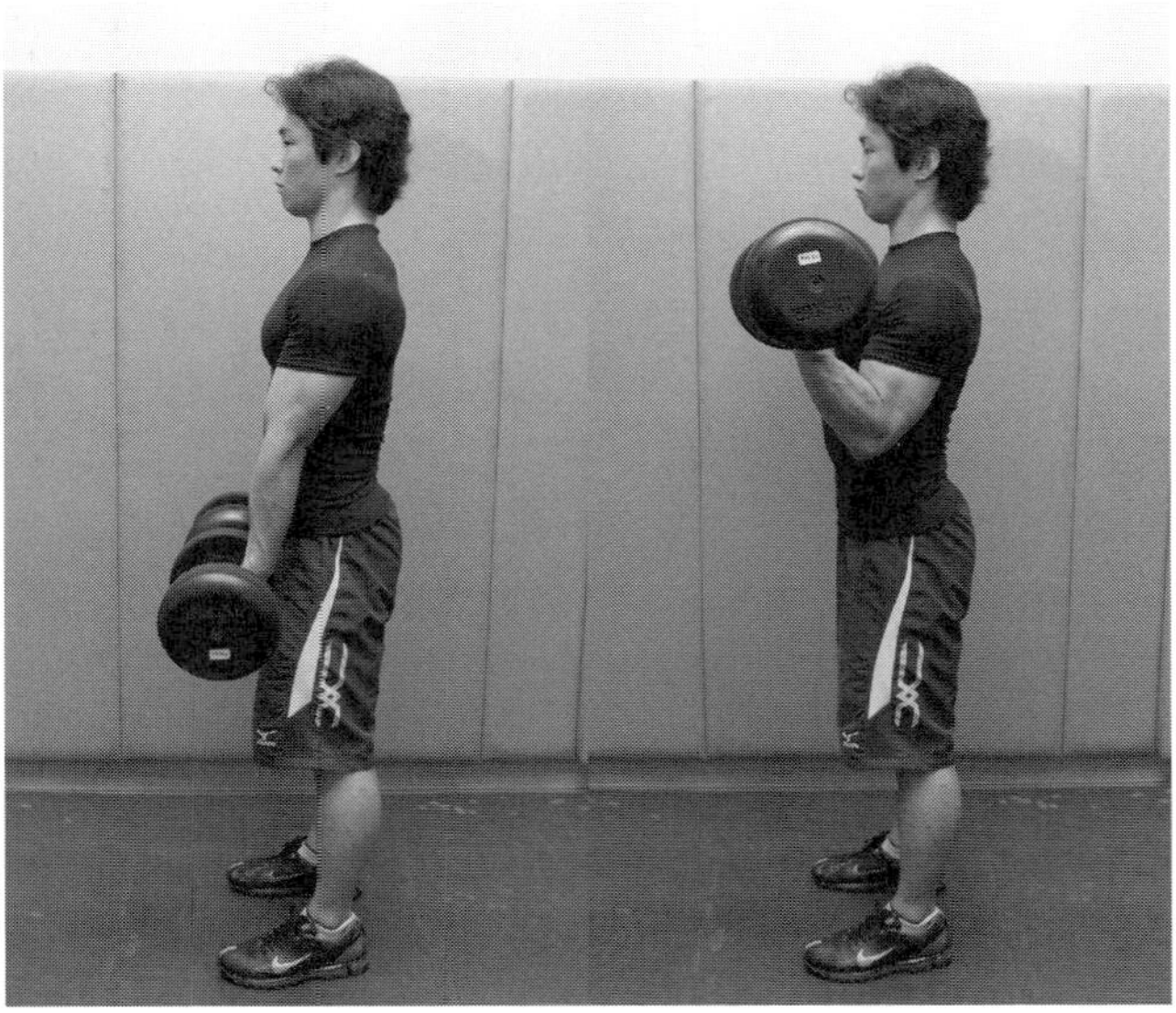

◀ダンベルを持ち上げるときは短縮性収縮。下ろすときは、ブレーキをかけながらゆっくり下ろしていく伸張性収縮

theory

08 時限目

スピードを高める第1条件

スポーツのパフォーマンスを高めるにも筋肉の力が重要な役割を担っている。

「力」と「エネルギー」と「パワー」

「エネルギー」と「力」という単語は、世間で混同されているケースが多いようです。

例えば、背筋力計を思いきり引いているとき。顔を真っ赤にしてブルブルと震えていると、いかにもエネルギーを使っていると誤解されがちです。確かに、これは力は出しているけれども、エネルギーを発揮していることとは違います。筋肉が発揮する力学的エネルギーとは、「ある力をどのくらいの距離にわたって作用させたか」ということ。物理用語ではこれを「仕事」と呼びます。

仕事を求める式は力（F）×距離（x）で表されます。物を持つ場合も、ただ支えているだけでは仕事にならず、質量（M）×重力加速度という力を距離（x）だけ持ち上げることで初めて、その積であるエネルギーを筋肉は発揮した、あるいは消費したということになります。

力には、目に見えないものも含まれています。前述の背筋力のように、筋肉が力を出していても物が動かないということがあるわけです。一方、力学的エネルギーを発揮するためには、外から見てもわかる「動き」をしていないといけません。

この理屈をしっかり踏まえておかないと、筋肉が収縮したり、筋トレを行ったりしたときに、どのようにエネルギーを使うかということを見誤ってしまいます。筋肉が大きな力を出すということと、大きなエネルギーを発揮するということとは、完全な別ものとして考える必要があるのです。

続いて、「パワー」（力学的パワー）という言葉について説明しましょう。パワーとは自動車のエンジンの馬力と同じで、一定の時間に筋肉が発揮する力学的エネルギーのこと。一瞬で強い力を求められるスポーツにおいては、これが非常に重要です。少し難しくなりますが、パワーは、力×動いた距離を時間微分したもの、つまり時間当たりの距離です。距離を時間微分したもの（時間当たりの距離）は速度ですので、筋肉が一定の力を発揮している場合には、力×速度＝パワーという計算になります。

力と加速度

では、物を動かすためには何が必要か。筋肉が動かそうとする負荷は、最初は止まっています。すべての運動は速度ゼロからスタートすることになるので、ある一定の速度まで物を動かすときには、どうしても速度を徐々に高めていかなければいけません。ここで登場するのが、「加速度」というものです。

力（F）＝質量（M）×加速度（a）。これはニュートン力学の第2法則にあたる式で、おそらく高校で習うものだと思います。質量Mが変わらないものとすると、加速度×時間＝速度なので、加速度aが大きければ大きいほど、ある一定の時間に物体に対して大きな速度を与えられるということになります。

ということは、大きな速度が必要なスポーツのパフォーマンスにおいては、大きな加速度が本質的に大事ということになります。例えばボールを投げる場合、ボールがもつ質量に対してどれだけ大きな加速度を与えられるか、が重要な問題です。しかも、野球などの場合は投げる動作の範囲も制限されているため、数メートル走ってから投げるというわけにはいかず、限られた動作のなかで加速をつけなければいけません。また、ある限られた時間の中で加速をしなければいけないスポーツもたくさんあるでしょう。0コンマ何秒という一瞬の間に大きな加速度をかけるためには、大きな加速度を与えられるだけの筋肉の能力が要求されます。そして、力＝質量×加速度という式から考えると、ある一定の質量に対して大きな加速度を与えるためには、加速度に比例した大きな力が必要ということになります。

スピードを生み出すのは力

スポーツの現場では、力とスピードとは無関係といわれていた時代もありました。筋力を鍛えることで力を大きくしても、スピードはつかないと考えられていたのです。今でもそれに近い思想を抱いている指導者がいるかもしれません。

しかし、ここまで述べてきたように、力とスピードが無関係というのは物理学的に正しくない表現です。筋肉が与える力と物体の速度との間には厳密な関係があり、スピードを出すための第1の要素は力なのです。パフォーマンスを高めたいなら、これは頭に入れておくべきでしょう。

背筋力の数値を競う、という競技はありません。どんなスポーツでも、動きながら高いパフォーマンスを発揮することが求められます。ですから、最終的には動作のスピードが問題になってくるのです。

速く動ける選手は高い能力を発揮しやすいといえますし、ジャンプ力も地面を離れる瞬間のスピードが重要な意味をもっています。高く跳ぶために体重を軽くするという考えもあるかもしれませんが、実は単純に高く跳べるかどうかを決定するのは離地速度です。体重は関係なく、太った人でも痩せた人でも、地面を離れるスピードが同じであれば、ジャンプの高さも同じになります。

現場の指導者、アスリートの人たちは、この基本的な理論をしっかりと認識しておきましょう。

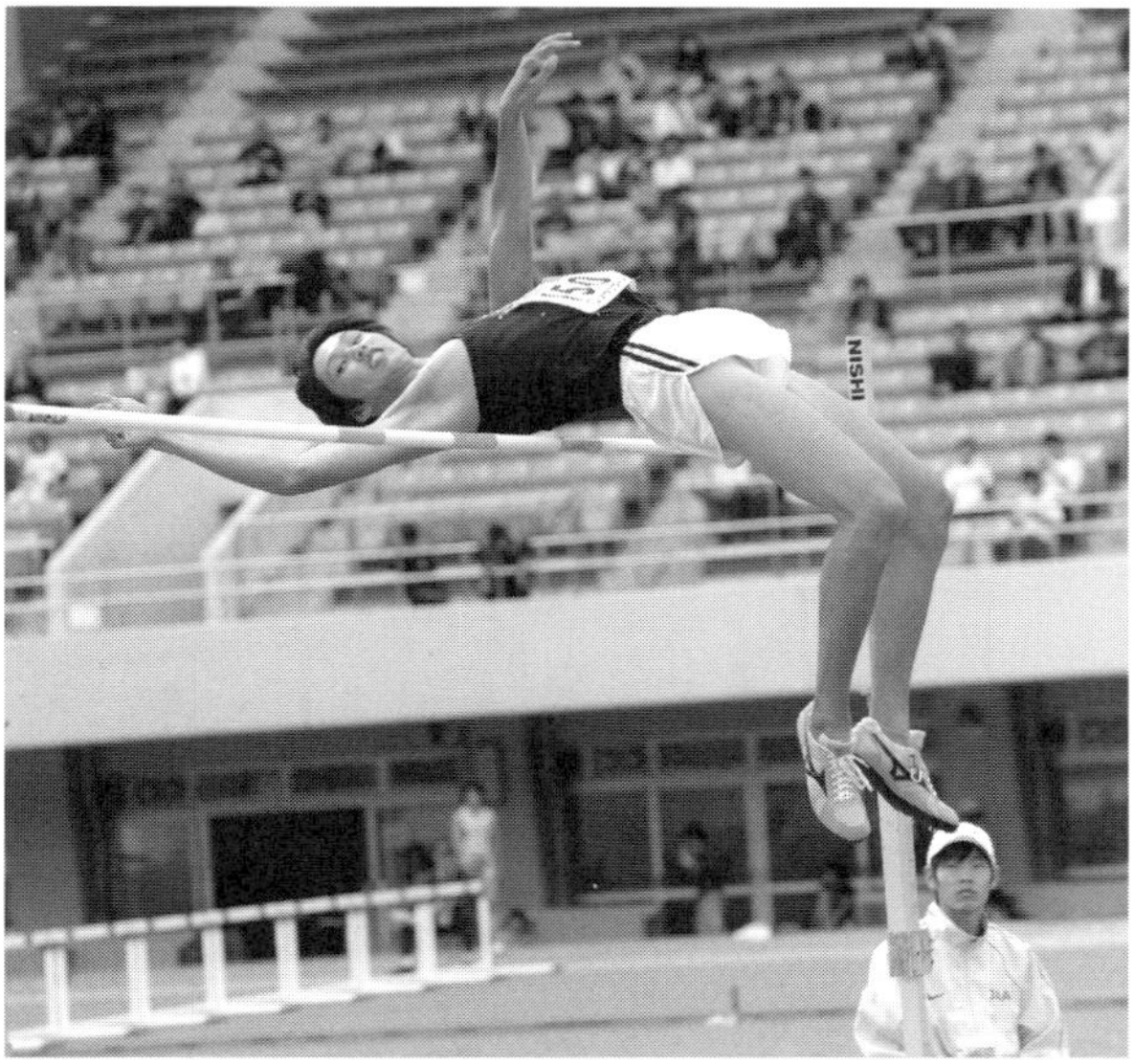

▲ジャンプ力も地面を離れる瞬間のスピードが重要な意味をもっている

theory

09時限目

筋力と姿勢の関係

力を発揮するための姿勢が適切であれば、それぞれの筋肉がポテンシャルを最大限に発揮できる。

筋腱複合体

この項からは、筋肉のもつ性質を掘り下げて考えていきます。まずは静的特性、つまり等尺性収縮（筋肉の長さは変わらずに力を出している状態）をしているときの筋肉の特性から始めましょう。

その前に、説明しておかなければいけないことがあります。

実際のヒトの動きや運動のなかには、厳密な等尺性収縮はありません。というのも、筋肉の両端は腱につながっています。この腱はヒモのような構造で基本的には伸びないのですが、それでも少しだけ伸びるようにできています。

ハンカチをイメージするとわかりやすいでしょう。ハンカチの繊維も伸縮しませんが、縦横に織ってあるので斜めに引っ張ると少し伸びますよね。実は腱を構成するコラーゲンも、ハンカチと同じような構造をしているのです。

ということで、スポーツのパフォーマンスや運動中に発揮されるパワー、スピードなどを考える場合、腱の影響というものは無視できません。最近では筋収縮を考える際に「筋腱複合体」という言葉が使われるようになり、筋肉と腱をまとめて特性を考えようという傾向も強くなっています。

とはいえ、いきなり筋腱複合体の複雑な運動といっても理解するのが大変です。そのため、上記を理解していただいた上で、ここでは筋肉そのものの特性に的を絞って考えていきます。

姿勢によって発揮される筋力が変わる

等尺性収縮をさせて筋肉の力を測る方法は伝統的に行われてきました。例えば、背筋力計や握力計がそうです。これは何kgという数値がすぐに出るので非常にわかりやすい（正確にはニュートンという単位を使います）。学校でもよく使われる計測器ですから、誰でも1度は背筋力や握力を測ったことがあるでしょう。

しかし残念なことに、たくさんの人の膨大なデータがあるにもかかわらず、必ずしも十分には活用されていません。正しくいえば、有効活用しにくいという現状があります。なぜなら、測定時の条件が統一されていないため、測定した筋力も変動してしまうからです。

正確な数値を出すために、特に厳密に規定しなければいけないのは、測る際の姿勢です。自由な姿勢で背筋力を測ると、膝の伸展を使ってしまったり、腕やふくらはぎの筋力を動員してしまったりする可能性があります。本当に背筋を使っているのかどうかすら、よくわからない。どこの筋力をどう測っているかということは、計測の現場ではあまり重視されていないでしょう。

筋力を測るという目的を本当に達成するためには、姿勢には厳格な注意を払わなければいけません。実際、腰（股関節）の角度に応じて背筋力がどう変わっていくかを調べたデータがありますが（図1）、これを見る限り、かなり大きく変化しているのがわかります。背筋力の測定とは力の方向が異なりますが、これだけでも背筋力の正確な計測が難しいことが示されているといえるでしょう。まして、背筋力を測る動作は複合関節動作であるため（腰椎だけを使うのが理想と考えれば単関節動作といってもいいのかもしれませんが、腰椎そのものが複合関節なので、やはり複合関節動作というのが適切でしょう）、余計に問題が複雑になってきます。

膝をしっかり伸ばす、腰椎の角度を厳密に30度に設定するなど、測定の基準を統一すればデータの質もよくなってくると思いますが、現在の測定器ではそれは難しいと思われます。

筋力発揮と関節角度

肘を屈曲させるという単純な単関節動作で調べてみても、関節角度によって筋力は大きく変わります（図2）。個人差もありますが、110度あたり（完全伸展を180度とする）で肘を屈曲させる力はピークに達し、それより肘を伸ばしても曲げても力が小さくなってきます。筋肉にはこのような性質があるということを理解することが重要です。

スポーツでは全身の筋肉を使った筋力発揮が求められます。当然ながら、さまざまな関節を動かすことになります。それぞれの関節には最大の力を発揮するための理想的な角度があり、それぞれの関節回転力の合算として大きな力が出るわけです（もちろんパフォーマンス全体を考えると、単純な合算というわけではないでしょうが)。

各関節を適切なポジションでフルに機能させる——これを全身で考えると、姿勢が非常に重要になります。力を発揮するための姿勢が適切であれば、それぞれの筋肉がポテンシャルを最大限に発揮できるのです。

これはスポーツの現場に限らず、日常動作でも同様です。例えば、物を押すといった行為をとってみても、足の開き方、膝の曲げ方、腰の角度、肩や腕の使い方……いくつもの要素が一体となって最終的に発揮される力が決定しています。唯一の解答があるとは断言できませんが、限りなくベストに近い形はあるでしょう。その形に近づくほど、その人は力の出し方がうまいということになります。

物を押すときの一般的な姿勢は、さまざまな経験や試行錯誤に基づいたものなので、おそらく大きく間違っていることはないでしょう。そして、人類の長い歴史のなかでその姿勢が導き出された背景には、「静的な筋力発揮能力が関節角度に依存する」という基本的なメカニズムがあるのです。

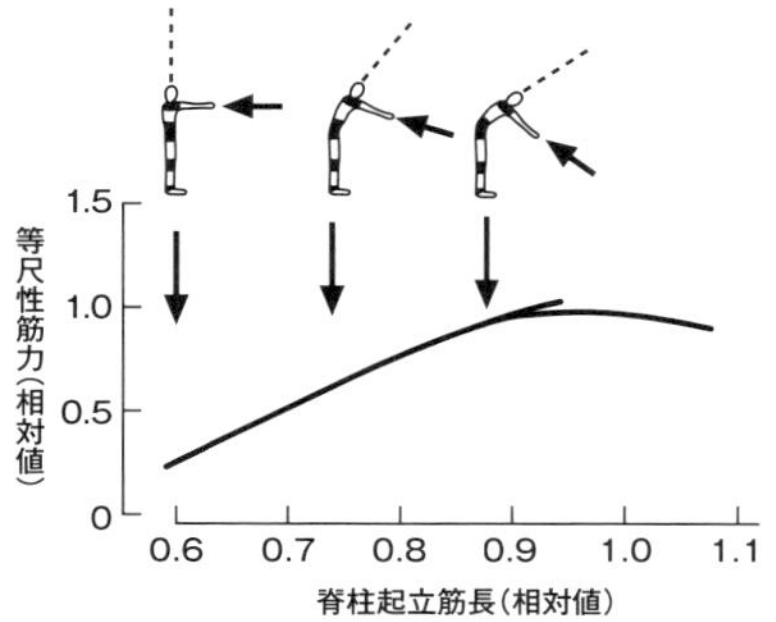

図1　股関節角度を変えたときの、脊柱起立筋の長さと等尺性筋力との関係

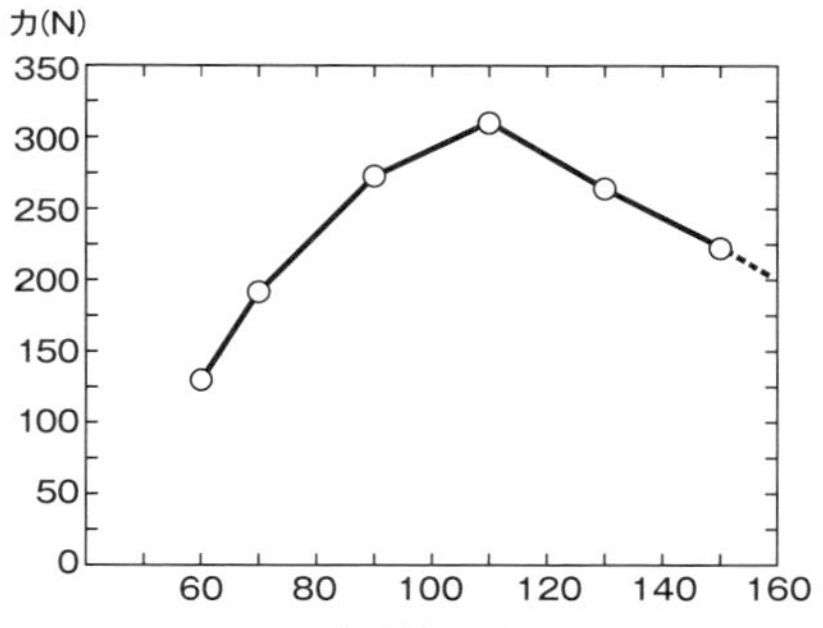

図2　ヒト生体内での肘関節角度と肘関節屈曲力との関係

theory

10 時限目

なぜ関節角度によって筋力は変わるのか？

どんな筋肉でも最大筋力を発揮するために一番適した長さをもっていて、その適した長さから離れるほど筋力は減少してしまう。

モーターでは真似できない筋収縮のメカニズム

前項では、「関節角度によって発揮される筋力が大きく変わる」という事実を述べました。では、同じ筋肉が生み出している力なのに、なぜそうなるのでしょうか。この項ではその理由を説明していきましょう。

仮に、ケガをして肘の関節が動かなくなってしまった人がいるとします。そこで人工関節を作って肘を動かそうとする場合、最も簡単なやり方としては肘にモーターを埋め込み、それで関節を回す方法が考えられます。しかし、モーターは常に一定の速度と力で動くのが基本ですから、腕が発揮する力は関節角度には依存しません。どのようなポジションでも一定の力が出ます。

人体はそうなっていません。筋肉には、単純なモーターとは大きく違った特性があるのです。そのメカニズムとしてまず考えられるのが、１本１本の筋線維がそういう仕組みになっているのではないか、ということです。筋肉は筋線維の束でできているわけですから、筋線維の特性は筋肉全体の特性のもとになっているはずです。

関節角度の変化に応じて、筋線維の何が変わるか。それは長さです。肘の屈筋でいえば、肘が曲がれば曲がるほど上腕をほぼ平行に走っている筋肉は短くなり、肘を伸ばすほど長くなります。ということは、筋線維は長さが変わったときに発揮できる等尺性最大張力（筋線維を論じる場合は、筋力ではなく張力という用語を使います。厳密には張力=断面積当たりの力です）が変わるのではないか、という推論が成り立ちます。

筋線維は長さに応じて張力が変化する

等尺性収縮をしている筋肉の力を測定するのが難しいことは前項で説明しましたが、筋線維レベルになると測定時の姿勢は関係なくなるので、厳密な等尺性収縮をさせて実験をすることができます。

筋肉をバラバラにして筋線維1本だけを採取し、電気刺激で最大の張力を発揮させる。その際、筋線維が縮もうとしたら外から引っ張り、逆に伸ばされそうになったら縮ませるようにする。つまり、センサーで筋線維の長さをモニターしながら、常に一定の長さが維持されるようにモーターで調節するのです（厳密にいうと、筋収縮の単位である筋節=サルコメアの長さが一定になるようにフィードバックをかけるということです）。それができる機械（サーボ系、あるいはフィードバック系といいます）を利用し、厳密な等尺性条件をつくって実験をしてみると、確かに筋線維は長さに応じて張力が変わっていくことがわかります。

ヒトの筋肉を筋線維レベルで調べるのは難しいので、上記の実験では昔からカエルの筋肉がよく使われています。結果は図1のようになり、筋節の長さが2〜2・2マイクロメーターほどになったところで最大の張力が発揮されます。それより長くなったり、短くなったりすると、張力が落ちてしまうのです。

至適筋節長

最大張力を発揮するために一番いい筋節の長さ、これを「至適筋節長」といいます。筋節長（サルコメア長）は、筋線維の長さに比例するので、筋線維として力を出すのに一番いい長さである、ということになります。

ちなみに、ヒトの場合はカエルよりも筋節長が長く、2・5〜2・7マイクロメーターほどのところに筋節長を固定すると、一番力が出るということがわかっています。筋線維は部位によっていろいろなタイプがあるため、絶対値としてはいえませんが、それほど大きな誤差はないでしょう。

では、なぜ至適筋節長というものが生まれるのか――。少し難しい話になりますが、それは筋線維の構造から説明することができます。

筋収縮は、筋線維の中の「太いフィラメント」と「細いフィラメント」という2種類のミクロな線維状の構造が滑り合うことによって起こります。図2（筋線維の横断面を模式的に示したもの）のように、細いフィラメントはZ膜と呼ばれる網目状の構造から左右に向かって伸びていて、一対のZ膜の中央部に太いフィラメントがあります。この一対のZ膜に挟まれた構造が筋節です（筋節が無数に組み合わさって筋原線維ができ、筋原線維が集まって筋線維ができています）。

この太いフィラメントと細いフィラメントがお互いに滑り合い、筋節の中央方向に向かって力が発生することによって収縮が起こり、これを「滑り説」といいます。

２つのフィラメントのオーバーラップ（重なり合い）が一番長くなっていれば大きな力が出ますし、オーバーラップが小さくなれば、それに比例して力が落ちていきます。短くなる場合には、太いフィラメントとZ膜がぶつかるなどして反発力を生じますので、やはり収縮力が減少します。

これは筋肉という構造がもっている宿命のようなもので、２種類のフィラメントが滑り合って収縮するというメカニズムである以上、どうしようもない特性であるといえます。つまり、どんな筋肉でも最大筋力を発揮するために一番適した長さをもっていて、その適した長さから離れるほど筋力は減少してしまうという結果になるわけです。

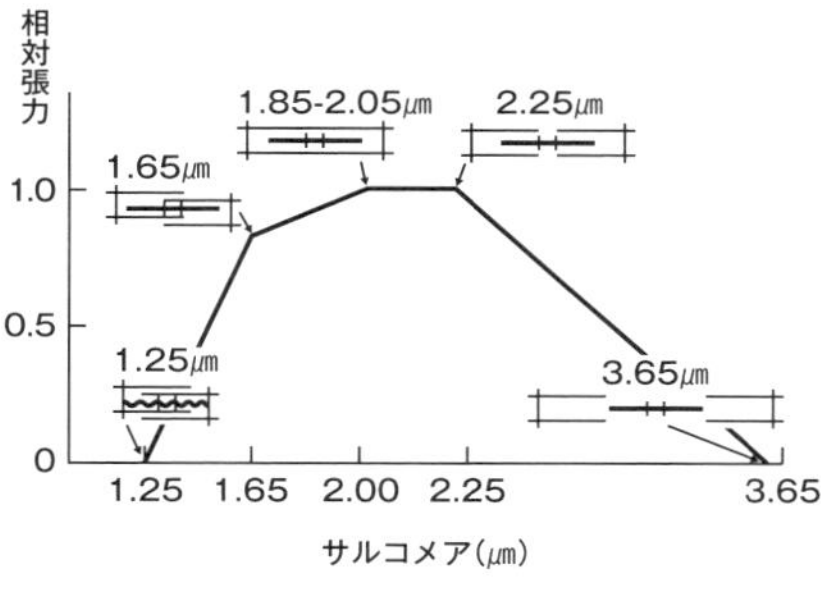

図1　筋線維の長さ（サルコメア長）ー張力関係とサルコメアの構造との関係

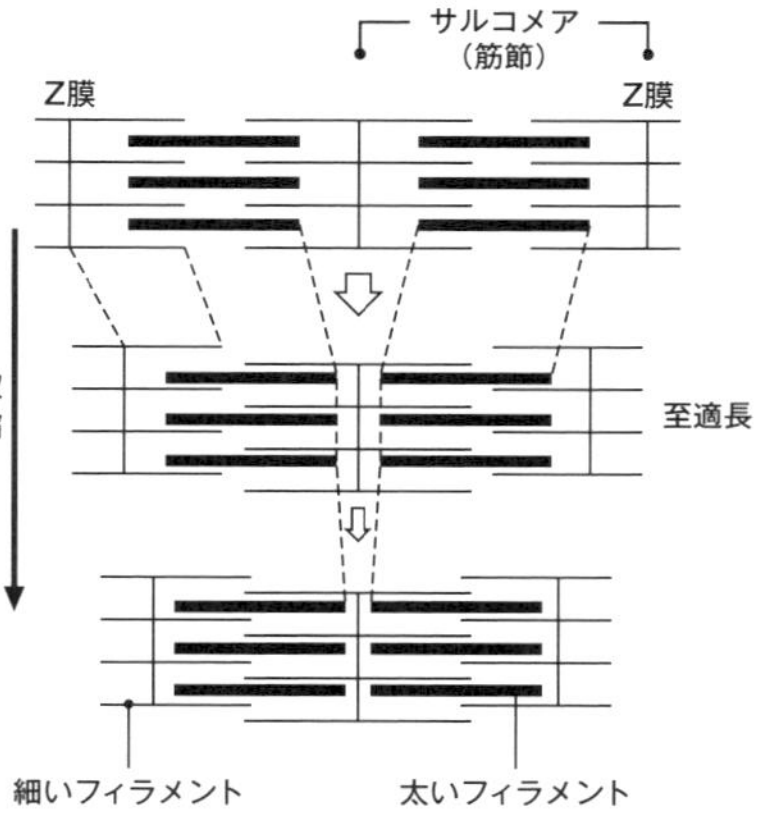

図2　筋線維の横断面を模式的に示したもの

theory

11時限目

関節角度と力発揮能力の実際

肘を伸ばすことによって上腕二頭筋の力は強くなる分、肘関節を回転させる力の成分は弱くなり、最終的なパフォーマンスとしては徐々に落ちてくる。

上腕二頭筋が発揮した筋力を肘関節の回転力に変換

前項では筋線維の長さによって最大筋力が変わることを解説しました。では、それはそのままマクロな運動、あるいは筋肉そのものの特性にもなるでしょうか？　答えは否。必ずしもそうではありません。そこが筋肉の収縮の面白いところです。

「9時限目」では筋肉が関節を回す力を中心に説明しましたが、実際の運動を見てみると、筋肉はモーターのように関節をぐるぐる回すように動くわけではなく、関節をまたいで走っています。そして、筋収縮は直線運動ですが、関節は回転運動。したがって、筋肉の発揮する直線的な力を、関節周りの回転力に変換するメカニズムがあります。

肘関節を完全に伸展しているとき（解剖学的にいう0度）は、関節が伸びているのとほぼ同じ方向に上腕二頭筋が走っているので、どんなに力を出しても肘は曲がりにくいということになります。関節を圧縮する力は大きくても、回転力は小さいはずです。

しかし実際には、上腕二頭筋は肘の回転中心よりもやや上についているので、肘が完全に伸びていても少しは回転方向への力が生まれます。わずかでも関節が曲がれば、筋肉が出した力の成分は回転力に反映されてくるので、どんどん肘が曲がってくるわけです。

力発揮ということでいえば、肘関節の角度が90度になったときが一番効率がよくなります。これは前腕の垂直方向に力が発揮されていて、最も力のロスが少ない状態です。上腕二頭筋が一定の筋力を持続的に発揮すると仮定した場合、0度の状態からどんどん力が増していって、90度でピークになり、180度でまたゼロになる。理論的には左右対称のサイン波（正弦波）になります。

このように、筋肉が出す力のベクトルに対して前腕がどこを向いているか、それが実際の運動においては重要なファクターとして効いてきます。つまり、前項で説明した筋線維の長さに加えて、直線方向の筋収縮を関節の回転運動に変えるメカニズムという2つの要素によって、肘を曲げる力は変わってくるのです。

実際の運動では筋の可動域の一部しか使われない

では、もう少し分析を進めてみましょう。今度は関節角度に対して、筋肉の長軸方向の力がどのくらい発揮されているかを計算してみます。すると57ページ図のようなグラフになり、関節角度が大きくなればなるほど（肘が伸びるほど）、上腕二頭筋は大きな力を出しているということがわかります。しかし、肘関節の回転力としては徐々にロスをすることになるので、全体として90度近辺を超えると力が小さくなるということになるわけです。

前項の筋線維の長さ−張力関係のグラフは山形でしたが、今回のグラフは関節角度に応じて単調に筋力が増大しています。これは、実際の運動では筋の可動域の一部しか使っていない、ということを示しています。

筋線維を身体から取り出して引っ張れば、もっと伸びることもできるし、もっと短くなることもできる。しかし、実際に身体の中で筋肉が働いているレンジはとても狭い。最大筋力を出せる長さの周辺で、筋肉が不利にならないような条件になっているということが推測されます。

肘を伸ばすほど筋力発揮能力が高くなる、もう1つの理由

肘の屈曲という視点でいうと、肘を伸ばせば伸ばすほど筋発揮能力が高くなる設定になっている理由が、もう1つあります。

肘関節は180度に曲がり切るということは構造的にありません。それに対して、伸び切るということはあり得ます。その伸び切った状態というのは、筋肉にとって、ものすごく不利。強い力を出しても、関節を圧縮する方向に主に作用し、回転力を生みにくいからです。

もし、肘の角度が90度近辺で筋肉そのものの至適長があるとすると、関節をそこから伸展するに従って、筋力は小さくなってしまいます。そうすると、肘が伸びてしまったら曲げられなくなるという状況にもなりかねません。したがって、力を発揮するために不利な条件になったときほど、筋肉自体の力発揮能力は高くなるようになっているのだと考えられます。

このような仕組みから、肘を伸ばすことによって上腕二頭筋の力は強くなる分、肘関節を回転させる力の成分は弱くなり、最終的なパフォーマンスとしては徐々に落ちてくるというメカニズ

ムが説明できます。これはおそらく、肘を円滑に動かすためには大事なメカニズムなのだと思われます。仮に同じ力を出し続けるリニアモーターのような仕組みで肘関節が動かされていたら、かえって不都合が起こるのかもしれません。

筋肉や関節は、日常生活や運動に際して最も適した動きができるように、ベストに近い設計になっているのでしょう。こういうところを見ていくと、あらためて人間や生き物の身体というのは非常にうまくできていると思わざるを得ません。

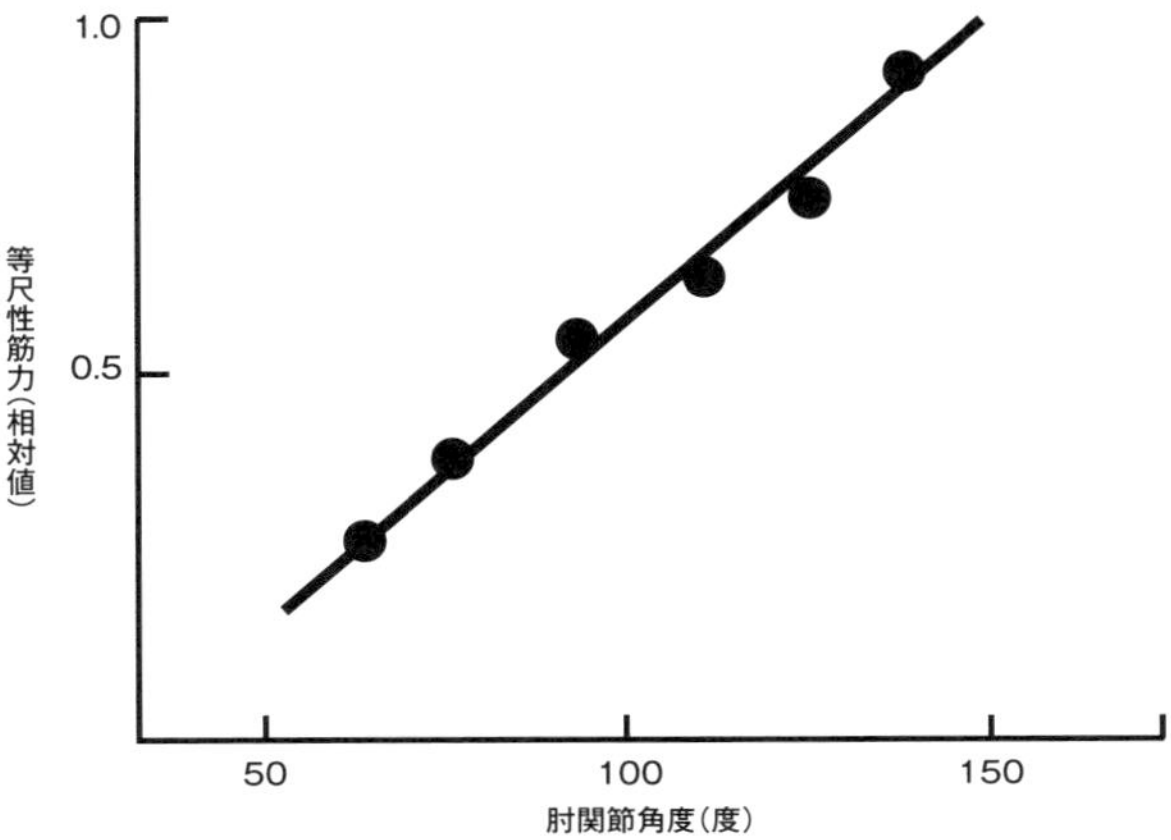

図　上腕二頭筋に見る筋長と張力の関係

theory

12

時限目

筋肉の動的特性

筋肉も基本的にはモーターと同じ。
力は強いけれどもスピードは出ないタイプもあれば、
スピードはあるけれども力は出ないタイプもある。

スポーツ動作では力よりスピードが重要

前項までは筋肉の「静的特性」について解説しました。これは力発揮の仕組みを理解するため、またデータを集めるためには便利な指標なので、研究の分野ではよく利用されてきました。

しかし、実際の運動においては、静止したまま大きな力を発揮するという場面はあまりありません。スポーツ動作の質や強さを考える場合、どれだけ力を発揮できるかというよりも、どれだけスピードを出せるかということのほうがはるかに大きな問題となります。そこで、筋肉が収縮しているときにどういう速度を発揮するか、つまり「動的特性」が重要になってくるわけです。

まずは、筋肉の代わりに人工のモーターを考えてみましょう。模型の自動車を走らせるとき、あるいはファンを回すための動力が欲しいときなど、それぞれの用途に合った動的特性をもつモーターを選ばなければなりません。モーターの動的特性とは、回転力（トルク）と回転速度との関係。わかりやすくいうと、「力」と「速度」との関係です。これはモーターのカタログには必ずグラフとして示されています。

モーターにはさまざまなタイプがあり、力は強くても速度が出ないものもあれば、速く回るけれども力は弱いというものもあります。一般的な直流モーターを購入する場合、こちらの求めている力がそのモーターの最大出力の半分程度、あるいは求めているスピードがそのモーターの最大スピードの半分程度、という特性が満たされていると、一番いい選択といえるでしょう。

モーターの力—速度関係を調べるのは簡単で、モーターに電源をつないで回せばいい。その上で回転軸に対して抵抗をかけていったときに、回転速度がどう変わるかを見ていきます。直流モーターの場合、抵抗が増える（回転するときの力が増える）と、徐々に速度が落ちていき、やがて止まってしまいます。この止まったところが最大トルクということになります。これは筋力でいうと、等尺性最大筋力に相当します。

一方、モーターが最も速く回るのは何も負荷がかかっていないとき（無負荷最大速度）。典型的な直流モーターは、図1のように力の増大とともに直線的に速度が低下していきます。このグラフの真ん中くらいの数値のモーターを探すのが上手な選び方です。

筋収縮時の力—速度関係

筋肉も基本的にはモーターと同じです。力は強いけれどもスピードは出ないというタイプもあれば、スピードはあるけれども力は出ないというタイプもある。自分が求めるパフォーマンスに対して筋肉をどう改善していくかを考えたときも、単純な力だけでなく、速度も視野に入れてアプローチしていくことが必要になってきます。

そこでモーターと同じように、筋肉の力ー速度関係を調べてみます。筋肉にかける負荷を大きくしていったときに、筋肉が出せる速度がどう変わっていくか。これを肘の屈筋（上腕二頭筋）で調べる研究が昔から行われてきました。さまざまな荷重をかけ、思いきり肘屈曲を行ったときの速度を測定します。かける重さをどんどん重くしていくと、屈曲するスピードは徐々に遅くなり、やがて止まってしまいます。図2は、私の研究室で測定したデータですが、このように双曲線で表される結果となります。

これは誰でも経験的に理解しやすいでしょう。軽いものは速く動かせるけれども、重たいものは速く動かせない。トレーニングにおいても、バーベルやダンベルをどんどん重くしていくと、持ち上げるスピードが遅くなり、やがて持ち上げることができなくなってしまいます。実験でも、その通りの結果となるわけです。

双曲線状の関係はあらゆる筋肉に共通した特性

スピードの落ち方としては、負荷が軽いところのほうが険しく、だんだんとなだらかになっていきます。これが直流モーターと違うところで、モーターは直線的に落ちていきますが、筋肉は下に凸の曲線になるのです。そして速度がゼロになったところが、等尺性最大筋力（P_0）ということになります。

一方、負荷がゼロの状態で筋力が短縮できるスピードを、無負荷最大短縮速度（Vmax）といいます。ただし、重力環境下で負荷ゼロを達成するのはきわめて困難。そこで、図2の曲線を力

＝0まで伸ばして負荷ゼロの速度を推定するという方法がとられています。

実は力ー速度関係が双曲線状になるという関係は、あらゆる筋肉に共通した特性です。原始的な動物である腕足類の筋肉もそうですし、貝、昆虫、カエル、ヒト…少なくとも私が調べた動物種の筋肉はすべて同じでした。しかも、筋収縮の原動力となるミオシンというタンパク質で調べても、同じ特性を示します。

この特性をどう解釈し、技術練習や筋力トレーニングにどう活用するか——。競技力アップを考えたとき、それが非常に重要な意味をもってくるといえるでしょう。

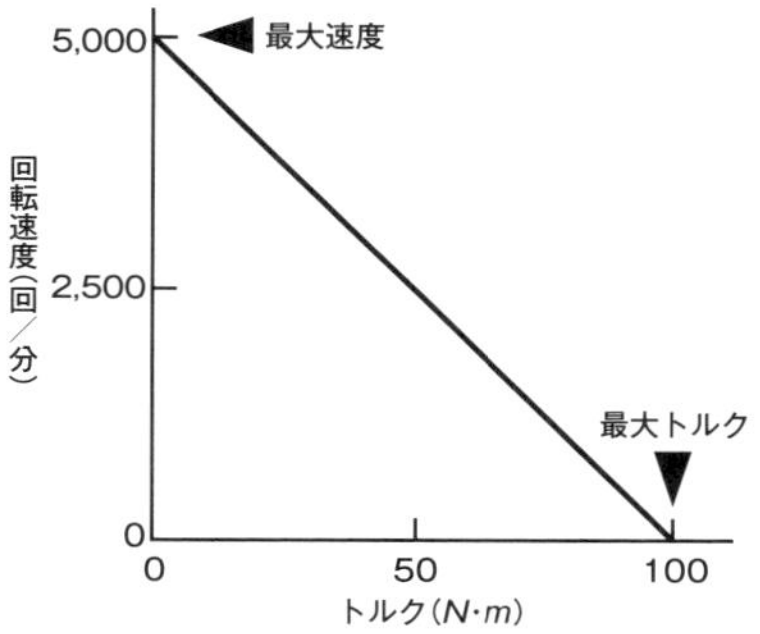

図1　直流モーターのトルクー回転速度関係の模式図

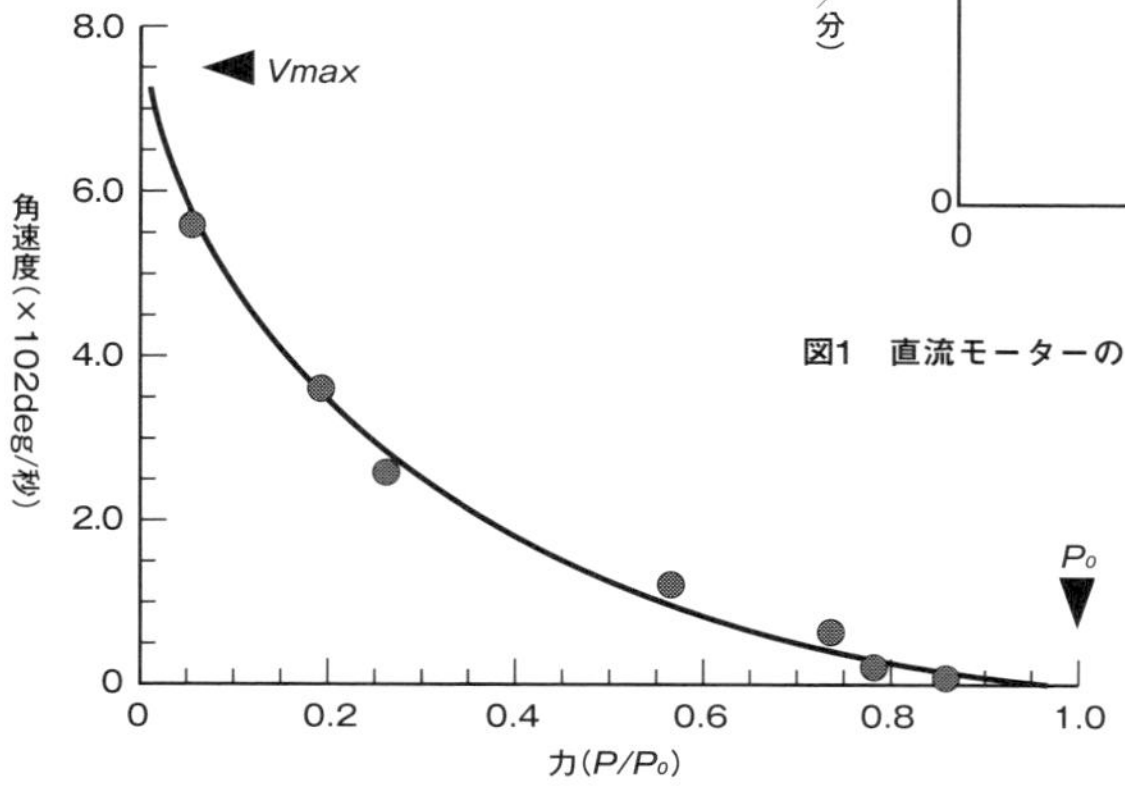

図2　装置で調べたヒト肘屈筋の力ー速度関係

theory

13時限目

筋の力学的パワー

筋肉の性能をフルに発揮させるという
エンジニア的な観点から負荷の設定を考えると、
最大筋力の30〜35%の負荷が最も効率的。

物が動かないと、筋肉が仕事をしたことにならない

前項では筋肉の動的特性としての力ー速度関係について説明しました。この項では、その関係から導き出される力学的パワーについて説明します。実際の運動パフォーマンスにおいては、このパワーというものが非常に重要な意味をもってきます。

物を持ち上げる（動かす）という行為は、筋肉の働きとしてはアイソメトリック（等尺性収縮）からコンセントリック（短縮性収縮）の領域です。力を出していてもギリギリ負荷が持ち上がらないところが等尺性最大筋力に等しい力になり、負荷が軽くなるに従って徐々に持ち上げるスピードが上がってくる。そこでは筋肉がコンセントリックな収縮をしているわけですね。

等尺性最大筋力を発揮しているときは速度がゼロですから、筋肉はエネルギーを使っていません。力は出しているけれども仕事をしていない、という奇妙な状態になっています。力学的な観

点だけで考えると、いくらやっても疲れない状態でもあるということになります（実際は熱という形でエネルギーは産生されています。このことは「17時限目」で説明します）。

一方、コンセントリックの領域では、筋肉が出している力と、どのくらい物を動かすかという距離によって仕事の大きさが決まります。同じ力を作用させて一定の距離を動かす場合、筋肉がなす仕事は「力×距離」という式で求められます。負荷が重ければ重いほど筋肉の仕事は大きくなり、軽くなればなるほど小さくなる。そして最終的に負荷がゼロになって最大速度を出しているときは、速度は大きくても力がゼロなので、やはり仕事はゼロということになります。つまり、力を発揮して物を動かさないと、筋肉は仕事をしたことにならないわけです。

パワーのピークは最大筋力の30〜35％

では、筋肉の力学的パワー（仕事率）を求めてみましょう。パワーとは1秒間当たりに筋肉がどのくらい仕事をするかということですから、最も単純な計算式は力×距離÷時間になります。仮に筋肉が出す力が一定だとすると（等張力性条件）、力は時間に依存せずに一定になるので、力×（距離÷時間）。距離÷時間は速度ですから、パワー＝力×速度ということになります。

前項では肘の屈筋で調べた力ー速度関係のグラフを掲載しましたが、この双曲線状のグラフができていれば、あとは力（横軸）と速度（縦軸）をかければ、自動的に力とパワーの関係をグラフにすることができます。これは65ページ図にあるように、上に凸の放物線を描きます。このグラフからもわかるように、等尺性最大筋力を発揮しているときは、力は最大でも速度がゼロなのでパワーもゼロ。また、無負荷最大速度のときは、力がゼロなのでパワーもゼロになります。

動作に関わる筋肉が増えて複合関節動作になると話は複雑になるのですが、肘を曲げる、膝を伸ばすといった単関節動作においては力ー速度関係はきれいな双曲線になり、そこからパワーを導き出していくと最大筋力の30〜35%くらいの力を出しているときにパワーがピークになることがわかります。これは、ほとんどすべての筋肉に共通している特性です。

筋肉の性能をフルに発揮させるには？

ということは、筋肉というモーターを最も効率よく使う、筋肉の性能をフルに発揮させるというエンジニア的な観点から負荷の設定を考えると、それは最大筋力の30〜35%の負荷ということになります。例えば、自転車で速く走ろうとする場合は、最大筋力の30〜35%になるようなギアを選ぶのが、最も効率的といえます。

パワーが大きいということは、筋肉が一定時間にたくさん仕事をするということ。これは「筋力発電」のような話に例えるとわかりやすいでしょう。省エネを狙って、自転車をこぐことで自宅の電力をまかないたいと考えたとしましょう。ピーク電力を高くしたい場合は、ペダルの重さをこぐ人の最大筋力の30〜35%になるように工夫すればいいわけです。ギアを軽くしてスピードを高めすぎてもダメですし、逆にギアを重くしてゆっくり力を出すようにするのもダメ。3分の1くらいの力が一番いいのです。

前項でも触れましたが、ある機械に適合したモーターを探すときも、このような視点をもつことが重要です。モーターの力—速度関係は筋肉と違って双曲線ではなく直線状になり、最大のパワーが発揮されるのは、そのモーターがもつ最大の力の約50%になります。ですから、その機械を動かすために必要な力が、そのモーターの最大の力の半分くらいになっていると、目的にフィットしたモーターということができます。

人間を動力として使うことを考える場合も、基本的な戦略はモーターと同じ。その機械を動かすために必要なパワーが、最大筋力の3分の1になるのが理想ですから、そういう筋力をもった人を選べばいい。あるいは、必要とされる力が最大筋力の3分の1くらいになるようにトレーニングをして、筋力を伸ばしていきましょう、ということになるわけですね。

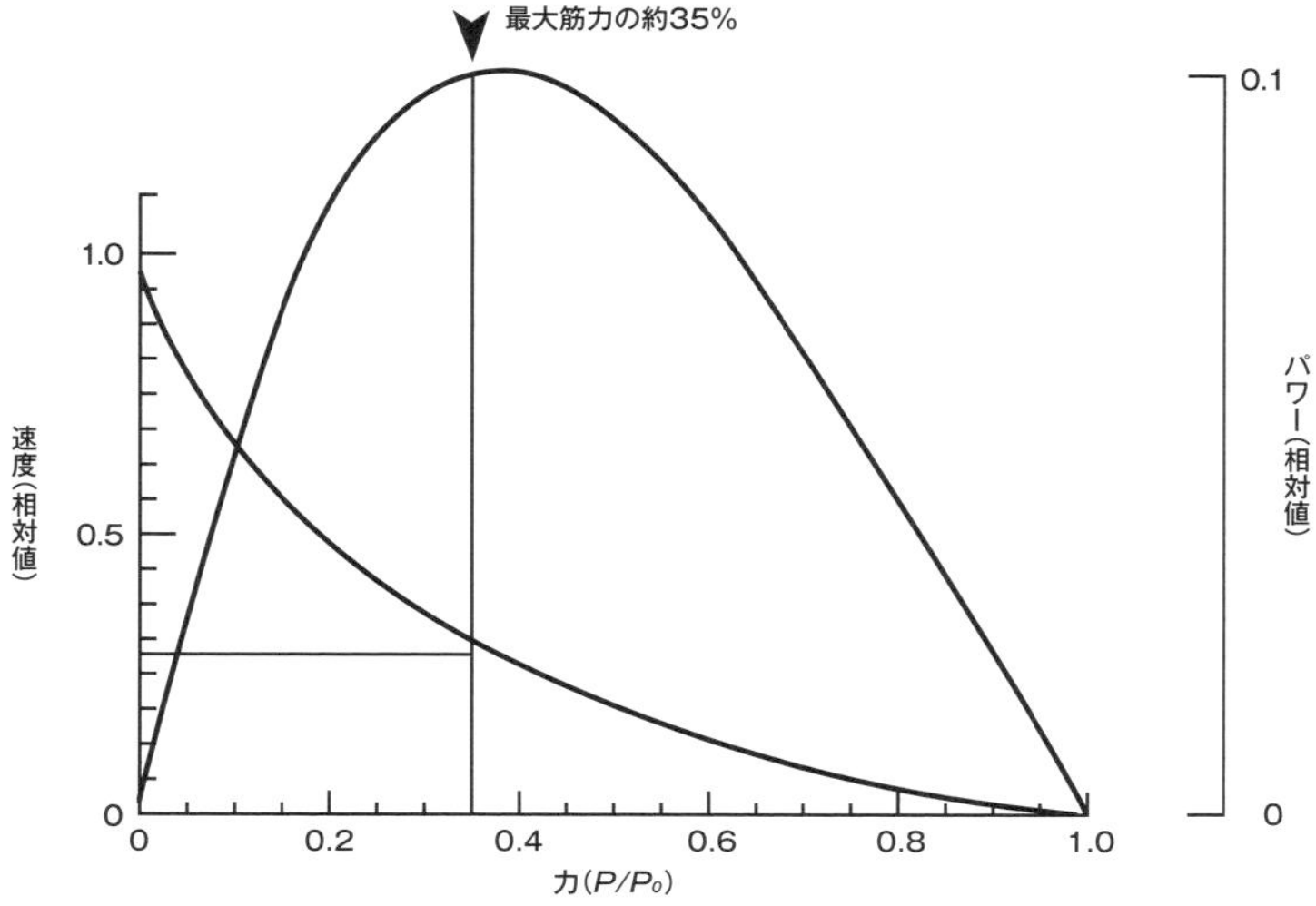

図　ヒト筋の力ー速度関係から得られる力ーパワー関係

theory 14 時限目

競技でのパワーを高めるには？

本当に目的に合ったエンジンを選ぶためには、どういう回転速度のときに、どういうパワーが出るのかということを見なければならない。

ピークのパワー発揮を高める

筋肉の性能をフルに発揮させるには、負荷を最大筋力の30～35％に設定すればいい、ということを前項で説明しました。最大筋力のおよそ3分の1でパワーが最大になるのであれば、パワーを高めるためには最大筋力の3分の1くらいの負荷でトレーニングすればいいのではないか……と、そういうストレートな発想が生まれてくると思います。

それはそれでかまいません。実際、そういう研究はされていて、3分の1、あるいはもう少し軽い負荷を使ってスピードを重視したトレーニングを行うと、ピークパワーが上がってくるという結果が出ています。最大筋力はそれほど伸びませんが、瞬間的なパワーが伸びるのです。

なぜ、そうなるのでしょうか。これは筋肉そのものが変化するわけではなく、筋肉を制御する神経系の特性が変わってくるのだと考えられます。例えば、軽い負荷の下でたくさんの筋線維を使えるようになる。あるいは、軽い負荷のときに素早い動きができるように、速筋線維を早めに動員するような仕組みができてくる——。いずれにしても、軽い負荷でのスピードが上がることによって、最大筋力の30〜35％くらいの範囲で発揮できるパワーが伸びてくるのだと思われます。

ピークのパワー出力を高めようという単一の目的のためには、これは理にかなったやり方です。筋肉はそれなりにあるけれども、素早い動きでのパワーが不足しているといった課題がある場合には、このようなトレーニングをするのが一番よいでしょう。

ピークパワーの高さは必ずしも実用的ではない

こういう話をすると、ある誤解が生まれがちです。30〜35％の負荷でピークパワーが高くなるなら、何をおいてもその負荷を使って最大のスピードでトレーニングをするのが一番よいのではないかと。

確かに、パワーが大きいということは対象物に対して大きな力学的エネルギーを与えることができるわけですから、ピークパワーを高めることは非常に大事です。

しかし、上記の考え方は、パワーのピークしか見ていないということになります。ピークパワーだけを測定する競技があったとしたら、そのトレーニングはベストかもしれませんが、現実のスポーツはそうではありません。もっと大きな負荷がかかる状況で大きなパワーを発揮しなければいけない場合もありますし、刻一刻と変化する条件の下、いろいろな負荷でのパワー発揮が求められます。ピークパワーを高めるというのは、実はモーターや自動車のエンジンと同じように、筋肉の性質をカタログ上で数値化したにすぎないのです。

エンジンのパワーは伝統的に「馬力」で表示されますが、これも実は限定的な条件下での数字です。280馬力と書いてあれば、最もパワーが出やすい条件のときに280馬力が出るということ。ピークパワーだけを見るなら、確かに200馬力のエンジンよりも上ということになります。ところが、200馬力しか出ないタイプのエンジンでも、いろいろな条件の下で幅広く200馬力が発揮されることもあります。ですから、本当に目的に合ったエンジンを選ぶためには、どういう回転速度のときに、どういうパワーが出るのかということを見なければいけません。

280馬力のエンジンは、実は毎分8000回転まで回さないとピークパワーが出ないかもしれない可能性もあるのです。一方、200馬力のエンジンは、日常的な毎分2000回転で十分なパワーが出るかもしれません。となると、条件が限られている280馬力よりも、日常で幅広く使える200馬力のほうが、実用性は高いということになるのです。

さまざまな場面に対応したパワー発揮能力を高める

筋肉もエンジンと同じで、一番いい条件では高いパワーが出るけれども、条件が変わるとあまりパワーが出ないということではまずい。力ー速度関係を全体的に見据えた上で、高いパワーが出る領域を広げていくことが重要です。重たい負荷がかかったときも、軽い負荷しかかからないときも、それなりに十分なパワーを出せるようにしておけば、スポーツのさまざまな場面に対応したパワーを発揮できることになるわけです。これは単純にピークパワーを高めるよりも、ずっと優先順位が高いといえるでしょう。

具体的には70%1RM前後の負荷でトレーニングをしていくと、筋肉が太くなりながら筋力が増してくるので、幅広い条件下でのパワー発揮能力が高くなっていきます。スピード、軽い負荷でのピークパワーはあまり変わりませんが、重い負荷でのパワーがより高くなります。そうしてベーシックな筋力を高めた上で、軽い負荷を使ってスピードを出すトレーニングを行い、ピークパワーを高めていくという順序をとれば、全体として大きなパワーカーブが得られます。

　スポーツのパフォーマンスを高めるためには、こうしたプランに従ってメニューを組み立てていくことが大切だと思います。

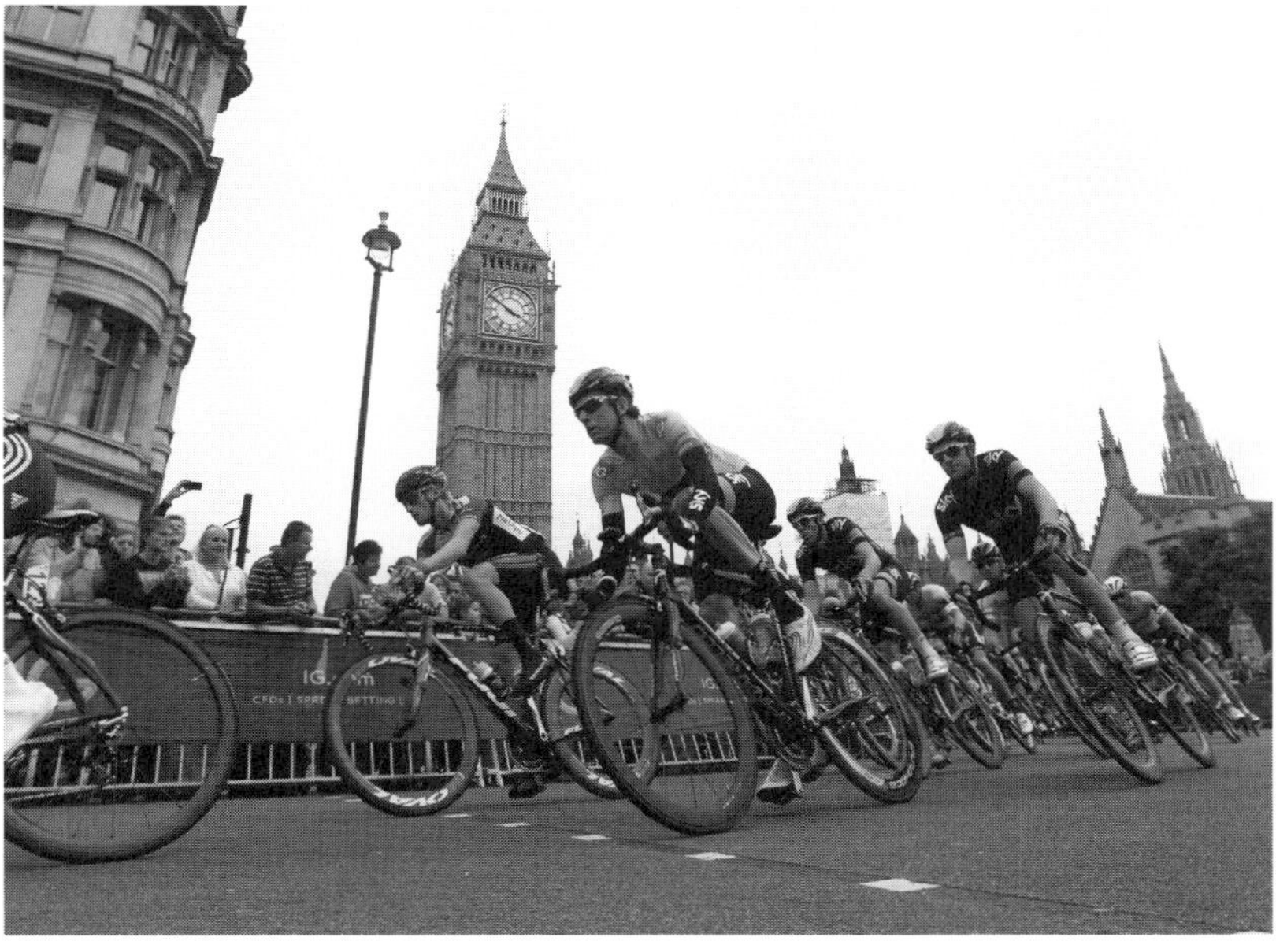

▲スポーツでは、さまざまな場面に対応したパワーを発揮できることが重要　GettyImages

theory

15 時限目

伸張性領域で起こること①

筋肉が急激に引っ張られ、過大な力を出さなければいけない状況になったときは、神経に抑制がかかるようにできている。

伸張性収縮のとき、筋線維は2倍もの力を発揮できる

前項までの内容は、等尺性収縮と短縮性収縮という条件下でのパワー発揮についての話でした。しかし、ご存じのように実際の運動はこれらの条件だけで起こるのではありません。筋肉が力を出しながら、より大きな力で引き伸ばされている状態――伸張性収縮もあるわけです。この項では、その状態のときに何が起こるのかを説明しましょう。

筋収縮については、1本の筋線維と、筋肉全体それぞれについて考えていく必要がありますが、まずはわかりやすい筋線維のほうから考えていきましょう。

等尺性最大張力以上の力をかけると、筋線維は外力に負けてずるずると引き伸ばされます。力ー速度関係をグラフで表すと、次ページ図のようになります。速度がマイナスになっているところが伸張性収縮ですね。ただ、引き伸ばされてはいるのですが、実際に筋線維が出している力そ

のものは、外力に比例して大きくなっていきます。収縮中の筋肉を外から強制的に引っ張ると、筋線維はものすごく大きな力を出すことになるのです。具体的にいうと、等尺性最大筋力の1・8〜2倍ほどの力を出しながら伸張される。そして、ある程度までは耐えながら引っ張られていくのですが、ある一線を超えたところでストンと急激にギブアップするということになるのです。

なぜ、等尺性最大筋力の2倍もの力を出せるのかというと、これは筋肉が収縮するときの分子レベルでの収縮機構に依存しています。アクチンとミオシンという分子の相互作用にある特徴があるために起こるのですが、それについては「33時限目」で解説します。

筋肉全体になると、もっと早く限界が訪れる

では、1本の筋線維ではなく、筋肉全体ではどうなるでしょうか。

図　過大な負荷のもとで筋が伸張される場合（伸張性領域）を含む力ー速度関係の模式図

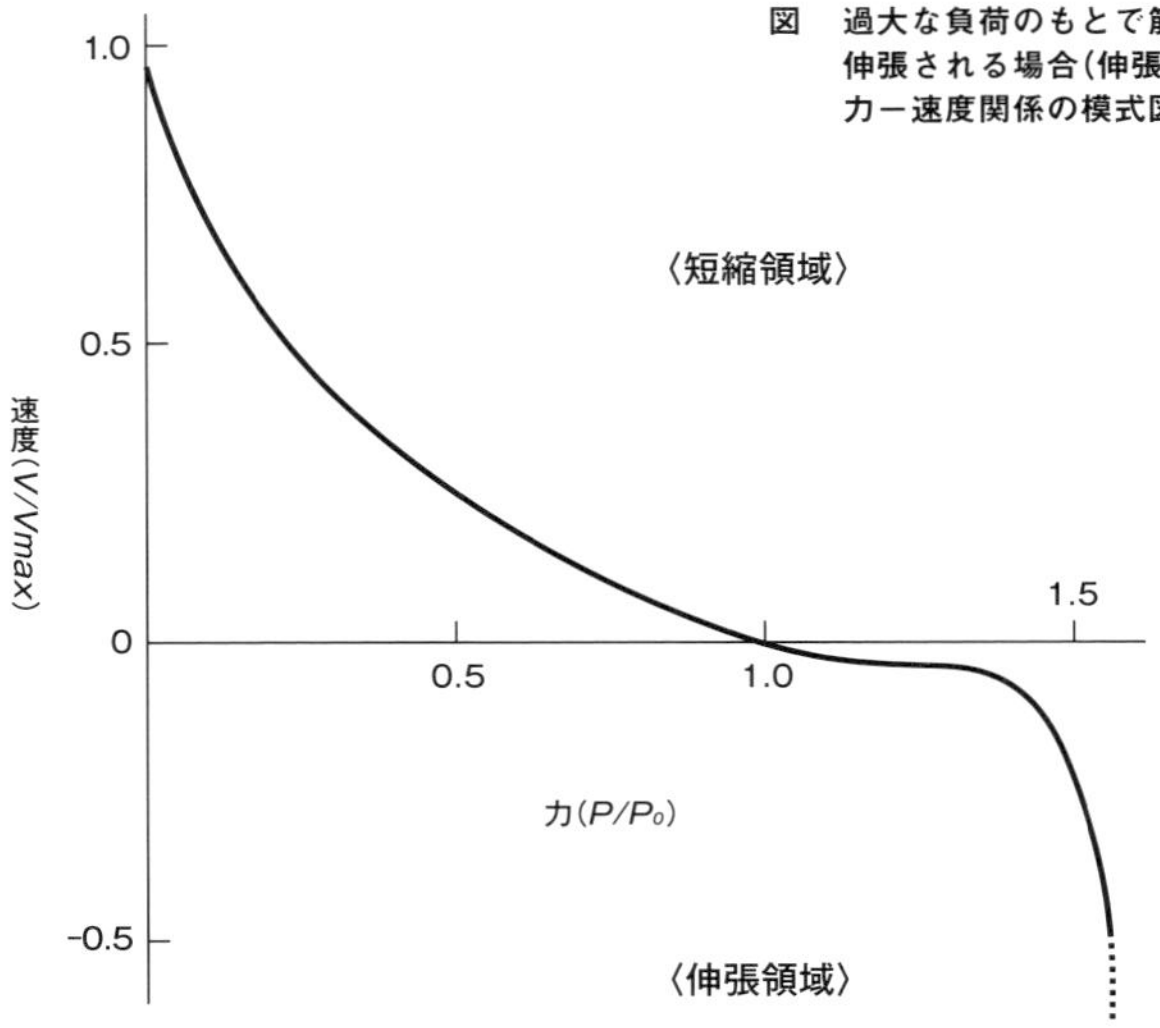

筋肉は筋線維の集合体ですから、基本的には同じことが起こります。強制的に引っ張られるような条件下では、筋肉は大きな力を出しつつ、動きにブレーキをかけるようにしながら引き伸ばされていく。そしてポテンシャルとしては、やはり等尺性最大筋力の約2倍のところまで力が出せると考えられます。

ところが、いざ実験をしてみると、そこまでの強い力を発揮することはできません。なぜでしょう。それは、2倍もの力を出してしまうと、筋肉が大きなダメージを負ったり、腱や靭帯が切れてしまったりという事故が起こりかねないからだと考えられます。そのため、筋肉が急激に引っ張られ、過大な力を出さなければいけない状況になったときは、神経に抑制がかかるようにできているのです。どういうことが起こるかというと、動員されている筋線維の数が減ってしまうのです。すると、最大筋力のレベルが通常よりも下がってしまうため、ギブアップが早く起こるということになります。

我々が肘の屈筋（上腕二頭筋）で実験したところ、平均値で1・5倍程度という数字が出ました。等尺性最大筋力の50％増し程度のところで限界に達した人が多かったのです。とはいえ、かなり個人差があり、早くギブアップしてしまう人と、かなり頑張れる人とがいました。これは筋肉の活動に対する抑制が早く起こる人か、遅く起こる人か、というタイプによるものと考えていいでしょう。

リミッターのかかり方が、遅い人は危ない

ここまで述べてきたように、筋肉には伸縮性収縮のときにより大きな力を発揮できるという特

性があるため、ウェイトトレーニングで持ち上げることができないバーベルでも、ブレーキをかけながら下ろすということは可能になります。例えば、肘の屈曲のような単関節動作では、最大負荷（1RM）の1・3～1・4倍くらいまでは誰でもゆっくり下ろすことができます。

しかし、いろいろな筋肉が関わってくる複雑な動作となると、なかなかそうはいきません。ベンチプレスのような複合関節動作では、1・3倍は厳しい。せいぜい1・2倍ほどではないでしょうか。また脚部の筋肉の場合は、さらに早く抑制がかかってしまいます。膝の伸筋などでは、等尺性最大筋力の10％増しほどまでしか筋力が出ない場合が多いようです。

それは、大きな筋肉が大きな筋力を出してしまうと壊れる危険性が高いため、筋肉の働きそのものに抑制がかかりやすくなっているのだと考えられます。正確なメカニズムはわかりませんが、おそらくそれは神経の反応として起こるのではないでしょうか。ある一定レベル以上の力を発揮させせられたまま筋肉を使い続けると、ケガにつながる恐れが大きいので、安全面から早めにリミッターがかかる。つまり、抑制の閾値《いきち》が低く設定されているのだと推測されます。

そのように、パーツによってリミッターのかかりが早い筋肉、遅い筋肉があります。また、リミッターがかかりやすい動作と、かかりにくい動作もあります。さらに、リミッターのかかり方には個人差もあるため、一概に数値に表すことは簡単ではありません。ただ1ついえることは、極端に頑張れる人（リミッターがかかりにくい人）は危ないということ。腱断裂などのケガをする危険性が高いかもしれないので、注意が必要でしょう。

theory

16 時限目

伸張性領域で起こること②

負荷を下ろすときに30%しか筋線維を使っていない場合、筋肉全体にとっては大した労力ではないかもしれないが、仕事を担当している30%の筋線維はもっている力をフルに発揮している。

負荷をゆっくり持ち上げるときに筋肉の中で起こっていること

前項では、筋肉に過大な負荷がかかった状況（伸張性収縮）での力発揮について説明しました。この項はその続きです。

過大な負荷とは、等尺性最大筋力を超える負荷で引っ張られるということ。そういうと、力を出している筋肉をさらに無理やり引っ張る、とてつもなく重いバーベルをゆっくり下ろす……といった特殊な条件を思い浮かべてしまうかもしれません。しかし筋線維レベルでは、普通にバーベルやダンベルを上げたり下ろしたりしているときにも、常に同じことが起こっています。

等尺性最大筋力よりも軽い負荷であれば、筋肉が短縮性収縮をすることによって、その負荷は持ち上がります。しかも、持ち上げる速度はコントロールが可能です。例えば、等尺性最大筋力に対して50%程度の重さのバーベルであれば、１００%の力を使うことで、かなりのスピードで持ち上げることができます。

では、その50％のバーベルをあえてゆっくり持ち上げようとした場合は、身体の中でどのようなことが起こっているのでしょうか。

実は、筋線維の動員の仕方に変更が加えられています。1本1本の筋線維が力を抜くのではなく、使用する筋線維の数を減らすことによって発揮される力がコントロールされているのです。動員する筋線維を100％の状態から70％に減らせば、筋線維1本にかかる相対的な荷重は大きくなるので、その分ゆっくりしたスピードで負荷が上がっていくということになるわけです。その際、個々の筋線維にかかる負荷は、均等に配分されていると考えられます。

筋肉全体と筋線維単位とでは状況が大きく違う

負荷を下ろす際も、基本的には同じことが起こっています。等尺性最大筋力の50％の負荷に対して、100％の筋力を使うと持ち上がってしまいます。そうならないように、下ろしたいスピードに合わせて筋線維を間引くという作業が行われます。50％の筋線維を使えば負荷の動きが止まり、それより少ない筋線維になると負荷は下がっていきます。

ゆっくり下ろすほうがより大きな力が必要になるので、同じ負荷なら動員される筋線維の数が少ないほど下ろすスピードは速くなり、筋線維の数が多くなるほどゆっくり下ろせるということになります。頭の中で下ろすスピードが決められたところで、自動的に筋線維の間引き方が決まるのです。

負荷を下ろすときに30％しか筋線維を使っていない場合、筋肉全体にとっては大した労力ではないかもしれませんが、実際に仕事を担当している30%の筋線維はもっている力をフルに発揮しているはずなので、これは〝過大な負荷〟ということになります。

働いている筋線維にとっては、下ろすスピードが速いか遅いかはあまり関係ありません。負荷が軽いか重いかも同様です。負荷が軽くなれば、筋肉全体としては楽になっているように感じますが、ブレーキをかけながら必死に頑張っている筋線維には最大筋力を超える負荷がかかり、無理やり引き伸ばされるという、非常に大きな力学的刺激が加わっています。我々はあまり意識することがありませんが、筋線維単位で見た場合と、筋肉全体で見た場合とでは、ずいぶん状況が違うわけですね。

筋肉全体は活動していても間引かれた筋線維は休んでいる

筋線維が間引かれているということは、働いていない筋線維もあることになります。休んでいるときの筋線維の力発揮はゼロ。筋肉全体は活動していても、その中にある個々の筋線維の活動レベルは0か1という、デジタル的なシステムになっています（細かく見ると、アナログ的な周波数によって筋肉の活動はコントロールされている面もありますが、大まかには0か1といっていいでしょう。詳しくは「23時限目」で説明します）。

わかりやすくするために、運動会の綱引きに例えてみましょう。Aチーム50人とBチーム50人が力を出し合って拮抗している状態が等尺性収縮（全員が同じ力を発揮すると仮定した場合）。Aチームが40人に減ってしまうと、当然Bチームは綱を自軍の陣地に引き込むことができます。このときのBチームが短縮性収縮ということになります。

一方、40人になってしまったAチームは、力を出していながらもズルズルと引っ張られてしまいます。さらに、それが30人に減ってしまうと、個々はそれまでと全く同じ力を発揮していても、もっと速いスピードでどんどん引っ張られてしまう。このような数の調整が筋肉の中では行われている、ということです。

上り坂よりも下り坂のほうが筋肉痛が起きやすいのも、このメカニズムに起因しています。坂を下るという程度の負荷は筋肉全体にとっては決して大きくはありませんが、筋線維が間引かれた状態での伸張性収縮を繰り返しているために、動員されている一部の筋線維にとってはかなり過酷な労働が課せられているということになり、ダメージも大きくなるわけです。

ただ、現在のところ、間引かれる筋線維がどのような基準で選ばれ、どのように使い分けられているのかはわかりません。一部の筋線維が弱ってきたら、それらを休ませて別の筋線維にバトンタッチするという仕組みも考えられますが、そのあたりについては今後の研究を待つ必要があります。

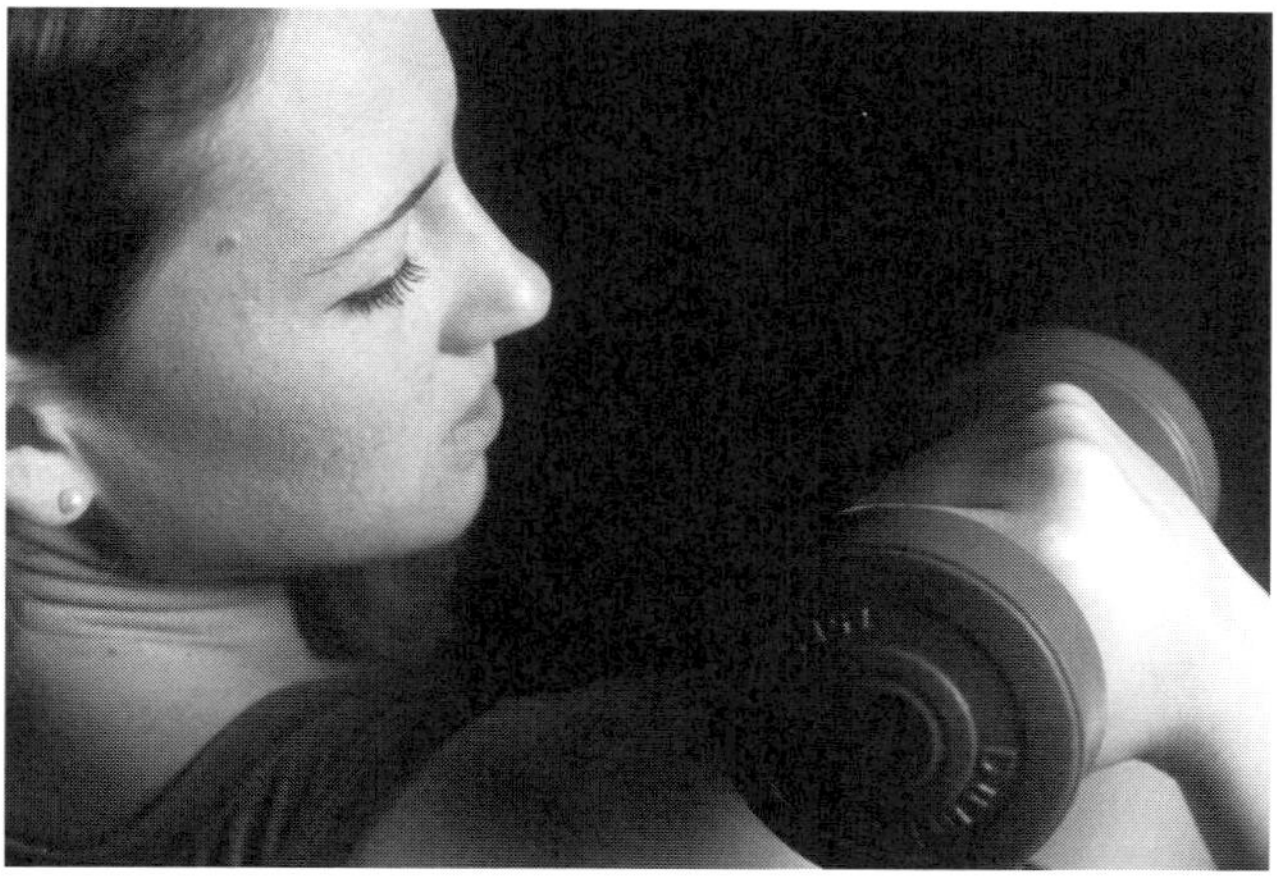

▲力を発揮していても活動していない筋線維がある　GettyImages

theory 17時限目

筋収縮と熱発生

等尺性収縮で頑張っているとき、筋肉はエネルギーをセーブして力を出している。

力学的パワーと熱との関係

等尺性収縮をしているとき、筋肉は仕事をしていないということを「13時限目」で説明しました。仕事がゼロということはパワーもゼロ。単純に考えると、消費エネルギーもゼロということになり、無限に力を維持できるということにもなります。

しかし、そんなことは実際にはあり得ません。等尺性収縮をしているとき、筋肉は力学的パワーを発揮しない代わりに「熱」という形で、エネルギーを発散しているのです。

筋肉は、これまで述べてきたような力学的なエネルギーを発揮することと、働きながら熱を生産するという2つの役割を担っているということになります。つまり、筋肉全体のエネルギー消費を考えるときは、「仕事」と「熱」という2つの視点で見る必要がある。仕事＋熱＝全エネルギーということになるわけですね。

自動車のエンジンやモーターも同様で、これらも動いていれば熱くなります。そして、放出する熱に比べてよりたくさんの力学的仕事をするものは、熱効率のよい機械ということになります。ガソリンエンジンなどは非常に高い熱が出るため、冷やしながら使わないとオーバーヒートしてしまいます。熱効率としては20～30％でしょう。

筋肉も平均的な熱効率は20～30％、一番効率のよい部分で50％程度だと思われますが、実際の熱効率は力に依存して変化します。例えば、等尺性収縮で力だけ出しているときは熱しか出ないので、熱効率はゼロ。無負荷で収縮しているときも同じです。

では、筋肉が出す力学的パワーと熱はどういう関係にあるのでしょうか。これをA・V・ヒルというノーベル賞も受賞した生理学者が詳細に調べました。

等張力性条件で筋肉にさまざまな負荷をかけて収縮を行わせ、熱発生率（1秒間当たりにどのくらい熱が発生するか）を測定。その値に、「13時限目」で解説した力ー速度関係から導き出した力学的パワーを加えると、全エネルギー発生率が求められます（次ページ図）。そのことをヒルは1938年の論文で発表しました。この研究の結果、等尺性収縮で速度が出ていない場合、熱の発生は一番小さいということがわかりました。

等尺性収縮をしているときは熱生産率も小さい

等尺性収縮をしているときは熱しか出ませんが、熱生産率そのものも小さい。つまり、等尺性で頑張っているとき、筋肉はエネルギーをあまり使っていません。エネルギーをセーブして、力を出しているわけです。負荷が小さくなり、スピードが上がっていくに従って、どんどん熱生産が増えていきます。無負荷で短縮しているときは非常に大きな熱が出ます。

力を維持しながらジッとしているというのは、生物が生きていく上ではかなり頻繁に行われている行動です。ヒトがじっと立っているときも、姿勢を維持するための筋肉活動は持続されています。その状態で筋肉が熱をどんどん出してしまうと、荷物を持って立っているだけで汗だくになってしまうということが起こります。そうならないように、ある状態をキープしているときは、エネルギーを極力使わずに力を出し続けられるように、筋肉は設計されているのです。

図には、その対極として直流モーターのグラフが出ていますが、直流モーターは最大トルクの50%のところで力学的パワーが最大になります。そこからさらに大きな力を加え、モーターの動きが止

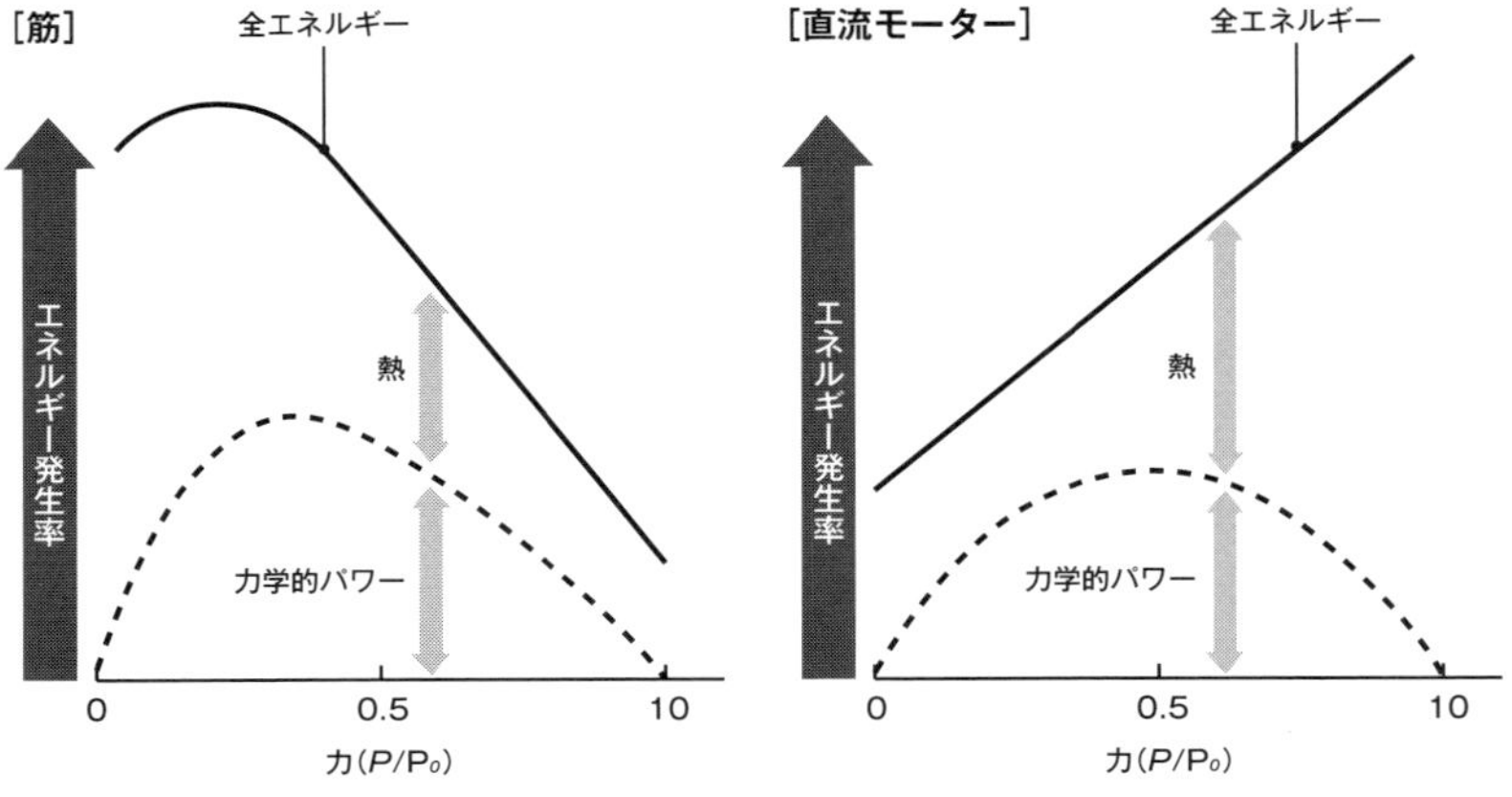

図　筋とモーターの力とエネルギー発生率との関係

まったところが、実は熱生産が最も大きくなります。ですから、過度な負荷をかけ続けると、そのうち煙が出てきて焼き切れてしまうのです。その半面、どんなに速く回転していても、負荷が小さい状態であれば熱生産が小さいのでオーバーヒートは起こしません。

エアロビによるダイエットも筋肉の特性を利用している

このように、筋肉と直流モーターとは、全く逆の性質をもっています。仮にモーターを筋肉の代わりにヒトの身体に入れてみたとすると、ただ姿勢を維持しているだけで煙が出てくるということになってしまいます。そうならない筋肉は、生物の身体に非常にマッチした熱特性をもっているといえます。

そのことはヒルの研究によって70年以上前にわかったのですが、筋肉のようなモーターの作り方は今のところわかっていません。そういうモーターが作れるようになれば、ケガなどによって筋肉が使えなくなってしまったとき、人工の筋肉として埋め込んで肩代わりさせることも可能になるはずです。ただ、そんな日が訪れるまでには、まだしばらく時間がかかるでしょう。

話は少し変わりますが、ダイエットのために運動をしようとした場合は、こうした筋肉の特性を大いに利用することができます。筋肉にかける負荷を小さくして、たくさん動くようにすると熱生産が大きくなるので、エネルギー消費も大きくなります。重いものを持ってジッとしているときはあまり汗をかきませんが、何も持たずに動いていると汗がダラダラと流れ落ちてきます。エアロビクスなどは、その特性によって効果を生み出しています。ですから、体重を落としたい人は筋肉に負荷をかけすぎずによく動くようにするといいでしょう。

theory

18 時限目

熱生産の仕組み①

全体のエネルギー生産に占める力学的なパワーの割合が一番大きなところは、「筋肉のエネルギー効率がよい」といえる。

筋肉のエネルギー消費量のうち半分以上が熱になる

この項からは、筋肉の力学的な特性から少し離れて、「熱」をテーマに話を進めていきたいと思います。筋肉が収縮すると、力学的なエネルギーだけでなく熱も出る、そして負荷が軽くなってスピードが上がるほどたくさんの熱が出るということは、前項で説明しましたね。

では、全体のエネルギー消費量のうち、何割が力学的エネルギーになり、何割が熱になるのでしょうか。

等尺性収縮（アイソメトリック）をしているときは力学的なパワーはゼロなので、筋肉は熱しか出していないということになりますが、熱の生産も最も少なくなっています。これを「維持熱」といいます。

収縮する速度が速くなるとともに力学的なパワーも熱も増えていき、力学的なパワーは等尺性最大筋力の30〜35％ほどでピークになります。一方、熱はそこからさらに上がっていき、軽ければ軽いほど熱の発生が増えていきます。

全体のエネルギー生産に占める力学的なパワーの割合が一番大きなところは、「筋肉のエネルギー効率がよい」といえます。自動車でいうと一番燃費がよい状態。それについては、１９３８年からカエルやカメなどの筋肉でさまざまな研究結果が報告されています。

カエルの筋肉のエネルギー効率は、等尺性最大張力の約半分の力のところ（収縮速度でいうと、最大速度の20％ほどのところ）で最大になり、その値は50％ほどになります。カメの場合はもう少し効率がよく、60％前後という結果が出ています。カメの筋肉はカエルの筋肉より収縮速度が遅いのですが、遅い筋肉のほうがミオシン分子が力を発揮する時間が長いため、エネルギー効率はよくなると考えられます。

ヒトの場合は、倫理上、生きた筋肉を取り出して実験することはできないので、現在の技術で正確な効率を出すことはできません。そこで同じ哺乳類であるネズミで実験が行われ、そのデータが集まってきているというのが現状です。それによると、速筋線維の多い長趾伸筋で調べると30％前後、遅筋線維の多いヒラメ筋で見ると40〜50％。哺乳類の筋肉は、両生類などと比べるとスピードが速い筋肉である分、エネルギー効率が少し悪くなるようです。

最も効率がよくて30％もしくは40％ということは、筋肉を働かせると残念ながら60〜70％は熱になってしまうということになります。人工の原動機のエネルギー効率は20〜30％なので、機械よりややよいといえるでしょう。

熱を作り出す褐色脂肪

ここで見方を変えてみると、筋肉を働かせるということは、力を出したり運動をしたりするだけが目的ではないといえます。熱を出すということも筋肉の重要な役割なのです。特に哺乳類が生きるためには熱を出し続ける必要があるため、もともとそういう働きが筋肉に備わっているのでしょう。

その働きがどのような現象として起こっているかというと、例えば「震え」（シバリング）があります。寒いところに行くと身体が勝手にブルブルと震えるのは、筋肉の収縮に伴って生産される熱を利用して体温を維持しようとしているわけです。これを「震え熱生産」といいます。それに対して、「非震え熱生産」と呼ばれる現象もあります。体内には、震えるような運動をしなくても熱を作る仕組みがあります。

非震え熱生産の熱源としては、まず「褐色脂肪組織」という組織が重要な役割を担っています。これは熱を作ることが専門の脂肪組織で、脂肪をエネルギー源として燃やすことで熱を生産しています。ほとんどの細胞中には、エネルギーを生産するミトコンドリアという小器官が存在しています。褐色脂肪細胞には、このミトコンドリアが多く含まれています。ミトコンドリアは赤っぽい色をしているため、褐色脂肪も全体として褐色に見えます。一方、普通の脂肪細胞はミトコンドリアが少なく白っぽく見えるために、白色脂肪と呼ばれます。

褐色脂肪は、クマやリスのような冬眠をする動物に多く見られます。これらの動物は秋の間に身体が十分に脂肪を蓄え、その脂肪を少しずつ使いながら体温を維持して寒い冬を乗り越えます。

そのときに活躍しているのが褐色脂肪だと考えられます。

熱生産に関わる新発見

もちろん褐色脂肪はヒトにもあり、主に胸から脇の下にかけて分布しています。最近では、褐色脂肪がダイエット関連の本で話題になっているのをご存じの方も多いでしょう。

ただ、ヒトの場合、その量はマウスなどに比べると相対的に少なく、40g前後とされています。それが脂肪をエネルギーとする熱源として働いているのは間違いないのですが、実際にどのくらい体温生産の役に立っているかというのはよくわかりません。むしろ体重の約40%（20~30kg）を占める筋肉のほうが、重さとしては1000倍ほども多いのですから、ずっと大きな役割を果たしているのではないかと考えられます。

実際、10年ほど前から状況が劇的に変わりました。褐色脂肪細胞や筋肉が熱を出すための仕組みに関わっているタンパク質が見つかったからです。これについては、次項で詳しく説明したいと思います。

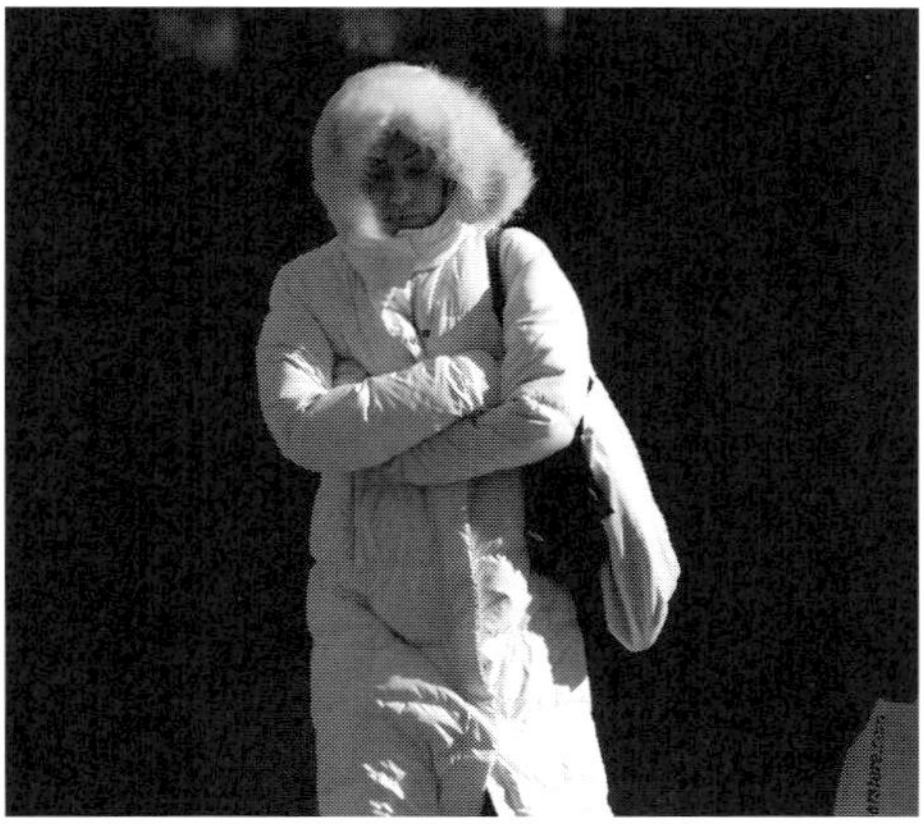

▲寒いところに行くと身体がブルブルと震える。これは、筋肉の収縮に伴って生産される熱を利用して体温を維持しようとしているため。これを「震え熱生産」という
GettyImages

theory

19

時限目

熱生産の仕組み②

日常生活で重要な
役割を果たしている遅筋線維は、
エコにつくられている。

運動をしなくても熱を発生させるタンパク質

褐色脂肪組織や筋肉が熱を出すための仕組みに関わっているタンパク質が、10年ほど前に発見されました。熱に関する研究に大きな影響を与えたそれは、ミトコンドリア脱共役タンパク質（UCP）というものです。

少し専門的な説明をすると、UCPは細胞内のミトコンドリアの中に存在し、脂肪のエネルギーを分解する反応系とATP（アデノシン三リン酸）を合成するシステムとのつながりをカットしてしまうという特徴があります。すると何が起こるか。脂肪を分解して得られたエネルギーが、ATPを作ることなく、熱になって逃げてしまいます。運動をしなくても、身体から熱が発生するのです。前項で説明した「非震え熱生産」ですね。

褐色脂肪の中にあるUCPは、最初に見つかったのでUCP1〈ワン〉と呼ばれます。UCP

の遺伝子には多型（遺伝子を構成しているＤＮＡの個体差）があり、ヒトの場合、正常なＵＣＰ１を問題なく作れる人と、作れない人とがいることもわかりました。しかも、作れない人が日本人では約20％もいるのです。正常なＵＣＰ１が作れないとどうなるかというと、熱を作る能力が低くなる。つまり、低体温や冷え性といった症状になりやすいわけです。

また、熱を作れない分だけ全体のエネルギー生産も落ちてくるので、１日当たりの消費カロリーが１００㎉ほど少なくなります。たかが１００㎉と思うかもしれませんが、10日なら１０００㎉、３６５日なら３６５００㎉になります。３６５００㎉を体脂肪に換算すると５kgほどに相当します。つまり、同じ食事を１年間続け、同じように活動していた場合、ＵＣＰ１を作れる人に比べて５kg太ってしまうということになる。ですから、ＵＣＰ１は体質に関わるタンパク質であるともいえ、正常なＵＣＰ１が作れない人は、いわゆる「太りやすい体質」ということになります。

現在は、肥満外来で正常なＵＣＰ１を作れる遺伝子をもっているかどうかを調べてもらえるようです。もし、うまく作れない遺伝子のタイプだとわかった場合は、食生活を見直したり、運動の習慣をつけたりする必要があるかもしれません。

熱生産の主役は筋肉の中にあった

その後、筋肉にも同じ性質のタンパク質があることがわかりました。これは３番目に見つかったＵＣＰなのでＵＣＰ３〈スリー〉と呼ばれ、やはり筋肉の活動なしで熱を生み出します。

１g当たりの熱の生産量で比較すると、筋肉は褐色脂肪よりも小さくなりますが、筋肉そのもののの量が褐色脂肪よりはるかに多いため、全体で見るとよりたくさんの熱を発生していると推測されます。ということで、UCP3が発見されてから、褐色脂肪よりも筋肉への注目度が高くなってきています。また、UCP3は遅筋線維より速筋線維のほうに多く含まれていることもわかりました。ただ、速筋中の速筋であるタイプⅡxにはミトコンドリア自体が少ないので、タイプⅡaが非震え熱生産の主役だということになってきたのです。

遅筋線維にもミトコンドリアは多く含まれていますが、UCP3が少ないので熱の生産は大きくありません。遅筋線維には小さな力発揮を持続的に長時間行わなければならない使命があるので、無駄に熱を出してしまってはエネルギーの浪費につながるからでしょう。日常生活で重要な役割を果たしている遅筋線維は、エコにつくられているといえるでしょう。

UCPを超える(?)さらなる新発見

筋トレをすると、速筋線維の中でタイプⅡx→タイプⅡaの移行が起こり、タイプⅡaの割合が高くなります(「29時限目」参照)。そういう状態では熱生産が高くなっているため、じっとしているだけでもエネルギーが消費されやすくなっていると考えられます。

逆に、長時間にわたる有酸素性運動、あるいはマラソンのような持久的トレーニングをたくさんこなしている人は、UCP3の活性がきわめて低くなることもわかっています。長時間の運動に対応できるように、無駄なエネルギーを消費しない、燃費のよい筋肉をつくっておいたほうが都合がいいからでしょう。

ということは、有酸素運動をたくさん行って減量した人は、その時点で運動をやめたりすると太りやすくなる危険性があるということ。ですから、特にリバウンドに気を付けたほうがいいということになります。トップレベルのマラソン選手が練習をやめた途端に太ってしまうケースがあるのも、この仕組みが大きく関連しているのだと思われます。

ここまでのことは、2000年代までにわかったことでした。熱生産に関してはUCPを中心として、今後もさまざまな研究が進んでいくだろうと考えられていました。ところが、数年前、さらに影響力の強そうな、全く新しいタンパク質が見つかったのです。

科学誌『ネイチャー・メディスン』に正式に発表され、専門家の間で話題になったタンパク質――「サルコリピン」こそ、不動の主役になる可能性を秘めているのです。

次項では、そのことについて説明していきましょう。

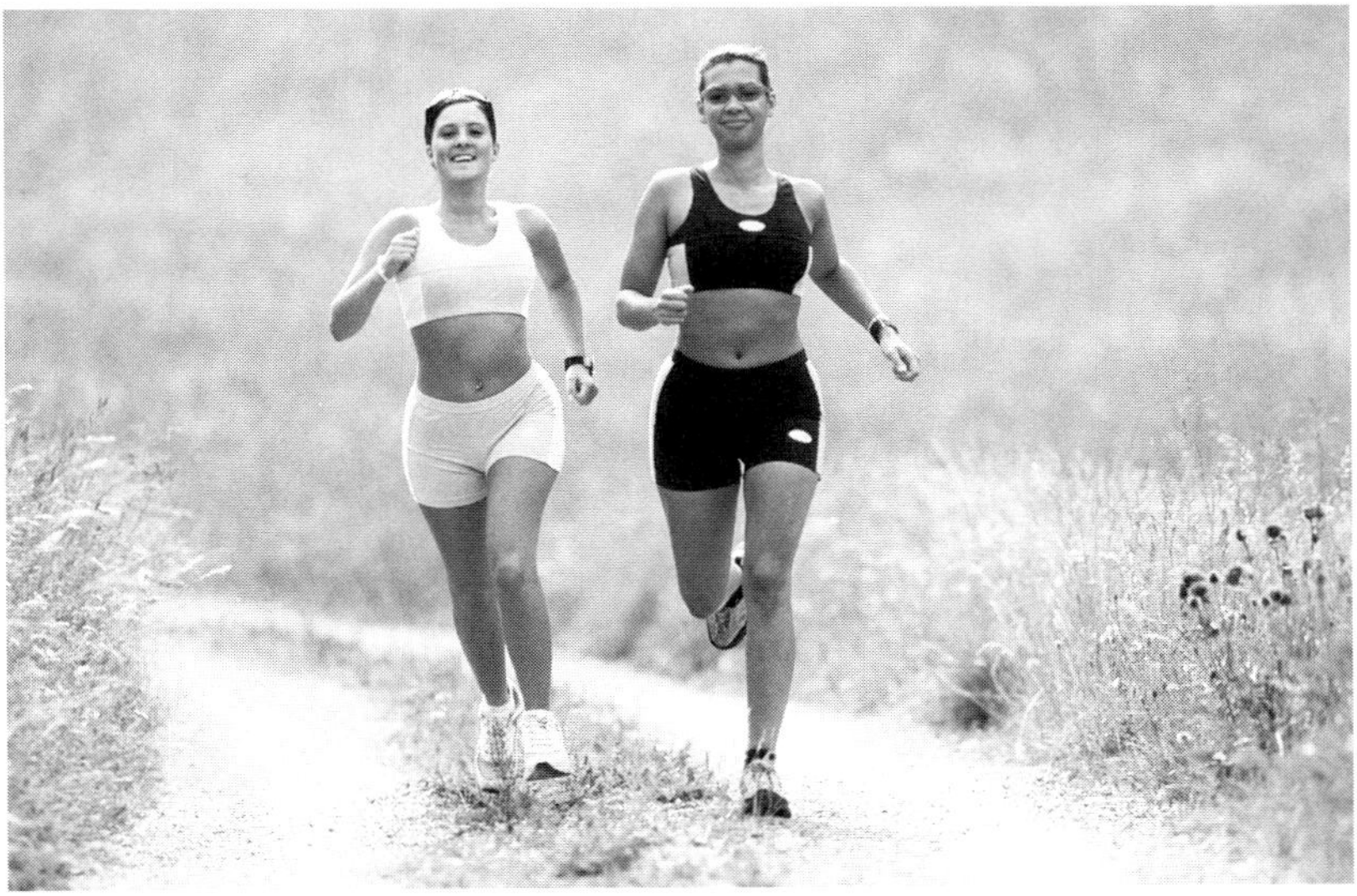

▲有酸素運動をたくさん行って減量した人が、その時点で運動をやめたりすると太りやすくなる危険性が……

GettyImages

theory

20時限目

熱生産の仕組み③

サルコリピンを増やしていけば、熱を生みやすい、寒さに強い体質になっていく。

新発見されたタンパク質「サルコリピン」の働きとは？

熱生産に関わる「サルコリピン」という新しいタンパク質が発見されたと、前項で説明しました。サルコリピンそのものが発見されたのは1993年ですが、その機能が明らかになったのは2012年です。これは、これまで話題になってきた褐色脂肪や筋肉の中に含まれるミトコンドリア脱共役タンパク質（UCP）を超える、主役の座に定着していきそうです。

サルコリピンの機能はまだ十分に解明されていませんが、これもUCPと同様に非震え熱生産の原動力となっています。

筋肉の中には、筋小胞体というカルシウムをため込んでいる組織があります。筋肉が収縮すると、そこからカルシウムが放出され、弛緩するときにカルシウムが戻るという仕組みがあります。サルコリピンは、筋小胞体からカルシウムを外に漏らしてしまう〝悪さ〟（働き）をするのです。

カルシウムを筋小胞体にくみ上げるタンパク質（カルシウムポンプ）は、ＡＴＰ（アデノシン三リン酸）を分解し、そのエネルギーを利用して働きます。サルコリピンはこのカルシウムポンプに結合し、カルシウムをくみ上げる働きだけをブロックします。つまり、カルシウムポンプが「空回り」することで、ＡＴＰのエネルギーをすべて熱にしてしまいます。

これはネズミを使った次のような実験で実証されました。正常なネズミと、サルコリピンを作る遺伝子を壊してしまうことでサルコリピンが作れない状態にした（サルコリピンをノックアウトした）ネズミの2種類を、気温４℃の部屋に入れ、サーモグラフィーで身体の温度を観察していきます。すると、正常なネズミは数十分から1時間たっても熱を出していました。身体の表面は冷えるのですが、しっかり身体のコアの温度を維持しています。一方、サルコリピンをノックアウトしたネズミは、どんどん身体のコアの温度が冷えていき、動かなくなってしまうのです。

筋肉の量は全く同じ。ただ、サルコリピンが作れるか作れないかの違いだけで、片方は体温生産の極度に低い、〝冷え性〟のネズミになってしまうわけです。

冷え性は筋トレで改善される

これまで熱生産において重要な役割を担っていると思われていた褐色脂肪でも、同じ実験が行われています。手術によって、正常のネズミから褐色脂肪だけを取り除き、それを同じく４℃の部屋に入れてみると、特に大きな問題は起こりませんでした。褐色脂肪がなくても、筋肉がしっかり熱を作り、身体の中心部の温度は下がらないのです。しかし、褐色脂肪を残しておいてもサルコリピンが作れないネズミの場合は、どんどん体温が下がっていきます。

こうした実験から、寒い環境の中でしっかり体温を作れる能力は、褐色脂肪ではなく筋肉こそがメイン。そして、筋肉が熱を生み出す原動力がサルコリピンである、ということがわかりました。ある意味、これは劇的な発見だったといえるでしょう。

ということは、サルコリピンを増やしていけば、熱を生みやすい、寒さに強い体質になっていくわけですが、その方法は現段階では見つかっていません。ただ、サルコリピンは筋肉の中にあるわけですから、その全体量は筋肉の量に比例すると考えてよいでしょう。筋肉量が増えれば熱を生産して身体を温める力が自動的に高まり、筋肉の減少は熱を作る能力の減退を意味するので、寒さに弱くなってくる。ですから、冷え性で困っている人は、筋トレをすることで改善される可能性が高い、ということになるわけです。

肥満や糖尿病の予防にも

前述の研究の延長として、やはりサルコリピンをノックアウトしたネズミに高脂肪食を与えるという実験も行われました。脂肪がたくさん含まれるエサを与えると、ネズミはみるみるうちに太っていく。そうして極度の肥満になってしまうことがわかりました。一方、サルコリピンをもっている正常なネズミに同じ食事を与えても、少し太る程度でした。

つまり、筋肉が熱を作れないということは、太る原因にもなってしまうのです。しかも、その状態でグルコースを与え、血中のブドウ糖の濃度の変化を調べると、そのネズミは糖尿病に近い状態になっていることがわかりました。

ここまでのことを整理すると、サルコリピンが足りないと、冷え性になり、肥満になり、糖尿病になりやすくなる。逆にいうと、これらはすべて筋肉を増やすというアプローチによって、予防、改善できるということになります。今後は「ダイエット」の観点からも、サルコリピンが注目されていくことは間違いないでしょう。

筋肉をつけて基礎代謝を高めることがダイエット効果につながるという理論は、既に浸透しつつあります。ただ、それは基礎代謝が筋肉量に比例するという状況証拠からいわれてきた考え方であって、決定的な証拠があったわけではありません。今回のサルコリピンの発見によって、実際に筋肉がどのように熱を出すかが証明され、その熱生産が減ると肥満や糖尿病になるということが具体的に示されました。これは非常に有力な証拠になると思います。

サルコリピンは速筋、遅筋のどちらにより多く含まれているのか。あるいは、サルコリピンそのものを増やす方法はあるのか。今後はそうした研究がさらに進んでいくと思われます。「サルコリピン」という単語には、しばらく注目しておく価値があるでしょう。

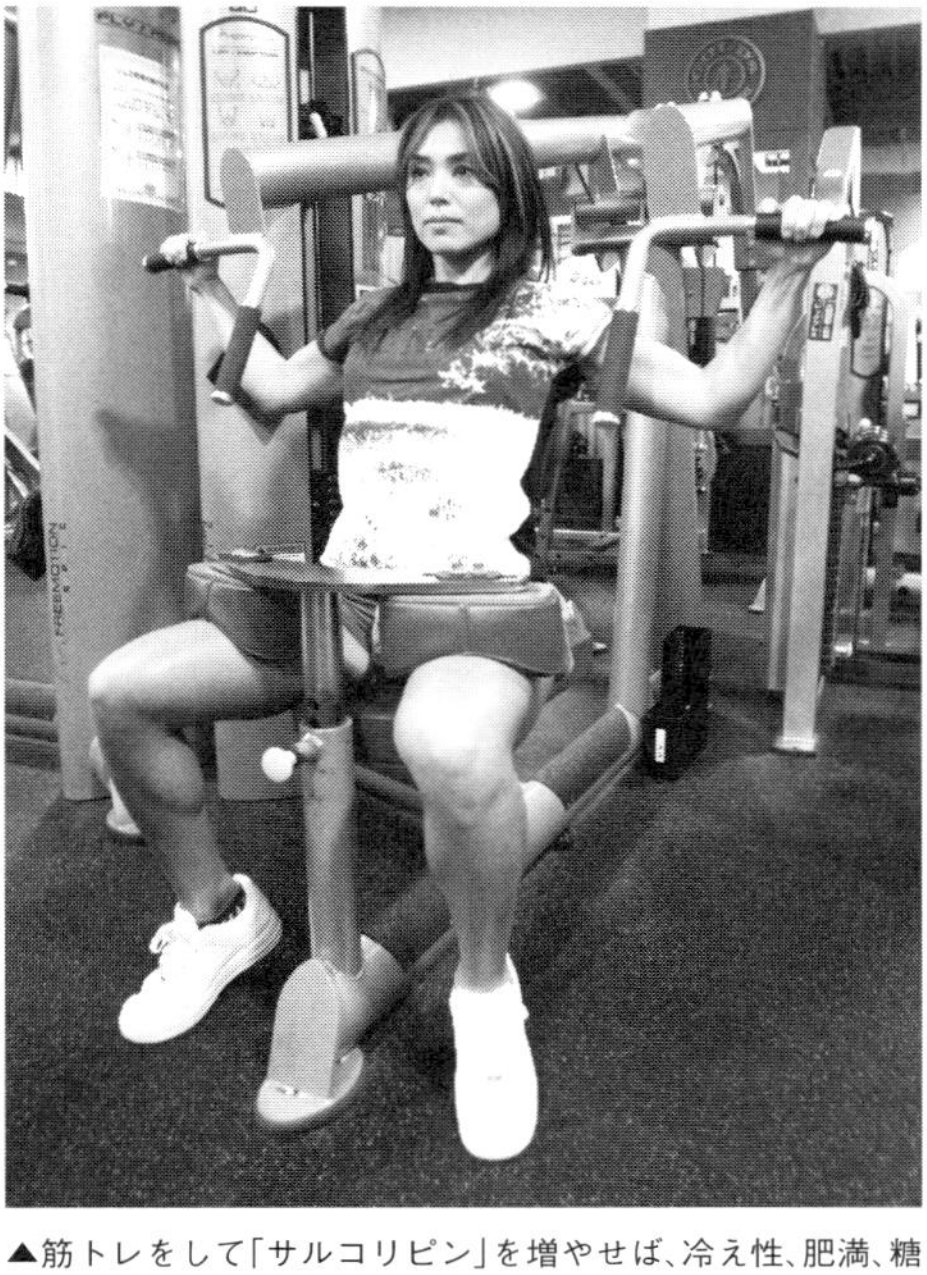

▲筋トレをして「サルコリピン」を増やせば、冷え性、肥満、糖尿病の予防・改善効果も期待できる

theory

21

時限目

運動単位とは何か？

筋肉の中には、運動単位がたくさんあり、それぞれが神経からの指令を受け取ることによっていろいろな動きが可能になる。

筋肉を操るための仕組み

前項までは、主に筋肉そのものの構造や特性、筋肉が力を発揮する仕組みなどを説明してきました。この項からのテーマは、その筋肉という組織が身体の中に組み込まれたときにどう働くか、筋肉を操る仕組みについて説明します。

筋肉を動かすための指令の伝達経路は、大きく分けて2つあります。1つは「随意筋収縮」。これは大脳の運動野という部分から筋肉に指令が行く、オーソドックスな経路です。もう1つは「反射」。これは意識が関与せずに、筋肉が自動的に働くシステムです。

いずれにしても筋線維は必ず神経とつながっていて、それを伝わって指令が届くことにより動きます。ただし、1本の神経が1個の筋線維とつながっているわけではありません。神経は脊髄の中の前角という場所にある神経細胞体から突起を伸ばし（これを「神経線維」、または「軸索」

といいます。また、神経と神経との結合部を「シナプス」といいます)、この軸索がいくつにも枝分かれしながら、それぞれが筋線維まで伸びていきます。そして複数の筋線維につながり、支配しています(次ページ図)。この筋線維を直接支配している神経のことを「運動神経」(運動ニューロン)といいます。

1つの運動神経と、それが支配する筋線維の集団をまとめて「運動単位」(モーターユニット)といいます。なぜ運動単位と呼ぶかというと、大もとにある神経細胞が活動し、神経線維に沿って指令を送ると、そこにつながっている筋線維が全部同じように収縮するからです。ひとたび指令が届いたら、ある筋線維は動いていて、ある筋細胞はサボっているということはありません。1つの運動単位に所属している筋線維は、等しく活動します。どんなときも1つの単位として働くので、運動単位なのです。

筋肉の中には、その運動単位がたくさんあり、それぞれが神経からの指令を受け取ることによっていろいろな動きが可能になります。「運動神経がよい」というのは、正確にこの運動神経のことをいっているわけではありませんが、運動神経が筋肉の動きや動作を直接操っているのは事実です。

運動単位のサイズによって発揮される力も変わる

続いては、運動単位の大きさの話です。運動神経は複数の筋線維を支配していると述べましたが、その数はどのくらいなのでしょうか。

運動単位にはさまざまなサイズがあることがわかっています。小さなものは数十本、大きなものになると2000本以上の筋線維を支配しているといわれています。

1個の神経細胞が支配する筋線維の数のことを、「神経支配比」といいます。神経支配比が小さなもの、つまり含まれる筋線維の数が少ないものを「小さな運動単位」、たくさんの筋線維を含む大きな集団を支配しているものを「大きな運動単位」と呼びます。大きな運動単位が活動すれば大きな力が出ます。それと比較して小さな運動単位は、小さな力しか発揮できません。

軍隊に例えると、神経細胞が司令部のようなもの。その号令が運動神経によって伝えられ、すべての隊員が同じように活動する。そして、その隊の大きさ（隊員の数）によって、発揮される力も変わってくるわけです。

緊急時に働く「反射」

大脳の運動野（運動中枢）から発した指令が、運動神経細胞を経由して、最終的に複数の筋線維

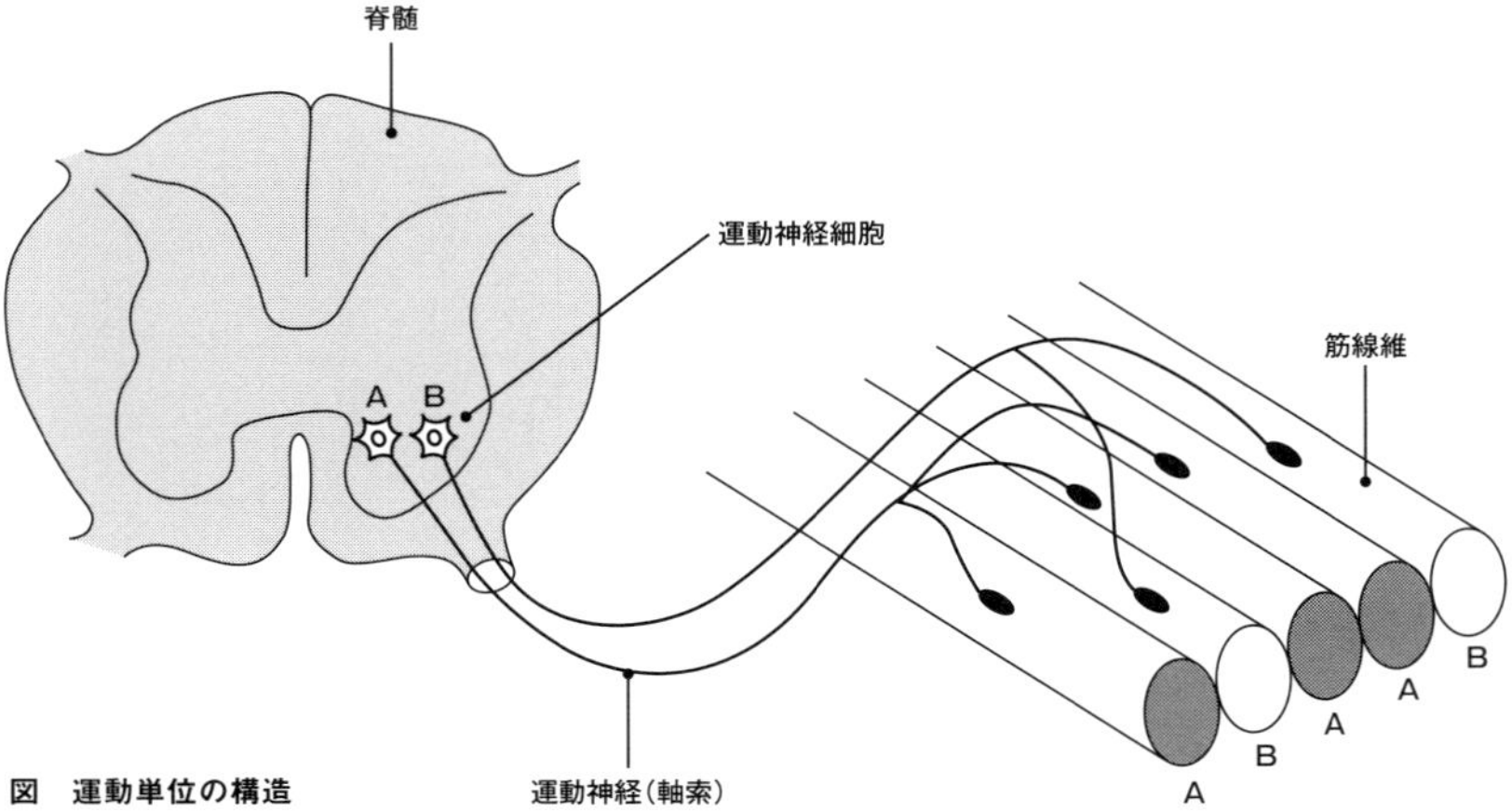

図　運動単位の構造

に届けられる。日常生活やスポーツ動作ではそのような仕組みが一瞬にして働いているわけですが、ここまで説明したのはオーソドックスな指令伝達の経路。脊髄の中にはもう1つ、大脳の運動野から下りてくる神経とは別に、筋線維を活動させる経路が存在しています。

筋肉の中には、筋肉の長さ変化を感受する筋紡錘という受容器があります。その筋紡錘から脊髄の中の運動神経細胞に直接信号が戻ってくる経路があり、筋肉が引っ張られると、その信号によって自動的に筋肉が活動するという仕組みがあります。これが前述した「反射」の1つで、「伸張反射」と呼ばれるものです。

反射は脳とはほとんど関係なく、筋肉（筋紡錘）が引っ張られれば収縮が起きるという非常に短いループで反応が起こるので、結果として動作が速くなります。身の危険が生じたときに瞬時に行動できるように、生物にはこうした仕組みが備わっているのでしょう。ただし、大脳からの指令によって、こうした反射の「感度」が変わることもあります。

筋肉を伸ばされたときだけでなく、熱いものを触ったとき、痛みを感じたときなども同様に反射が起こります。「熱い！」と脳で考えてから腕を引っ込めるのでは遅すぎますし、とがったものに触れて、「これは痛みを感じる物体だ」と思ってから動いたのでは大ケガをしてしまう危険性があります。

そうならないように、強い刺激が末梢に加わったときには、何も考えなくとも手足を引っ込めるように身体はできています。

このような生物の安全を保つ役割を担っている反射も、神経と筋線維による運動単位によって行われているのです。

theory 22時限目

運動単位の大きさを決める要因

ヒトの身体は部位によって適切なサイズの運動単位が配置されている。

目的によって運動単位のサイズは変わる

運動神経とそれが直接支配する筋線維の集団をまとめたものが「運動単位」。そして、神経細胞が小さく、そこに含まれる筋線維の数が少ないものを「小さな運動単位」、神経細胞が大きく、たくさんの筋線維を含むものを「大きな運動単位」と呼ぶ――。このことは前項で説明しました。筋肉の活動は、すべてこの大小の運動単位によって行われています。

では、身体のいろいろな部位において、運動単位のサイズはどう変わってくるのでしょうか。仮に、小さな筋肉に大きな運動単位が詰まっていると考えてみましょう。1つ1つのサイズが大きいということは、必然的に運動単位の数は少なくなります。すなわち、筋肉を動かす指令系統が少ないということ。極端ないい方をすると、運動単位がAとBの2個しかなかったとしたら、その筋肉が発揮できる筋力のパターンは0、A、B、A＋Bの4通りしかないということになります。そうなると、高度なスポーツ動作はもちろんのこと、日常生活にも支障を来しそうですね。

ですから、微妙な力を制御しながら細かい作業をしようという筋肉の場合には、運動単位は小さくて、たくさんあったほうがいい。小さな部隊がたくさんある軍隊のほうが、1つ1つの攻撃力は小さいかもしれないけれども、さまざまな作戦を遂行できるということになります。

逆に、大きな運動単位が少数あるという場合も、それはそれで利点があります。その筋肉は微妙な動きは苦手ということになりますが、その代わり、一気呵成《かせい》に大きな力を出す必要のあるときに指令系統が単純ですむ。軍隊に例えると、部隊の数は少ないけれども大きな攻撃力を有しているようなもの、といえるでしょう。

つまり、目的によって運動単位のサイズは変わってくるのが当たり前。実際、ヒトの身体は部位によって適切なサイズの運動単位が配置されています。

ふくらはぎの運動単位の大きさは、掌の20倍以上

ヒトの場合、顔の筋肉の中の運動単位は小さく、数がたくさん含まれています。それによって目や口の微妙な動きや難しい発音が可能になっているわけです。役者は顔の筋肉をトレーニングすることで、いろいろな表情をつくれるようになります。それも数多くの運動単位があるからこそ。もし大きな運動単位が少数しかなかったとしたら、魅力的な笑顔をつくることも難しくなりますし、円滑なコミュニケーションをする上でもいろいろな問題が生じてくるでしょう。

手の指を動かす前腕の筋肉なども運動単位が小さく、たくさんあります。5本の指を巧みに使った細かく多彩な作業ができるのは、その仕組みのおかげです。

小さな運動単位は微細な運動をつくり出すので、そのための指令もたくさん送る必要があります。当然、脳の中の神経の数も多くなければいけません。ヒトの場合、大脳の頭頂からこめかみ付近にかけて走っている「一次運動野」が運動をコントロールしていますが、その中の顔や手の指の筋肉をつかさどる面積は非常に広くなっていて、神経細胞もたくさんあります。そして、それに対応している運動単位もたくさんあるという関係が成り立っているわけです。

それに対し、立ち上がったり、走ったり、ジャンプしたりするための脚部の筋肉などは、ドーンという大きな力を出すことは重要ですが、基本的に細かい作業を必要としていません。大きな力を一気に出すためには、いくつもある神経が同期して活動しないといけないので、多少おおざっぱであったとしても大きな運動単位が少数あるほうが都合がいいわけです。

ということで、お尻、太もも、ふくらはぎなどの筋肉の運動単位はサイズが大きくなっています。また、運動野の領域も、顔や手のものと比べるとかなり狭くなっています。

具体的に、部位によって運動単位の大きさはどのくらい違うのかというと、例えば掌にある筋肉（虫様筋）の神経支配比は70〜90くらいといわれています。つまり、1個の運動神経が70〜90回ほど枝分かれして、70〜90本の筋線維につながっています。一方、ふくらはぎの腓腹筋の場合、1個の運動神経が2000もの筋線維を支配しているという報告がされています。掌とふくらはぎでは、20倍以上も運動単位の大きさが違うということですね。

筋線維の特性と運動単位のサイズとの関係

もう1つ、運動単位の大きさに関連した要素として、筋線維の特性があります。

筋線維は、大きく速筋線維と遅筋線維（詳しくは「27時限目」で説明します）とに分けられますが、基本的に速筋線維は大きな運動単位に含まれます。神経細胞そのもののサイズが大きく、枝分かれも多く、たくさんの筋線維につながっているのです。一方、遅筋線維にはどちらかというと小さな運動単位に含まれるという特徴があります。

速筋線維はドーンという大きな力を出すのが本来の役割なので、支配する側も大きな力を発揮する仕組みになっています。遅筋線維は大きな力というよりは、姿勢を維持したり細かい作業をすることに使われる場合が多いので、運動単位も小さくなっているということでしょう。

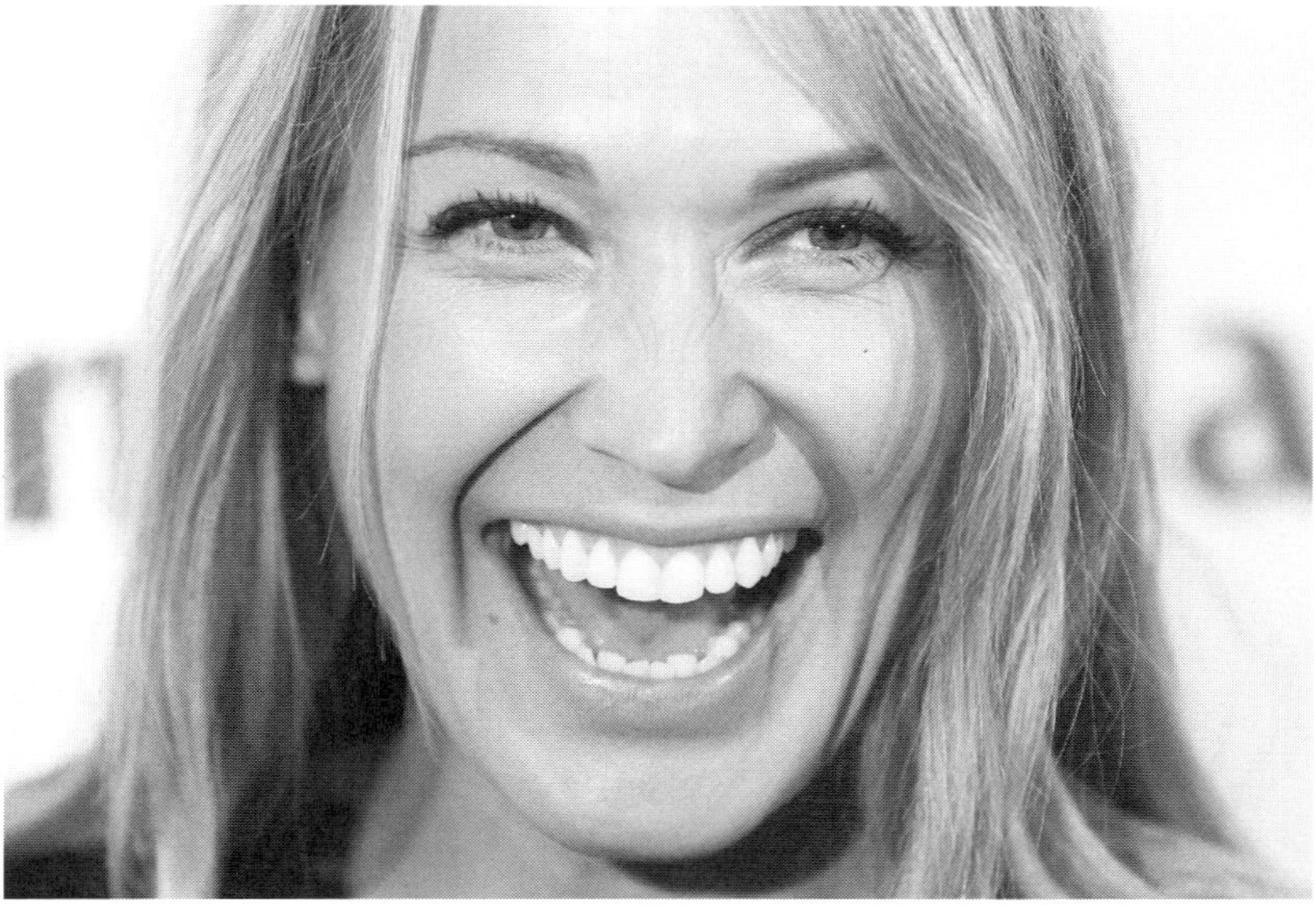

▲顔の表情筋は運動単位が小さく、数が多い。
だからこそ目や口の微妙な動きや難しい発音が可能になる

GettyImages

theory

23

時限目

運動単位の働き方

骨格筋の運動単位の活動は、「0か1か」という2通りしかない。

全か無の法則

筋肉の活動が運動単位によって行われることは、前項までに説明してきました。この項では、その運動単位が身体の中でどのように働き、筋線維がどのように制御されているか説明していきましょう。

骨格筋の運動単位の活動は、基本的には『全か無の法則』に従っています。いい方を変えると「0か1か」という2通りしかない。つまり、力を発揮するか、おとなしく何もしないか、です。なぜ、そうなっているのでしょうか。

神経細胞や筋線維は、細胞がもっている電位が変化することで活動します。活動電位を発すれば活動するし、発しなければ活動しない。活動電位の大きさそのものは変化しないため、微妙な調整はできません。だから、コンピュータなどと同じように0か1かという、デジタル型の制御を受けることになるわけです。

筋線維が収縮するときには、まず筋線維の中にある筋小胞体という細胞小器官からカルシウムイオンが放出されます。このカルシウムイオンが筋線維を収縮させるスイッチ系に働き、筋収縮がオンになるという仕組みになっています。この骨格筋の性質は、スポーツシーンやトレーニングにおける筋肉の働きを考える上で重要なキーワードになってきます。

自律神経などの作用によって、全か無の法則は若干変化する可能性があると考えられています。しかし、それは特別なケースで、基本は「全か無」「0か1」。まずはこのことを覚えておきましょう。

単収縮と強縮

なんだ、そんな単純なことなのかと思った人もいるかもしれません。しかし単純なのは、あくまで運動単位そのものの活動。これが筋線維の発揮する力、という問題になると少々複雑になってきます。

活動電位が1回発生すると、それが信号として筋線維に伝えられ、筋線維も1回だけ短く収縮します。これを単縮または単収縮(twitch)といいます。これは実験などで筋肉に電極を当て、短い電気刺激を1度だけ送ったときに起こる反応で、意志に基づく本来の筋収縮とは別のものです。

前述した全か無の法則に従って、単収縮のときも筋線維はほぼフルに活動しています。ただ、筋線維の周囲には腱のように、筋肉の収縮によって引っ張られ、収縮を緩める働きをする構造があります。ですから筋線維が1回短く収縮しただけでは、その力のすべては骨の末端まで伝わりません。一瞬、小さな力がポンと出るかもしれませんが、それでも筋力発揮と呼ぶには程遠いものといえるでしょう。

では、普通に体内で筋収縮が起こるときはどんなことが起こっているのかというと、10～100ヘルツの頻度で繰り返し活動電位が発揮されています。この収縮を強縮（tetanus）といいます。

単収縮とは違い、強縮では連続的に筋線維が収縮するので、腱も十分に引っ張られて大きな力が骨の末端まで伝わることになります。

この連続的な活動電位の間隔があいているのか、間隔が詰まって高周波になっているのかによって筋線維の反応は変わり、それに応じて運動単位が発揮できる筋力も変わってきます。高頻度で刺激すれば大きな力が出ますし、頻度が下がれば力が落ちてくる。落ちながら、ブルブルと痙《けい》攣《れん》するように力の山が出てくるような状態もあります。30～50ヘルツを超える頻度で活動電位が発揮されると、下図にあるように個々の単収縮が融合してなめらかな強縮（完全強縮）となります。

このように活動電位の頻度によって筋線維の力発揮は変わってくるわけですが、1つ1つの運動単位の力そのものは、やはり0か1。活動していないか、フルに力を出しているかの2通りしかありません。

発揮される力はまず運動単位の数で決まる

ここまでの解説でわかるように、筋肉が出せる力は、主にそこに含まれる運動単位をいくつ活動させるか、ということに依存していることになります。

運動単位を使う数を決める指令は大脳の運動野から下りてきますが、大きな力を出したいときは、たくさんの運動単位を活動させるように脳の中の神経細胞もたくさん活動します。それによって運動神経もたくさん活動し、それに相当する運動単位の分だけ筋力が発揮される、ということになります。

一方、あまり大きな力を必要としない動作の場合は、脳がそれを判断し、活動させる運動単位の数を少なく設定します。そういう指令が出ることによって、活動する筋線維も間引かれることになるのです。

前の項で述べた通り、2個の運動単位からなる筋があったとすると、その筋が使いこなせる力のパターンは4通りしかありません。活動の周波数を変えることによって微調整は可能ですが、基本的には大まかな調節しかできない。筋力の発揮レベルは、そういう仕組みになっています。複雑そうに思えて、個々の働きはシンプルなのです。そうした運動単位がいくつも絡み合い、さらにさまざまな周波数で動くように制御されているため、結果的になめらかな運動ができるようになっているわけですね。

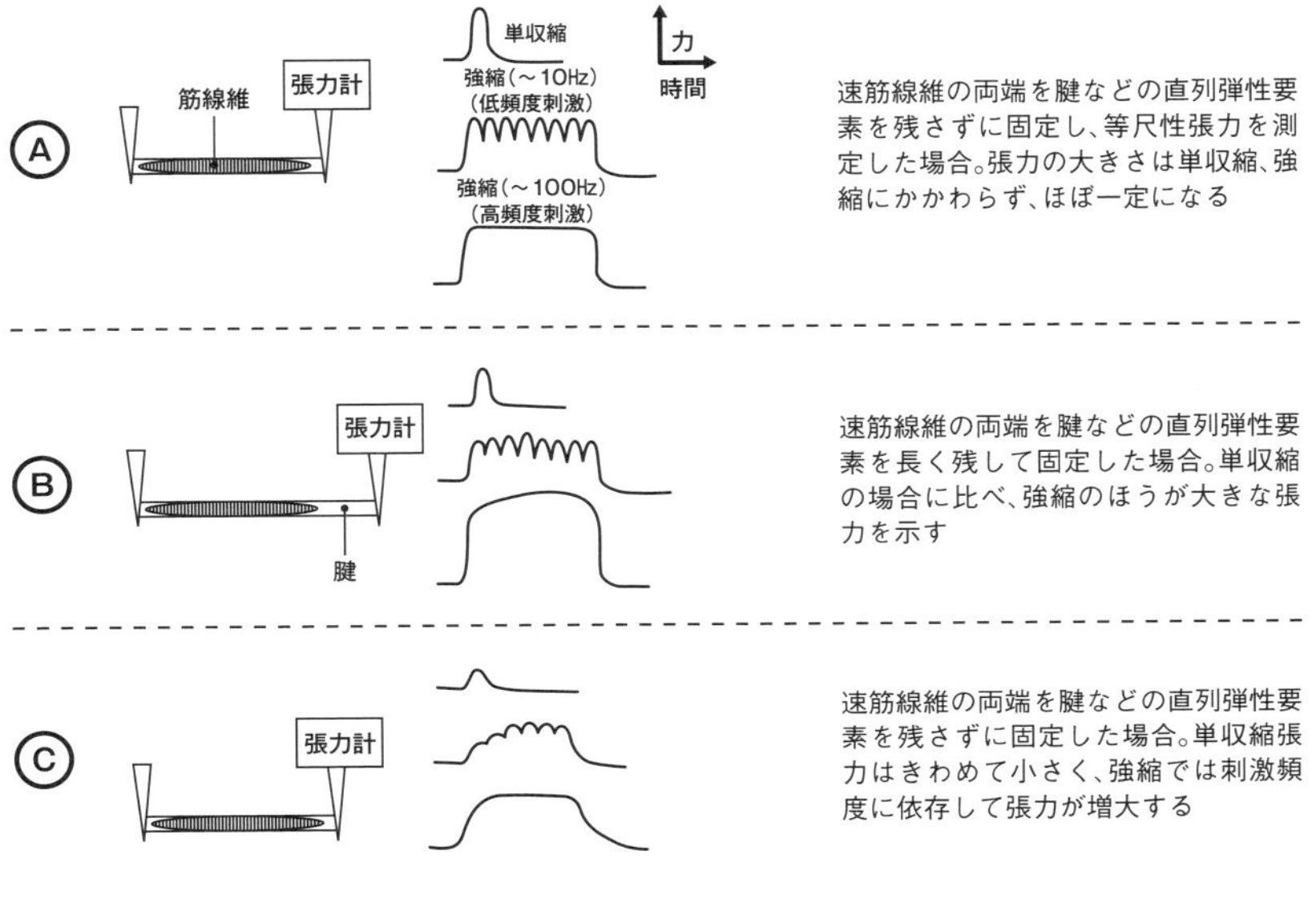

図　単収縮、強縮での張力発揮に及ぼす筋線維の種類と直列弾性要素の効果

theory

24

時限目

中枢による抑制

催眠術、興奮剤、
シャウト効果、火事場の馬鹿力……
いずれの場合も問題は脳。

自分の意思では本当の最大筋力は出せない

前項では筋肉の中で運動単位がどのように働くのかを説明しました。この項のテーマは、最大の筋力を発揮している場合、すべての運動単位が使われるのかどうかという問題です。

正確ないい方をすると、筋肉が「随意最大収縮」（自分の意思で発揮できる最大筋力）をしているとき、すべての運動単位が使われているのかどうか、です。

答えは、使われていません。最大の力を出しているつもりでも、実際には遊んでいる運動単位があるのです。つまり、自分の意思では運動単位のすべてを使うことができないということになります。これはいわゆる「火事場の馬鹿力」にもつながる問題。ご存じのように、最大筋力を発揮しても筋肉はフルに活動できない、ということは昔からいわれてきました。

それを証明しようとする研究は、１９５０年代頃からいくつかありました。例えば、筋肉に最大の力を出させておいて、筋肉につながっている神経に電気刺激を与えると、随意で出せるよりも大きな筋力が出るという報告があります。別の実験では、随意最大筋力を計測した後に被験者に催眠術をかけ、もう一度最大筋力を測ると最初よりも大きな力が出た。こうした実験によって、運動単位を自分自身で完全にコントロールすることは不可能である、ということがわかったのです。

催眠術の効果があるということは、脳が関連しているということ。つまり、自分では最大限の力を出して頑張っているつもりでも、大もとの中枢のほうでブレーキがかかっているということになります。催眠術の実験結果を受けて、中枢神経に効く興奮剤を被験者に飲ませる実験も行われています。それもやはり同じような結果となりました。

意識は最大筋力を出しているつもりでも、脳のほうで少しブレーキをかけてしまう。これを「中枢による抑制」といいます。

シャウト効果

スポーツの現場では、興奮剤を使うわけにはいきません。試合前に催眠術をかけるという話もあまり聞いたことがありません。もしかしたら、催眠術的なものを試している選手はいるかもしれませんが、現実的には難しいでしょう。筋力を高めることはできたとしても、催眠効果によって練習してきた動きができなくなってしまったり、集中力が切れてしまったりするかもしれません。

では、運動単位をたくさん動員するために実際に使える手法はないのでしょうか。

現在までに証明されているものとしては、「シャウト効果」があります。大きな声を上げることで中枢の働きを変えてしまおうというもので、現場では昔から行われていたやり方でもあるため、これによって筋力が上がることは経験的に予測されていた面もあるでしょう。実験でも、確かに筋力が上がるというデータが出ています（下図）。自分を鼓舞する、気合を入れる、といった目的で大声を出している選手も多いと思いますが、これは運動単位をたくさん使う手段としても有効だったわけです。

人は非日常的な出来事に直面すると、無意識に大きな声を発することがあります。そして、普段は出せないような力が出る。これが火事場の馬鹿力と呼ばれるわけですが、非日常的な出来事の刺激によって中枢の抑制が外れるという現象は、スポーツ現場だけでなく日常生活でも起こっているのです。

催眠術、興奮剤、シャウト効果、火事場の馬鹿力……いずれの場合も問題は脳。脳の中で、より運動単位を動員させるよ

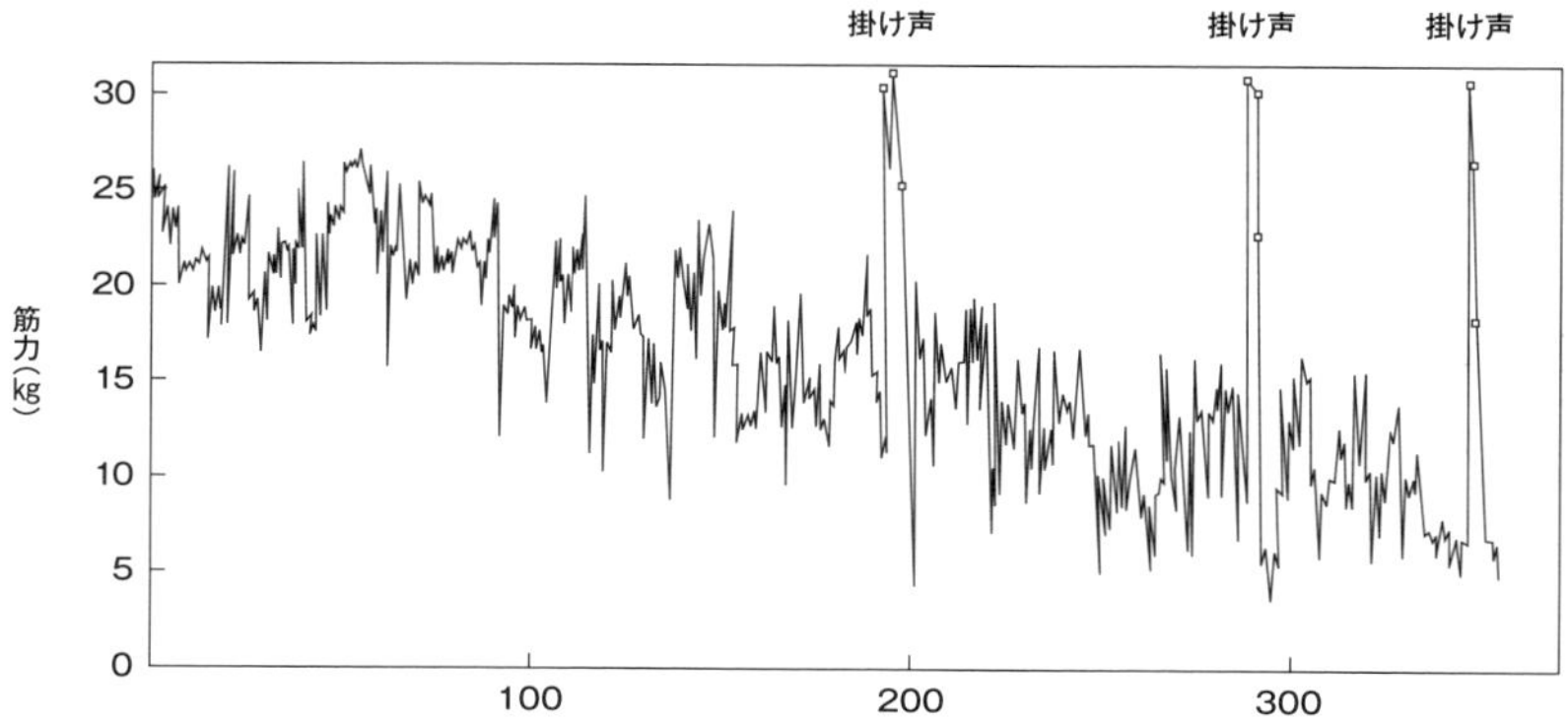

図　掛け声とともに筋力を発揮すると、
掛け声を出さない場合より大きな筋力が発現する

うな指令を出す仕組みを作れば、発揮される筋力はアップするということになります。

ブレーキの強さはどのくらいか？

では、中枢が運動単位の働きにブレーキをかけるレベルは、どのくらいなのでしょうか。6割か、7割か、8割か。これについてもさまざまな研究がなされていますが、現在までに定かな結果は出ていません。

ただ、最近は筋肉に上手に電気刺激を与える手法がいくつも出てきているので、研究はかつてよりも進んできています。それらを総合的に見ると、従来いわれていたよりは力を発揮できている、という主張が増えてきています。7割程度の力しか出せていないと思われていましたが、実際は9割ほど使えているのではないかと。10％ほどは余力が残っているものの、予想されていたほど強いブレーキがかかっているというわけではない、というのが最近の考え方になっています。

しかし、これもまだ断定はできません。というのも、人にかけられる電気刺激には限界があるからです。私たちの研究室でも100ボルトくらいの短い刺激を与えることはありますが、それ以上やると〝電気椅子〟になってしまいます。ですから、筋肉の本当の能力はわからない。もしかすると90％出ているというのは過小評価で、筋肉にはもう少しポテンシャルがあるかもしれません。

いずれにしても、短期的にはシャウト効果などでブレーキの強さをダウンさせることはできます。そして、実は筋トレによってブレーキを徐々に弱くできることがわかってきています。中・長期的なスパンで最大筋力を高めるためには、重い負荷を使って筋トレを繰り返すこと。そうすれば中枢による抑制は弱くなり、筋肉本来の最大筋力に近づいていくことができるのです。

theory

25時限目

サイズの原理

マラソンや中距離走などは同じように走っているように見えても、実は時間帯によって筋肉の違う部分を使っているらしい。

運動単位の活動交代

最大筋力を発揮しているときも、すべての運動単位が使われているわけではないということを、前項で説明しました。では、ある筋肉が力を発揮する際、常に同じ順番で、常に同じ運動単位が使われるようになっているのでしょうか。それがこの項のテーマです。

例えば指を動かす動作を延々と続ける場合、最初から最後まで決まった運動単位が使われているのか、それとも最初は一部の運動単位が使われ、疲れてきたら途中で交代するのか。この問題は、実はまだはっきりとはわかっていません。我々の研究室でもいろいろと研究はしているのですが、まだまだ解明されていない点が多々あります。

現時点でわかっていることは、きわめて低いレベルの筋力発揮（最大筋力の10％程度）で運動を続けていくと、使っている運動単位が途中で交代するらしいということ。ある瞬間、あたかもバトンタッチをするかのように、パッと運動単位が切り替わる。これを「活動交代」といいますが、どのような理由でそうなっているのかはわかりません。筋疲労を防ぐために最初からそういうプログラムがなされているのか、あるいは局所的な疲労が起こると、それを感覚神経がキャッチして別の運動単位にタッチするような調整を行っているのか。その解明はこれからの課題といえるでしょう。いずれにしても、これは弱い筋力発揮における話です。

では、もう少し強度の筋力発揮の場合はどうでしょうか。スポーツ競技とはいかないまでも、3割程度の力を発揮しながら動き続けるような場合には、活動交代が起こるのかどうか。非常に興味深い問題ですが、これは全くわかっていません。

我々の研究室では、スポーツのようなさらに強度の大きな筋力発揮のレベルで研究を行っています。現時点では、マラソンや中距離走などは同じように走っているように見えても、実は時間帯によって筋肉の違う部分を使っているらしいということがわかってきています。つまり、活動交代はスポーツ競技においても起こっている。ずっと同じ部分を使っていたら疲れてしまうので、それまで使われていない部分が交代するというのは、ごく自然な選択でしょう。

そうだとしたら、筋肉の代謝能力を高めるだけでなく、運動単位の使い方をコントロールすることによって、疲労そのものを防ぐような筋線維の使い方をトレーニングする方法もあるのかもしれません。それがわかれば、スポーツの現場にも新たなトレーニング論が出てくるでしょう。その点においても非常に面白いテーマなのですが、正確なことがわかるまでにはもう少し研究が必要です。

小さな運動単位から大きな運動単位へ

続いて、きわめて大きな力を発揮する場合はどうでしょう。これは前述のものより話が簡単。どの部分を使っているのか、活動交代が起こっているのか、という問題ではなく、要は全部使えばいいからです。

ただ、全部を使い切るまでにはやはり順番があり、サイズの小さい運動単位から使っていくということがわかっています。これは１９７３年に発表されたもので、「サイズの原理」といいます。サイズの原理には少し例外もありますが（これは次項で説明します）、力がゼロの状態から徐々に大きな力を出し、最終的に最大筋力に達するというような力発揮では、小さな運動単位からまず使われ、大きな運動単位が徐々に加勢していくというのが、基本戦略になっているようです。これは運動やトレーニングにおいて非常に重要となる生理学的な原理です。

筋トレに負荷が必要な理由

サイズの小さな運動単位というのは、主に遅筋線維の運動単位です。そして、速筋線維であればあるほど運動単位のサイズは大きくなります。つまり、サイズの原理をいい換えると、力を発揮していくときはまず遅筋線維から使われ、速筋線維は後回しになるという仕組みがある、ということになります。

遅筋線維は酸素を使うことによって、スピードは遅いものの、効率的にエネルギーを生産するシステムを使っています（有酸素性代謝）。一方、速筋線維はスピードがあって大きなパワーも生み出しますが、効率は悪いという特性があります（無酸素性代謝）。ですから、大きな力を出す必要がない場合には遅筋線維を使ったほうが、身体全体として省エネになる。やむを得ず大きな力を出すときだけ、速筋線維を使えばいいわけです。

日常生活での筋力発揮レベルは、せいぜい最大筋力の20％程度。走ったり跳んだりといった特別な動作をしない限り、それ以上の力は必要ありません。そのような普通の生活をしているときは遅筋線維しか使われず、速筋線維はほとんど怠けているという状態になっています。

トレーニングにおいても、軽い負荷（最大筋力の30％程度）を使っている場合にはほとんど遅筋線維しか使われていません。速筋線維を使うには、少なくとも最大筋力の50％以上（65〜70％1RM）が必要です。そしてトレーニングによって太くなるのは圧倒的に速筋線維。だから、普通のトレーニングで筋肉を鍛えて太くするためには少なくとも最大筋力の5〜6割を発揮できる負荷がなければなりません。トレーニングの負荷の原理原則も、運動単位の特性に関連しているというわけですね。

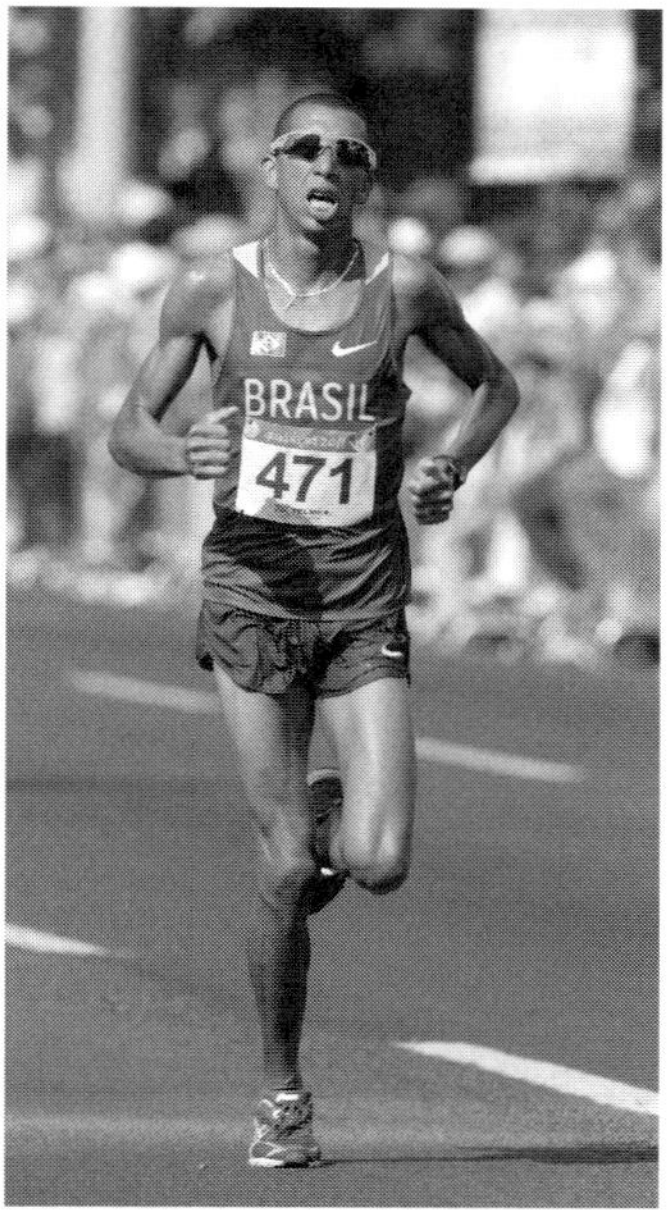

◀運動単位の活動交代はスポーツ競技でも起こっている

theory

26時限目

サイズの原理の例外

サイズの原理には例外がある。
瞬発力を発揮する場合と、
伸張性収縮をしている場合。

前項では、運動単位が使われる順番について説明しました。筋力を発揮するときには「サイズの原理」という生理学的メカニズムがあり、基本的に小さな運動単位から順番に使われていく。小さな運動単位は遅筋線維、大きな運動単位は速筋線維からできているので、エネルギーをセーブしながら効率よく運動を行うために理にかなった仕組みになっている、ということでしたね。

ただ、このサイズの原理には例外があります。ここではそれを説明しましょう。

例外① 瞬発的な力を発揮する場合

例外の1つ目は、瞬間的に大きな力を出す場合です。スタートダッシュで一気に力を発揮するときに、わざわざエネルギー効率の悪い運動単位から使うというのは理にかなっていません。むしろ、出力の大きな運動単位を同時に、あるいは優先的に使ったほうがいい。そういった戦略も、身体の中に組み込まれていると考えるのが自然です。

トレーニングによって運動単位の使い方は変えられる

瞬発的な力発揮がうまくできれば、スポーツのパフォーマンス向上にもつながります。実際、訓練を行うことによって、そういった特殊な運動単位の使い方をする能力が備わってくる、ということもわかってきています。

例えば、サルに次のような瞬発力のトレーニングをさせる実験が行われています。

動物の中では頭がよいサルでも、自分からトレーニングをしてくれるわけではないので、エサが入った箱に蓋をつけて、その蓋が開いた瞬間に手を出さないとエサが取れない、という仕組みを作ります。しかも、蓋が閉まるスピードは時間の経過とともにどんどん速くなっていきます。そして、あらかじめサルの脳に電極を埋め込んでおき、手を伸ばしてエサを取る動作をする際の脳の変化を調べました。

その結果は、トレーニング前とトレーニング後とでは、脳の使い方のパターンが全く違うものになったというのです。

これは脳による筋肉の使い方が変わったからだと考えられます。つまり、スピードが遅いときはエネルギー効率のよい遅筋線維を使っているけれども、スピードが求められる状況になると効率を度外視して速筋線維を動員していく。そういう筋肉の使い方をする能力は、トレーニングを続けることによってレベルアップしていくと考えられます。

人間の場合も、瞬発的なトレーニングを繰り返すことで、速筋線維を動員しやすい神経の働きができてくるのではないかと予測されます。まだ実証はされていませんが、筋肉そのものを鍛えるだけではなく、筋肉の使い方に関わる仕組みをトレーニングすることもできる。つまり、トレーニングによってサイズの原理を打ち破る可能性もある、ということです。

例外② 伸張性収縮をしている場合

例外の2つ目は、伸張性収縮をしている場合です。「15時限目」で、伸張性収縮をしているときは筋肉はより大きな力を発揮できる、ということを説明しましたが、その理由の1つはサイズの原理の例外が当てはまるからです。

伸張性収縮をする局面というのは、例えばジャンプをした後の着地のように、筋肉をブレーキとして使うケース。運動を止めるというのは、運動を引き起こすときよりも命にとっては大事な局面です。身体が壊れたりケガをしたりしないように、確実にブレーキをかけないといけません。当然、筋肉には普段の生活以上の働きが求められます。

そのような場合、サイズが小さく、スピードも遅く、力も弱い遅筋線維から悠長に使っているわけにはいきません。サイズが大きく、スピードも速く、力も大きい速筋線維を使ったほうがより安全だということになります。

そのことをイタリアの研究グループが調べたところ、やはり伸張性筋力発揮をしているときには、速筋線維からできている大きな運動単位が使われることが示されました。このグループの実験手法に対しては異論もあるのですが、我々の研究室の実験でもやはり同じような傾向が見られました（次ページ図）。

そのメカニズムについてはよくわかっていませんが、筋肉が引き伸ばされているという情報が脊髄に送られると、その反射として、遅筋線維ではなく速筋線維が働くような仕組みになっているのだと考えられます。そうすることで、危険から身を守るというプログラムになっているのでしょう。

この仕組みは、スポーツのパフォーマンスを高めるためのトレーニングにおいても非常に重要になります。例えば速筋線維をうまく働かせ、それを次の動作へのエンジンとして活用することができれば、よりスピードやパワーにあふれた動きをすることが可能になります。そのためには、伸張性収縮のときの筋肉の使い方を利用すればいい。それが、ジャンプやスプリント能力を高めるためによく行われるプライオメトリック・トレーニング（SSCトレーニング）の原理にもつながってくるわけです。

図　コンセントリック、アイソメトリック、エキセントリックの各収縮と、速筋線維と遅筋線維の動員のされ方

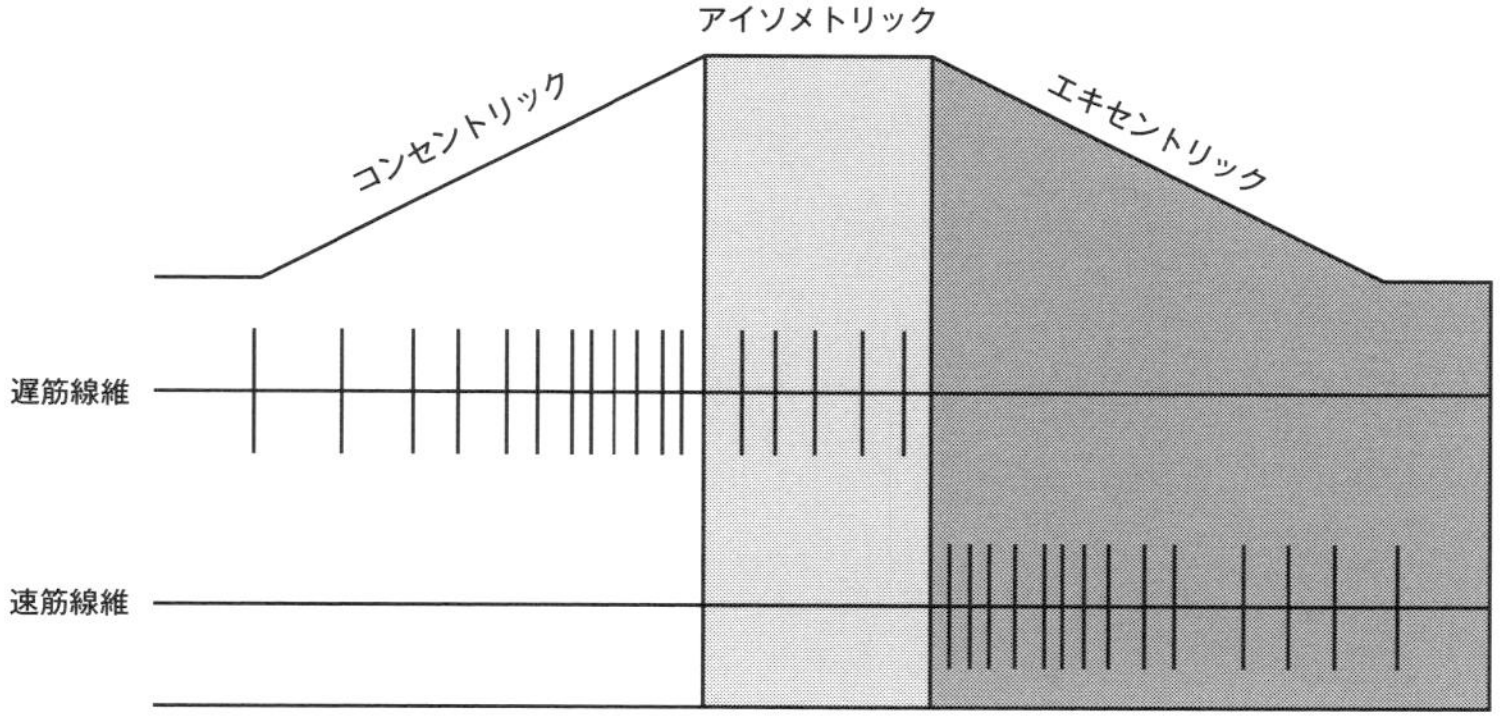

負荷の小さな（筋力発揮の小さな）収縮の場合、コンセントリック、アイソメトリック収縮では遅筋線維が優先的に使われ、エキセントリック収縮では速筋線維が優先的に使われる

theory 27時限目

筋線維タイプの分類

一番スピードが速くて持久力のない筋線維はⅡx。
スピードと持久性とを兼ね備えている筋線維がⅡa。
一番遅い筋線維がⅠ。

代謝性の特性による分類

筋線維には大きく分けて速筋線維（FT＝fast twitch）と遅筋線維（ST＝slow twitch）とがあります。筋肉に単発の電気刺激を与えたときに、素早く収縮するのがFT、じわっとゆっくり収縮するのがSTです。

ただ、研究の分野では、昔からもう少し細かい分類がされてきました。

最初に行われたのは、筋肉の代謝的な特性によって分ける方法です。筋線維の中にある解糖系のための酵素の量が多いか少ないか（解糖系の活性が高いか低いか）、さらに有酸素系の活性が高いか低いかを調べてみたところ、主に酸素を用いないエネルギー代謝（解糖系）を行うタイプと、酸素を用いるエネルギー代謝（酸化系）を行うタイプとに、きれいに分かれることが判明しました。前者はFG（fast glycolytic）、後者はSO（slow oxidative）と名付けられました。代謝的な特性は力学的な特性にほぼ対応しているので、FT≒FG、ST≒SOということになります。
ところが、どちらにも属さない中間的なタイプも現れました。これはFGとSOの間ということでFOG（fast oxidative-glycolytic）と呼ばれます。このように、代謝系の活性という視点では、筋線維は3種類に分けられることになったわけです。

組織染色法による分類

代謝活性を調べるのは手間がかかります。もう少し簡便な方法はないかということで、続いて行われたのが「ATPase染色法」というものです。これは筋収縮をつかさどるタンパク質のミオシンに注目した方法です。筋肉の力発揮は、ミオシンが直接のエネルギー源であるATP（アデノシン三リン酸）という物質を分解することで起こるのですが、その際の酵素活性（ATPase活性）を染色法によって調べようというものです。

すると、弱酸性のときに活性が高くなる（よく染まる）タイプ、弱アルカリ性のときに高くなるタイプ、中性に近い弱酸性のときに高くなるタイプなどが出てきました。代謝的な特性と照合し、SOに相当するものをタイプⅠ、FOGに相当するものをタイプⅡa、FGに相当するものをタイプⅡbと命名しました。これも100％イコールとはいえませんが、基本的には同じものということになります。

これはこれでよい分類法だったのですが、その後、染め方の条件をいろいろと変えた実験が繰り返されると、タイプⅡac、タイプⅡc、タイプⅡd……と際限なく細分化されそうな時代に突入してしまいました。これではキリがないということで、もう少しわかりやすい分け方に統一しましょう、という流れになってきました。それが、次に述べるタンパク質による分類です。

タンパク質による分類

タンパク質レベルでの分類における指標は、ミオシンそのもの。幸いなことに、ミオシンは筋線維タイプによってそれぞれ違うことがわかっていました。同じミオシンというタンパク質であっても、元になっている遺伝子はすべて違うらしい。そこでミオシンの分子にどのようなタイプがあるのかを調べたところ、基本的には4種類であることが判明しました。

まず遅筋線維がもっているミオシン分子（正確にはミオシン重鎖）はⅠ型（ＭＨＣⅠ）。一方、速筋線維にあるミオシン分子はⅠ型とは明らかに違うもので3つのタイプがあることがわかり、それぞれミオシンⅡａ（ＭＨＣⅡａ）、ミオシンⅡｂ（ＭＨＣⅡｂ）、ミオシンⅡｘまたはⅡｄ（ＭＨＣⅡｘ／Ⅱｄ）とされました。

かつてのタイプⅠ、タイプⅡａ、タイプⅡｂは、おおむねＭＨＣⅠ、ＭＨＣⅡａ、ＭＨＣⅡｂに対応しています。この4つの分類が最近のコンセンサスです。一時期はさまざまな情報が入り乱れて複雑化していましたが、このタンパク質に基づく分類によって、ずいぶん話がシンプルになってきました。

ただし、ヒトの筋線維を調べてみると、ＭＨＣⅡｂはほとんどないことがわかりました。その代わり、Ⅱｘがたくさんあるのです。かつてⅡｂと呼ばれてきたものは、現在の選別法ではほぼⅡｘと考えてよい。つまり、ヒトの場合はⅠとⅡａ、Ⅱｘの3つを中心に考えていけばよいということになります。一番スピードが速くて持久力のない筋線維はⅡｘ。スピードと持久性とを兼ね備えている筋線維がⅡa、一番遅い筋線維がⅠです。

さらに研究が詳細に及ぶと、いくつかのタイプを併せもっている筋線維があることがわかってきました。例えば、速筋線維の中にはⅡaとⅡxの両方をもっているものがある。これは〝移行途中〟のものであると思われます。ⅡxからⅡaへ移行しつつある状態で、たまたまタンパク質が半々くらいの状況になっているのでしょう。

前述の染色法では、そうした移行途中の筋線維がさらに中間的なものとして染め分けられてしまったため、いろいろなタイプの中間的筋線維が現れてしまったのだろうと現在は考えられています。

筋線維タイプの移行は、トレーニングやディトレーニングなどによって起こります。動物実験ではⅠとⅡの間での移行も起こるという研究結果が報告されていますが、今のところ、ヒトで同様のことが起こるかは明確ではありません。

表　筋線維タイプの分類とそれぞれの主な特徴

分類			特徴						
A	B	C	ミオシン重鎖	トロポニン(C/Ⅰ)	Ca^{2+} ATPase	解糖系酵素活性	酸化系酵素活性	ミトコンドリア数	ミオグロビン量
遅筋(ST)	SO	タイプⅠ	MHC Ⅰ	遅筋型	遅筋型	低	高	多	多
速筋(FT)	FOG	タイプⅡa	MHC Ⅱa	速筋型	速筋型	高	高	中間	中間
		タイプⅡx	MHC Ⅱx			高	高	中間	中間
速筋(FT)	FG	タイプⅡb	MHC Ⅱb			高	低	少	少

A　力学的性質に基づく分類　　B　エネルギー代謝に基づく分類　　C　ATPase染色法による分類

theory

28時限目

筋線維タイプと色の違い

ヘモグロビンやミオグロビンは鉄分を含んでいる。遅筋線維の赤い色というのは実は鉄の色。

赤い色の正体はミオグロビンとミトコンドリア

この項のテーマは筋線維の色。前項で筋線維の分類について説明しましたが、大まかに分けると、速筋線維は白っぽい色をしているため別名「白筋」、それに対して遅筋線維は赤みを帯びているため「赤筋」と呼ばれています。このような色の違いが生まれる主要な要因は、筋肉の中に含まれているミオグロビンというタンパク質にあります。

赤血球の中にはヘモグロビンというタンパク質がありますが、これは四量体と呼ばれる構造をしていて、４つの酸素を結合して、肺から全身へと酸素を運ぶ役割を担っています。一方、ミオグロビンの役割は、ヘモグロビンが運んできた酸素を筋肉の中に運ぶこと。ミオグロビンは、ヘモグロビンの４つのユニットを解体した１つと非常に形状が似ていて、１つの酸素と結合しやすいという性質をもっています。

ヘモグロビンには、二酸化炭素の多いところに行くと、くっついている酸素が離れやすくなるという性質があります。そして、ミオグロビンは、ヘモグロビンよりも酸素に対する親和性が少し高いため、ヘモグロビンから酸素を譲り受けるということが起こります。酸素をどんどん取り込むタンパク質ですから、当然、有酸素性の代謝活性が優れている遅筋線維に多く含まれています。

ヘモグロビンやミオグロビンは鉄イオンを含んでいます。赤い色というのは実は鉄の色。しかも、これらは酸素と結合すると、より赤みが増すという性質があります。

酸素を譲り受けたミオグロビンは、それを筋線維の細胞の中にあるミトコンドリアという小器官に運搬します。ミトコンドリアは筋肉のエネルギーを作っている小器官ですが、ここにも赤色をしたチトクロームという色素がたくさん含まれています。

遅筋線維はミオグロビンが多い上に、ミトコンドリアも多いので、全体として赤みが強くなっている。それに対して、速筋線維にはミオグロビンがあまり含まれていません。そのため赤みを帯びることがなく、白っぽい色になるわけです。

筋線維タイプの移行は色に素直に表れる

筋線維の中に赤や白ではない、ピンク色をしたものもあります。これは、ほどほどにミオグロビンを含んでいるため、中間のピンク色になっていると考えられます。

前項の分類でいうと、タイプⅠが赤い筋線維、タイプⅡxが白い筋線維、タイプⅡaがピンク色の筋線維ということになります。

ヒトの筋線維はタイプごとに1ヵ所に集まっているわけではなく、チェッカーボード状に存在しているため、「これは赤い筋線維」「これは白い筋線維」と、完全に色分けできるわけではありません。筋肉全体として赤っぽいかな、白っぽいかなという程度の違いです。

しかし、魚などは種類によって筋線維タイプの境目がはっきりしているものもあります。例えばブリの切り身を見ると、赤い部分と白い部分とが完璧に分かれていますが、あれもヒトと同じで赤い部分が遅筋線維、白い部分が速筋線維です。また、魚の筋肉の生理学では、昔から「ピンク筋」という用語が使われていました。白筋、赤筋、ピンク筋という分類が伝統的に行われていたのです。それくらい、魚の筋線維はタイプが明確に分かれているといえるでしょう。

前項でも少し説明したように、筋線維タイプはトレーニングやディトレーニングによって、ほかのタイプに移行することがあります（詳しくは次項から説明します）。そして、どの程度の筋線維タイプが変化したかというのは、色に素直に表れます。

前述のブリの場合、日本食で普通に食べられている養殖ものは、白みが強く脂が乗っています。これは速筋線維が豊富だからです。それに比べて、高級食材と考えられている天然もののブリは、少しピンクっぽい色をしています。これは広い海をよく泳いでいるために、筋肉がしっかり使われて、ミオグロビンやミトコンドリアが増えている状態。つまり、遅筋線維方向への移行が進行した状態と考えられます。

筋線維タイプを調べる方法

余談になりますが、自分自身の筋線維タイプがどうなっているのかを知りたい人は多いと思います。ヒトの筋線維組成を調べるには、筋標本（バイオプシー）を採取する方法が基本ですが、これは倫理的な問題で日本では実施が難しいのが現状です。ただ、バイオプシー以外にも方法がないわけではありません。

私の研究室では、筋肉を電気刺激したときの反応の違いから、タイプを推測するという方法で研究を行っています。何％という数字を明確に導き出すのはまだ難しいのですが、全体として速筋タイプなのか遅筋タイプなのかを判断することは可能です。

もう1つ、筑波大学の研究室ではMRIによってタイプを調べるという方法が行われています。遅筋線維は脂肪をエネルギー源として使っている割合が大きいため、速筋線維より細胞内の脂肪の含有が多い。それをMRIで判別しようという試みです。

今のところ、バイオプシー以外の方法はこの2種類のみ。ですが、筋線維タイプを調べたいというニーズはスポーツ界などで高まっていると思われるので、今後はまた違った方法が考え出されるかもしれません。

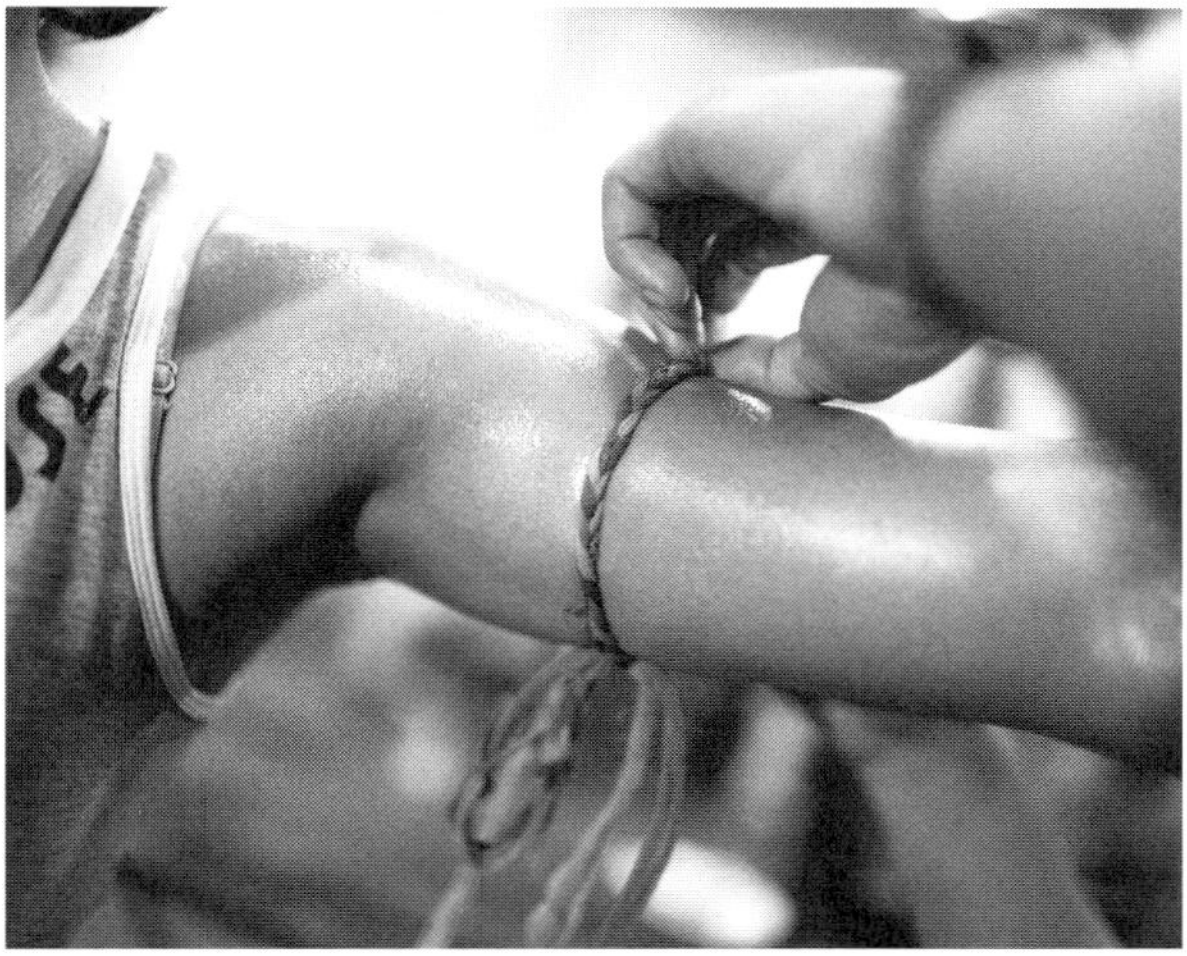

▲今後、筋線維タイプを調べるさまざまな方法が考案される可能性もある

29
時限目
theory

速筋⇅遅筋のシフトは起こるか？

遅筋線維が多いマラソン選手も、必ずしも生まれつきそうだったという保証はなく、長年のトレーニングのたまものである可能性もある。

Ⅰ型とⅡ型との間には越えられない溝がある!?

筋線維のタイプを決定づける主要因は、ミオシンという筋収縮に直接関わるタンパク質であるということを、「27時限目」で説明しました。

タイプⅠ（遅筋線維）はⅠ型ミオシンを、タイプⅡ（速筋線維）はⅡ型ミオシンをもっています。ほとんど同じタンパク質なのですが、設計図になっている遺伝子が違います。

筋肉の収縮は、ミオシンが機能することで起こります（正確にはミオシンとアクチンというタンパク質の相互作用で起こります）。Ⅰ型のミオシンは力を出すための反応速度が遅く、Ⅱ型ミオシンはⅠ型の2～3倍ほど反応速度が速いのが特徴です。同じ時間内にⅠ型ミオシンが1回力を出せるとしたら、Ⅱ型は2～3回力を発揮できる。また、Ⅱ型の中でもⅡa型ミオシンよりもⅡx型ミオシンのほうが少し速い。このタンパク質の反応速度の違いが、筋肉の収縮速度の違いに反映されているわけです。

実際にはタイプⅡａと大きくくくっていても、その中には少しだけⅡｘが含まれていたりするので、混じり気なしの完璧な筋線維タイプはおそらくありません。そして、前項でも述べたように、トレーニングなどによる筋線維の使われ方によって、筋線維タイプの移行も起こっています。

ただ、移行が起こるといっても、１つの問題はⅠ型とⅡ型との溝。ヒトを対象にした研究では、遅筋線維と速筋線維との間にはどうしても越えられない溝があるといわれています。例えば、スタミナの必要なトレーニングをすれば、Ⅱｘはより I 型に近いⅡａにシフトしていきます。しかし、ⅡａがⅠ型にシフトするかというと、今のところそうはならないとされています。Ⅰ型とⅡ型とには決定的な差異があり、速筋線維↓遅筋線維、遅筋線維↓速筋線維という変化はヒトの場合は起こらないというのが定説となっているのです。コミ（Komi）という生理学者が１９７６年に発表した有名な論文では、「一卵性双生児は全く同じ筋線維組成をしている」という研究結果が報告されています。この論文も、Ⅰ型とⅡ型との比は遺伝子によって決定していて、運動で大きく変わるものではない、という説を後押ししています。

いろいろなスポーツでヒトの筋線維組成を調べると、マラソンなどの持久的な能力が必要な競技選手はⅠ型が多く、スプリンターなどはⅡ型が多いという報告があります。長年のトレーニングによってそうなったのか、それとも生まれつきそういう筋線維組成だったから、その競技のトップ選手になれたのか。本来はそういう２つの可能性があるわけですが、現在のところ「生まれつき、その競技に向いた筋線維だった」という解釈を覆す研究報告は出てきていません。

theory

動物実験ではⅠ型⇄Ⅱ型のシフトが起こる

ところが、動物で実験をすると、Ⅱ型からⅠ型への移行が容易に起こってしまいます。有名な実験としては、ウサギの筋肉に電極を埋め込み、1秒に1回の頻度で刺激を与え続けると（クロニック刺激）、1ヵ月ほどで白かった速筋線維が真っ赤な遅筋線維に変わってしまったというものがあります（下図）。

動物実験で起こったことは、ヒトでも起こる可能性が高いと考えるのが自然でしょう。ですから、ヒトで筋線維の変化が起こるかどうかという問題も、本当のところは結論が出ていないといえます。2〜3ヵ月という範囲では変化しないかもしれませんが、5年、10年というスパンで本格的なトレーニングを続ければ、目に見える変化が起こるかもしれません。

遅筋線維が多いマラソン選手も、必ずしも生まれつきそうだったという保証はなく、長年のトレ

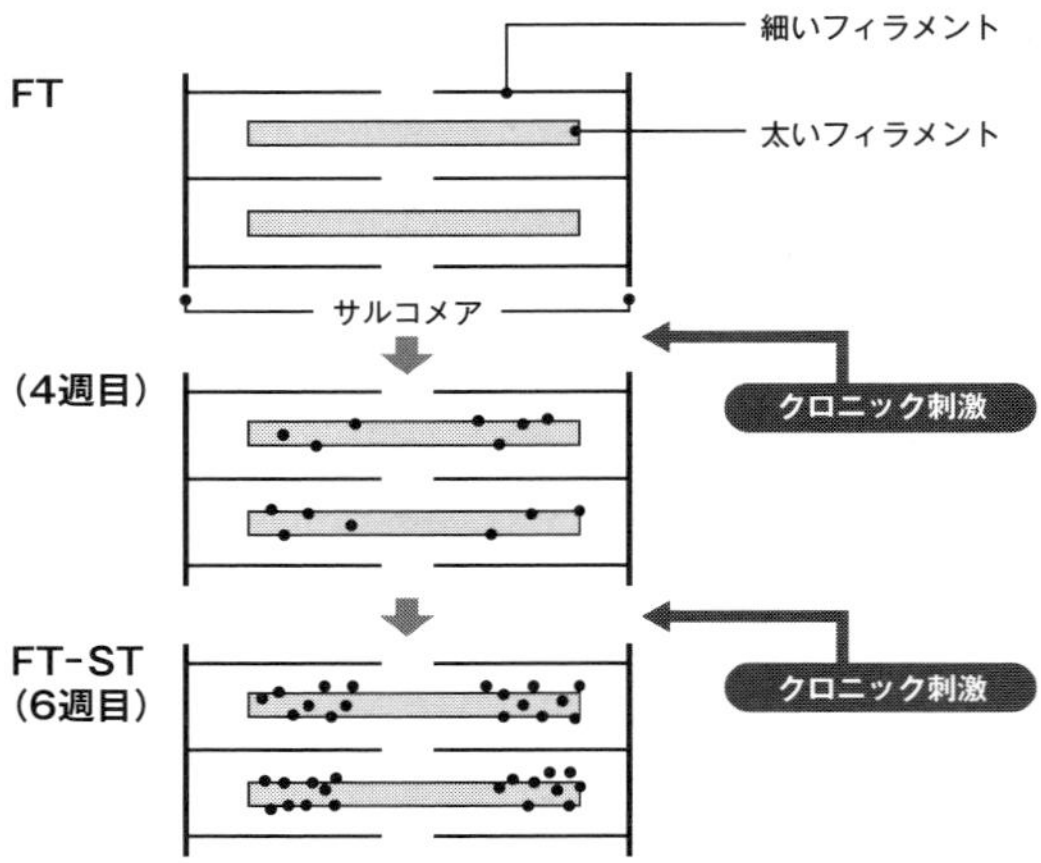

図
ウサギの速筋をクロニック刺激した場合に起こる、遅筋線維への経時的タイプ移行

同一のサルコメア内の1本の太いフィラメント上に遅筋型ミオシンが発現する様子を模式的に示したもの。黒丸は遅筋型ミオシンに付けたマーカーを示す

ーニングのたまものである可能性もあります。ですから、自分は生まれつきマラソンが苦手なんだと諦めてはいけない。努力によって、筋線維組成が変わっていく可能性はあるのです。

ただ、遅筋線維を速筋線維に変えることは現状では難しそうだと考えられています。

それは真の変化といえるか？

前述のクロニック刺激による実験について、少し補足しておきます。

筋線維を刺激し続けることでⅡ型がⅠ型に変わったというのは事実なのですが、その筋線維を遅筋線維と断言していいのか？　という問題が残っています。というのも、現在のところ、どこまで条件をクリアすれば遅筋線維で、どこまでクリアすれば速筋線維かという決定的な指標がないからです。そのため、この実験においても正確には「本来Ⅱ型であったものが、ほとんど完璧にⅠ型の様相を呈している」というい方しかできないのです。

生まれつきⅡ型で、現在もⅡ型であれば、これはある意味、「血統書付きのⅡ型」といえます。しかし、生まれたときはⅡ型だった筋線維がトレーニングによってⅠ型に変化したという場合は、見た目は完璧にⅠ型でも血統書はⅡ型です。

ということは、筋肉への刺激が途絶えたらⅡ型に戻ってしまうのではないか？　と考えられるわけです。

実際、動物実験では、筋を不活発にするとⅠ型がⅡ型に変わるという結果が出ています。これはⅡ型の筋線維が増えるという解釈もされますが、もしかしたらその筋線維は、生まれ育ちがⅡ型なのかもしれない。この問題は、まだ解明されていません。

theory 30 時限目

トレーニングによって筋線維はどうシフトするか？

筋線維は基本的にどんなトレーニングをしても、よりスタミナのあるほうへシフトしていくと考えてよい。

どんなトレーニングをしても筋線維は持久性の高いほうへシフトする

速筋線維のⅡｘは、持久的なトレーニングをすることで、より遅筋線維に近いⅡａにシフトしていきます。ヒトの場合は、そこからタイプⅠにシフトするという報告はありませんが、動物ではタイプⅠまでシフトしてしまう、ということを前項で説明しました。

では、持久的なトレーニングではなく、筋力や瞬発的な能力を高めるトレーニングを行った場合はどうなるでしょうか。例えば、ウェイトトレーニング。筋肉を太くするために大きな力を単発的に出すということを繰り返した場合、上記とは逆に、遅筋線維が速筋線維のほうへシフトすることはあるのでしょうか。

結論からいうと、それは起こりません。

動物にレジスタンストレーニング（筋トレ）をさせることは難しいので、ヒトの筋肉を採取（バイオプシー）して調べられた研究が、いくつかあります。そして、そのほとんどがタイプⅡxからⅡaに移行するという結果を示しています。つまり、持久的なトレーニングをしたときと同じ変化が起こるというわけです。

アメリカのある研究報告によると、投てきなどのパワー系の競技選手、それもオリンピックレベルのトップアスリートの筋肉を調べたところ、Ⅱxに分類される筋肉がほとんどなく、ほぼすべてがⅡaになってしまっていたそうです。一般人の場合、ⅡxとⅡaとの比率は1：1～1：2といわれていますが、トップアスリートはⅡxがゼロに近いのです。そのくらい、持久的能力をもったⅡaに変わってしまっているのです。

ということで、筋線維は基本的にどんなトレーニングをしても、よりスタミナのあるほうへシフトしていく、と考えてよいでしょう。

その理由として考えられるのは、トレーニングの量です。パワー型のアスリートも、スプリンターも、勝つためには長時間のトレーニングをこなさなければなりません。たくさん走り、たくさん跳び、たくさん投げないとよい選手にはなれないからです。

1回1回の動作は瞬発系ですが、何度も繰り返すということは、結果的に持久的能力も必要になります。また、ある程度のスタミナをつけておかないと、試合で勝ち抜くこともできません。ですから、筋肉の持久性は自然に高まるのだと考えられます。

ボディビルダーのように筋肉を鍛えて太くする場合も、普段のトレーニングでは筋肉をいかに疲労困憊まで追い込むか、ということが重要なファクターになります。すると当然、筋肉は太くなりながらスタミナも併せもつタイプへと、変わっていきます。

持久力→瞬発力へ筋線維を変化させる方法

では、持久性の高いタイプから瞬発力の高いタイプへの変化は絶対に起こらないのでしょうか。実はその方法が、ないわけではありません。ⅡaではなくⅡxを増やそうと思ったら、サボるという戦略があります。筋肉を使わなければⅡxが増えていくということは、実験によって証明されているのです。宇宙飛行士が無重力空間で筋力を使わない状況になったり、骨折などのケガによって長期間ギプスで手足を固定していたりするだけでも、筋肉の中ではⅡaが減りⅡxが増えるという変化が起こってきます。

ですから、Ⅱxを増やしたかったら、基本的には怠ければいい。ⅡxのほうがⅡaよりスピードが速いわけですから、とことんスピードを追求していきたいという場合は、トレーニングをサボることが最良の選択ということになります。ただし、サボりすぎると今度は筋肉が萎縮して弱くなってしまいます。それに注意しながら、ちょうどいいタイミングでトレーニングを再開する。そのコントロールができれば、筋肉を一番よい状態にもっていくことができます。

とはいえ、これは現実的にはなかなか難しい問題です。スポーツは一発の力発揮で勝負するわけではありませんので、仮にⅡxを増やすことに成功したとしても、持久力が落ちたら最終的にマイナスになってしまうかもしれない。ですから、Ⅱxだけを増やすという考え方はあまりオススメしません。

力もあり、スピードもあり、なおかつ持久力もそれなりにあるという状態をつくり出し、その状態を維持することを考えたほうが勝つためには適している、といえます。

筋線維がシフトするまでの時間は?

トレーニングを開始してから、どのくらいの時間でⅡxがⅡaに移行するのかを調べた研究があります。それによると、2週間くらいで変化が起こる。すべてが一気に変わるわけではありませんが、割と早い段階で変わり始めるのです。

これはⅡaからⅡxへの変化も同じだと思われます。おそらく、筋肉の中では2週間ほどで代謝的な対応が起こり、筋線維の性質そのものを変化させるという仕組みがあるのでしょう。

自分自身の現役時代を振り返ってみても、忙しくてトレーニングができない時期が1週間～10日ほどあると、再開したときに回数が挙がらなくなるということがよくありました。決して軽かったバーベルが重くなるわけではなく、例えば5回挙げられたバーベルが3回しか挙げられなくなる。そういう経験をもっている人は多いのではないでしょうか。これは筋力の問題というより、筋線維のタイプが変わることで引き起こされる現象ではないかと思います。

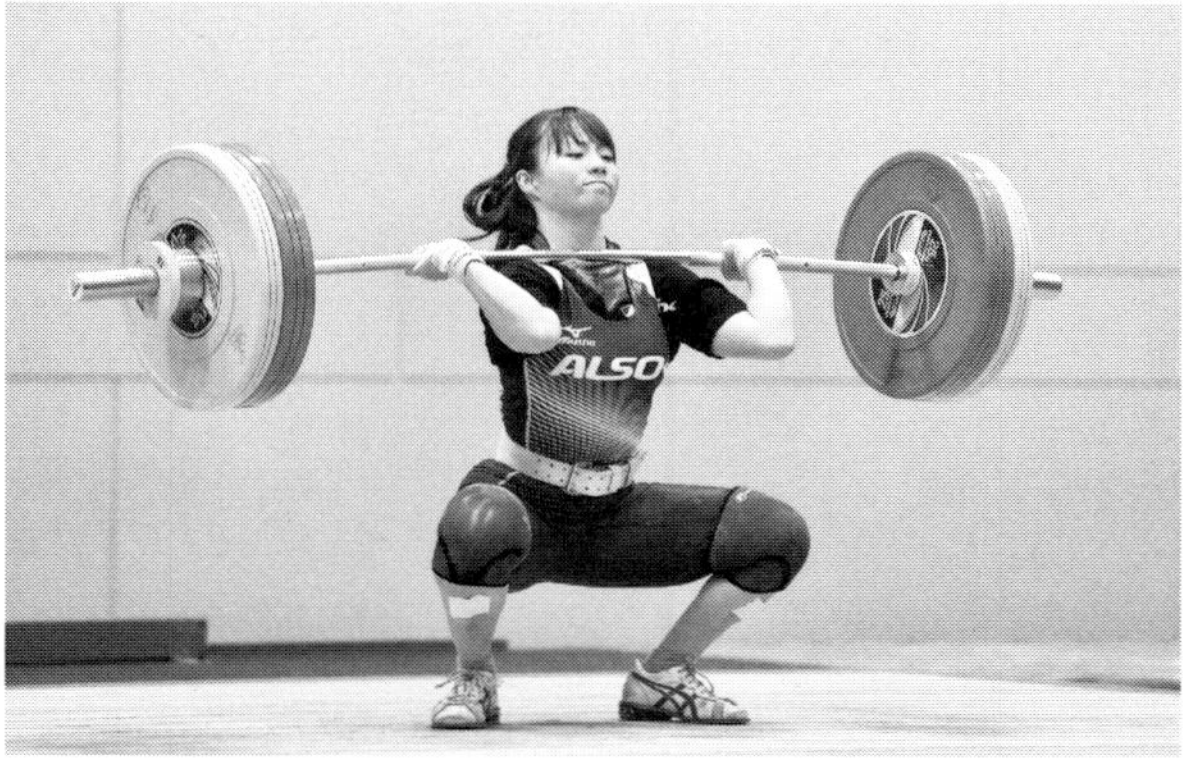

▲パワー系のアスリートはタイプⅡxの筋線維がゼロに近い。ほとんどがタイプⅡaに移行しているらしい　GettyImages

theory

31
時限目

加齢によって筋線維はどうシフトするか？

ヒトの場合、加齢とともにⅡ型が減り、Ⅰ型が増える。

筋線維は神経の影響を受けて変化する

前項では、トレーニングによって筋線維のタイプがどうシフトするか、ということを説明しました。引き続き、この項では〝加齢〟による筋線維のシフトについて説明していきたいと思います。

そもそも速筋線維や遅筋線維の割合は、胎児の段階で遺伝子的に決まっていることがわかっています。筋芽細胞という筋線維の元になる細胞があり、それが既にタイプⅠ、タイプⅡa、タイプⅡxに分かれています。Ⅰ型の筋芽細胞を培養するとⅠ型の筋線維に、Ⅱ型の筋線維を培養するとⅡ型の筋線維になるのです。

ただ最近の研究では、Ⅱ型の筋芽細胞を培養する際、Ⅰ型の筋線維につながっている神経細胞を一緒に入れてやると、Ⅱ型ではなくⅠ型の筋線維になることがわかってきました。どういうタイプになるかは生まれたときに決まっているのですが、そこにつながる神経が違うと、最終的には神経の指令に従ってしまうのです。そのくらい神経の影響は即時的で、なおかつ強いということがわかってきました。

運動神経が死滅すると筋線維は新たな〝親〟を探す

ヒトの場合、筋肉は加齢とともに萎縮します。45歳を過ぎると、太ももの筋肉などは目立って減っていきます。

具体的には、個々の筋線維が細くなりながら、筋線維の数も目減りします。また、Ⅰ型とⅡ型の比率でいうと、Ⅱ型、つまり速筋線維の割合が減っていきます。単に筋肉が細くなるだけではなく、Ⅱ型に要求されるような素早い力発揮の能力が落ちてくるのです。

では、Ⅱ型が減ってⅠ型が増えるという、タイプを超えた筋線維組成の変化がなぜ起こるのでしょうか？　普通では起こらないといわれていたものが、なぜ加齢するだけで起こってしまうのでしょうか？

今のところ、はっきりとした結論は出ていませんが、推測はできています。私の研究室でも高齢のマウスを使って実験を行っているところですが、加齢によって筋線維の数が減るという現象は、どうも神経が引き金になっているらしいのです。

筋肉は運動神経（α運動ニューロン）に支配されています。この運動神経は、年をとるに従って1つ、また1つと脱落して死んでいくらしいのです。多ければ1000本以上、少なくとも100本程度の筋線維を支配している神経が死んでしまうと、支配下にあった筋線維に指令が届かなくなってしまいます。これは、親がいなくなってしまったような状態といえるでしょう。

そこで筋線維はどうするか。新しい親を探します。筋線維全体が神経の接合部のような様相を呈し、いつでもどこでも神経とつながれる状態になります（普段はほかの神経とつながらないようにプロテクトされています）。すると、ほかの神経線維が枝分かれしてきて、親を失った筋線維にくっつき、新たな支配関係が生まれるのです（そこでまたプロテクトがかかり、ほかの神経とはつながらなくなります）。

仮にⅡ型の運動神経が死滅して、そこに新たにⅠ型の運動神経がつながったとすると、その筋線維はⅠ型になってしまいます（次ページ図）。そこでタイプの移行が起こるのです。

そのようにしてⅡ型からの移行が増えていくことで、次第にⅠ型の割合が増えていくと考えられます。これが真実だと証明されれば、今後はアンチエイジングの観点で新たな研究が進むかもしれません。

加齢に伴って減っていく筋線維はⅡ型

死滅するのはⅠ型もⅡ型も同じではないか、という疑問が出てきそうですが、確率的にはⅡ型の運動神経のほうが先に死滅するようです。なぜなら、Ⅱ型を支配している神経細胞のほうがサイズが大きいため、それを維持するにはより多くのエネルギーが必要になるからです。Ⅰ型の運動神経は指令を送る回数は多いのですが、サイズは小さいため、長もちするわけです。

Ⅱ型はサイズも大きく、支配している筋線維の数も多いので、脱落による筋肉への影響も大きくなります。Ⅱ型を大企業に、Ⅰ型を中小企業に例えるとわかりやすいでしょう。大企業が倒産すると世の中に与える影響は甚大です。ただ、それによって投げ出された社員がみんな路頭に迷ってしまうわけではなく、中には中小企業に再雇用してもらい、会社の規模は小さくなってしまいますが、なんとか生き延びていける場合もあるわけです。

ヒトの場合、加齢とともにⅡ型が減り、Ⅰ型が増える。その逆はないというのが定説です。同じ人間の同じ場所から筋線維を採取し、20代→30代→40代→50代→60代と年齢を追いながら調べた研究はまだないので、この説が完璧に正しいとはいえませんが、先に述べたサイズの問題からも、Ⅰ型が減ってⅡ型が増えるケースはなさそうだと考えられます。

では、Ⅱ型の筋線維が減ってしまう現象を、筋トレによって改善させることはできるのでしょうか。それはこれからの研究課題ですが、Ⅱ型の場合、酷使しすぎて死んでしまうというより、あまりに使われないので不要という判断を下され、アポトーシス（自殺）の反応が起こると考えたほうが自然です。したがって、Ⅱ型の筋線維を頻繁に使うようにすることが、寿命を延ばす1つの手段である可能性は高いと予想できます。

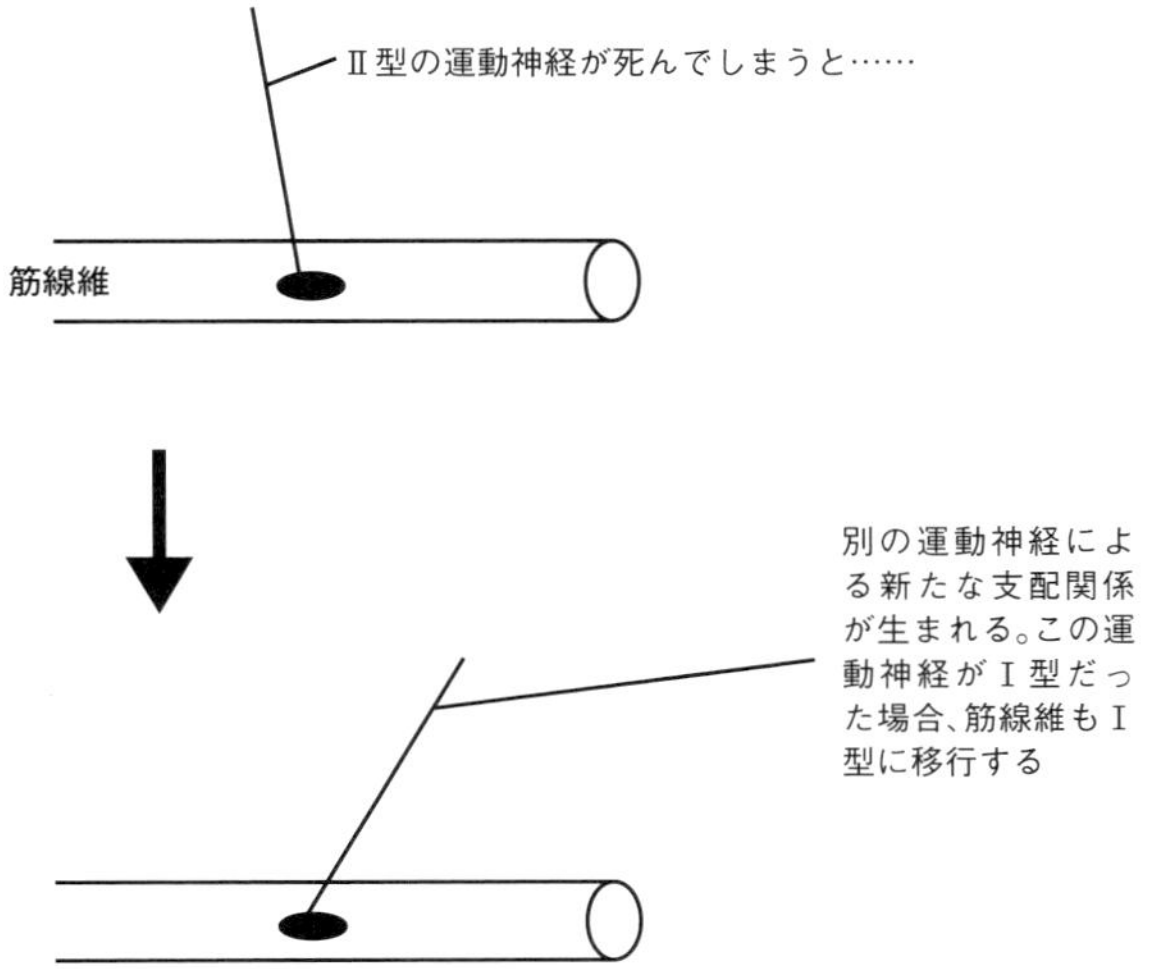

図　タイプの移行

theory

32時限目

筋肉のタイプによる基本的な性質の違い

世の中で一番スピードの速い動作ができるのは、カやハエが羽を動かす筋肉。

「長さ―張力関係」は筋肉のタイプによってどう変わるか？

これまで説明してきた筋肉の基本的な性質は、ヒトの筋肉だけに限定されたものではありません。ネズミやカエルなど、あるいはもっと下等な動物、さらには内臓などを動かしている平滑筋も、ほぼ同じ性質をもっています。

ただし、細かい点ではずいぶん違います。例えば、筋肉の長さによって張力が変化する「長さ―張力関係」では、平滑筋など構造がはっきりしていない筋肉のほうが広い範囲で力を出せる、ということがわかっています。構造がはっきりしていないというのは、筋収縮の単位であるサルコメア（筋節）が規則的に配列していないということ。サルコメアの太いフィラメントと細いフィラメントが規則的に並んでいるときれいな縞模様になりますが、平滑筋は比較的ファジーに配列されていて、縞模様になっていません。

そういう構造のせいで、平滑筋は筋肉が伸ばされたときも、全体的にファジーに引き伸ばされます。強い力で引っ張れば大きく伸ばされるし、縮まるときもうんと縮まる。つまり、広い範囲で力を発揮できる特性があるのです。部位によっては、一番縮んだ長さと一番引っ張られた長さが10倍ほども違います。ですから、胃袋などは食べ物が入ると大きく膨らみ、空腹になれば元に戻ってくる。この仕組みは、筋肉の性質に基づいているわけです。

一方、骨格筋や心筋などの横紋筋（サルコメアが規則正しく横紋をなしているため、こう呼ばれます）は、せいぜい2倍ほどの長さにしか伸びません。しかも2倍まで伸びるのは筋線維単位で見た場合で、筋肉全体はそこまで伸びません。平滑筋と比べると、本当に狭い長さの範囲でしか使われていないのです。

「力—速度関係」は筋肉のタイプによってどう変わるか？

今度は、「力ー速度関係」を見てみましょう。力ー速度関係が下に凸の双曲線状になるということは「12時限目」で説明しました。力が増加すると速度が減少し、あるところで速度がゼロ（等尺性収縮）になります。これも動物によって変化するわけではなく、平滑筋でも横紋筋でも、あらゆる筋肉が同じような特性を示します。

ただし、負荷がゼロのときに発揮できる最大のスピードは筋肉ごとに違います。これは主に、筋収縮をつかさどっているミオシンというタンパク質の性質によって決まっています。平滑筋はＡＴＰ（アデノシン三リン酸）というエネルギー源を分解して力を出すサイクルが非常に遅いため、負荷ゼロのときの速度も遅くなります。

遅いということは、それだけ力を出している時間が長くなるということなので、少ないエネルギーで力を発揮できるということになります。つまり、それほどスピードが要求されない場面では、よりエコな収縮ができるということです。なおかつ、広い範囲で活動できるという条件にもフィットした性質をもっているのが平滑筋なのです。

一方、速筋線維の中にあるミオシンは、きわめて速く動きます。運動をつかさどる骨格筋は素早く動く必要があるので、エネルギー効率よりもスピードを重視します。また、基本的には骨格を使って可動範囲を増幅するため、広い範囲で動くというよりは、それほど長さが変わらない短い範囲で動くほうが都合がいい。そういう要求にも合致している筋肉といえるでしょう。

世の中で最もスピードの速い動作ができる筋肉とは？

このように基本的な性質は同じであっても、筋肉によって数字で見たパフォーマンスはさまざまということになります。スポーツではスピードが大切になるので、例えば世の中で一番収縮する筋肉にはどんな特徴があるのかということを知っておくと、素早い動作をするための1つの参考になるかもしれません。

では、世の中で一番スピードの速い動作ができる筋肉は何だと思いますか？

それはカやハエなど、空を飛ぶ昆虫の筋肉です。カやハエが飛ぶときは「プーン」「ブーン」という高い音がします。音が高いということは、周波数が高いということ。つまり、それだけ速く羽を動かしているということになります。

どのくらい速く、高い周波数で飛んでいるかを調べた研究者がいますが、カの一種で最も速いものは、およそ2kHz（2000Hz）。これは1秒間に2000回はばたいているということになります。そのくらいのスピードで羽ばたくためには、0・5msec（ミリセカンド）というわずかな時間で仕事をしなければいけません。カやハエは、そういう筋肉をもっているということです。

もし人間が2kHzのスピードで脚を動かせるとしたら、時速500km、あるいはそれ以上のスピードで走ることができるようになるでしょう。そこで、そういうスピードを出す秘訣やヒントのようなものが、カやハエの筋肉にないだろうか？　と考えてみたくなります。実際、こうした発想は大昔からあり、世の中には昆虫の筋肉ばかり研究している研究者もいます。次項では、このことについて紹介してみましょう。

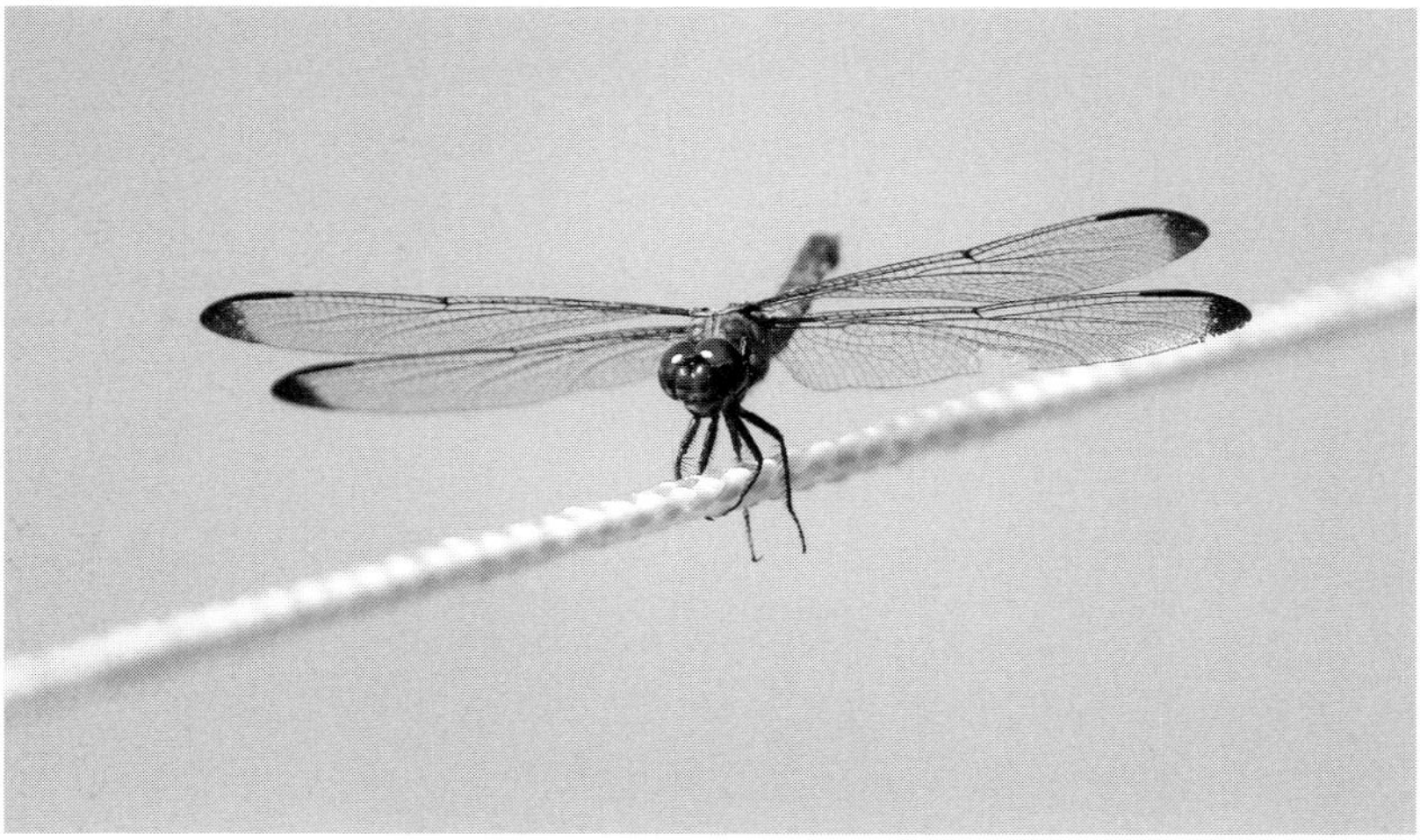

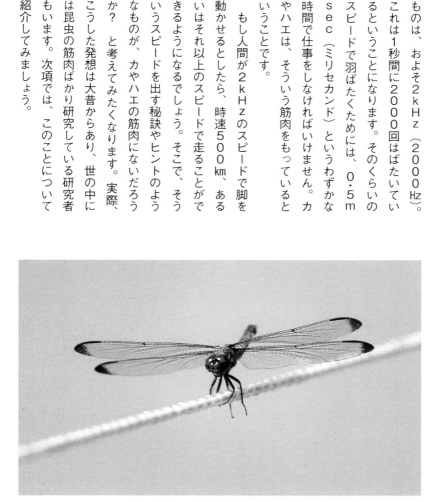

▲昆虫が羽を動かす筋肉にはヒトにパフォーマンスアップにつながるヒントがある!?　GettyImages

theory

33時限目

昆虫の筋肉の特性をスポーツに活かせるか？

伸張による活性化、短縮による不活性化という現象は、昆虫の筋肉だけでなく、ヒトを含めた哺乳類の筋肉でも少なからず起こる。

昆虫には2種類の飛び方がある

世の中で最もスピードの速い動作を生み出す筋肉は、カやハエがはばたくときに使う筋肉（飛翔筋といいます）であると前項で説明しました。そういった研究を最初に行ったのは、プリングルという有名な昆虫の筋肉の専門家です。

プリングルは、２ｋＨｚのスピードを生み出す飛翔筋が、どのくらい速く収縮するかということを調べました。昆虫から取り出した筋肉を刺激して収縮速度を測ってみたところ、なんと決して速くないことがわかったのです。筋肉そのものが素早く収縮し、素早く弛緩するという予測があったわけですが、逆にゆっくりじわじわと力を発揮するタイプの筋肉だった。ヒトに例えると、速筋タイプではなく、常に緊張を保っているようなトニック（持続的に活動する）タイプの筋肉であるということがわかりました。

これは、おかしい。なぜ筋肉のスピードは遅いのに、はばたきは速いのでしょうか？

そこでさらに研究を進めると、昆虫の飛び方には2種類あることがわかりました。1つは、チョウやガのようにヒラヒラと音もなく飛ぶタイプ。もう1つは、カやハエ、ハチのようにブーンと音を立てて飛ぶタイプ。そして、ブーンと飛ぶタイプのほうが周波数は高いのですが、筋肉そのものの特性としては、ヒラヒラと飛ぶタイプのほうが速いことが判明しました。

続いて、飛翔する際の神経と筋肉の活動を記録したところ、チョウがヒラヒラと飛んでいるときは、まず羽を上げる筋肉が収縮して、羽を下げる筋肉が弛緩する。次に、羽を下げる筋肉が収縮して、上げる筋肉が弛緩する。それが交互に繰り返されていました。人間がはばたく真似をするときは、三角筋が収縮して腕が上がり、大胸筋や広背筋が収縮して腕が下がります。チョウなども、それと同じようにして舞っているというわけです。

2kHzのスピードを生み出す飛翔筋の働き方の仕組み

一方、カやハエの類はそうではなく、羽を上げる筋肉も下げる筋肉も同時に収縮する。しかも、収縮しっ放しであることがわかりました。同時に収縮しているのに、なぜ羽が上がったり下がったりするのかを調べてみると、その秘密は、体表の硬い組織――クチクラにありました。

昆虫のクチクラには、石油缶の蓋がもっているクリック機構のような性質があります。押されるとパコッとへこんで安定するクリックの特性、プラス、ゆっくり収縮する筋肉の特性。それが2kHzのはばたきの仕組みだったのです。

羽を上げる筋肉と下げる筋肉が同時に共収縮することによって、両方の筋肉とクチクラが1つのシステムとなって共振する。そして、羽を上げる筋肉がクチクラによって伸ばされると、「伸張による活性化」（ストレッチ・アクティベーション）という現象が起こり、筋肉の力が増します。増した力で引っ張り返すと、クチクラが逆にパコッと反対側に変形して安定化する。すると羽が上がるのですが、そこで羽を上げる筋肉が短縮すると、今度は「短縮による不活性化」という現象が起こり、張力が落ちてしまう。同時に、羽を下げる筋肉に伸張による活性化が起こり、羽が下がる。筋肉が共収縮している間、これが繰り返されているわけです。

ブーンと音を立てている割には、それほど大きな筋力を発揮しているわけではありません。1回1回伸びたり縮んだりしていると使うエネルギーは大きくなりますが、基本的にはアイソメトリック（等尺性収縮）で収縮しているので、見た目よりはるかに〝エコ〟な飛び方をしているといえるでしょう。

人間に例えると、ボディビルのポーズのように筋肉にグーッと力を入れている間中、羽が動き続けているということになります。

力を出しながら伸張すると筋力は増強される

伸張による活性化、短縮による不活性化という現象は、昆虫の筋肉だけでなく、ヒトを含めた哺乳類の筋肉でも少なからず起こります。

1つの例としては、何度か説明している伸張性収縮。力を出しているときに筋肉が引っ張られると、非常に大きな力が出ます。さらに、その状態で短縮をすると、引っ張らずに短縮したときよりも大きなパワーを発揮できます。逆に、力を出したときに筋肉を緩めてしまうと、筋肉のパフォーマンスは落ちてしまう。これは、いわゆるプライオメトリックトレーニング（筋肉を伸張させてから切り返すことで、大きなパフォーマンスを発揮する）と共通の仕組みということができます。

昆虫の場合、ミオシンというタンパク質と、アクチンという細いフィラメントを作っているタンパク質との配列の周期のズレが小さいせいで、この現象が起こりやすいとされています。なぜズレているのかは筋肉の七不思議なのですが、ズレていたほうがなめらかに収縮できるのではないかと研究者は考えています。筋肉が力を出しているときにギュッと引っ張ると、ミオシンとアクチンの配列の周期がぴたりと合うフェーズがやってくる。すると、普通よりもたくさんのミオシンが反応することができ、より強いパフォーマンスが発揮できる、というのが定説になっています。

おそらく、ヒトの筋肉でも同じようなことが起こっていて、いったん筋肉を伸張させることで筋肉のパフォーマンスが増強されるという仕組みが働いていると考えられています。

これを理解しておくと、スポーツパフォーマンスにもプラスの影響が出てくるかもしれません。

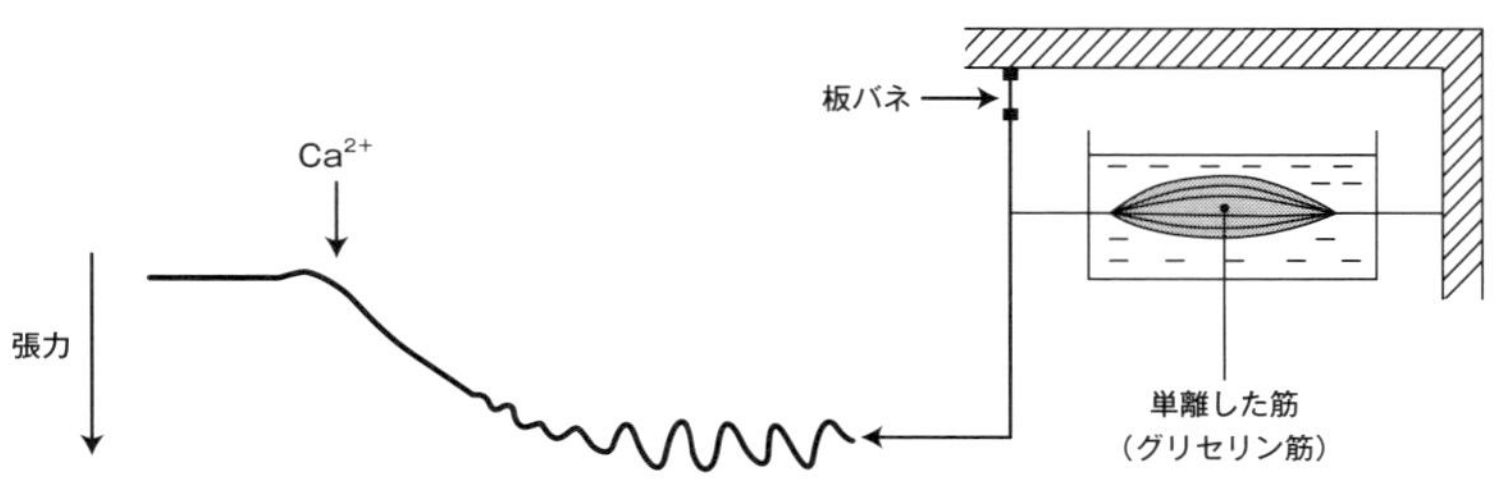

図　昆虫の飛翔筋とバネの間に起こる自発的共振

昆虫飛翔筋の筋線維の膜を除去した標本「グリセリンモデル」にカルシウムイオンを与えると収縮が起こり、張力がある一定のレベルに達するとバネとの間で共振が起こる。昆虫（ハエや蚊などの仲間）はこの共振現象を利用して高周波ではばたくことができる

theory

34

時限目

筋肉を成長させるメカニズム①

タンパク質の合成と分解は切り替えスイッチのような関係。合成が分解を上回れば筋肉の中のタンパク質の量が増え、筋肥大が起こることが確かめられている。

筋肥大には2つのメカニズムがある

筋力トレーニングをすると、どのようなメカニズムで筋肥大が起こるのか。これはまだ完全に解明されていませんが、この10年ほどでかなり研究が進んできています。

まず筋肥大には、大きく分けて2つのメカニズムが関係していることが、はっきりわかっています。

1つは「筋線維再生系」。これは筋線維が壊れたり傷ついたりしたときに再生をする仕組みで、筋トレによって活性化します。その役割は、細胞を作って筋線維を増やしていくこと。さらに、筋線維1本1本を補修しながら少しずつ太くしていくことにも、この再生系という仕組みが深く関わっていることがわかっています。

もう1つは「タンパク質代謝系」。これはタンパク質が筋線維の中で合成されたり分解されたりする仕組みのことです。筋トレによって筋肉が太くなるのは、筋線維の中で、アクチンやミオシンといった筋肉が収縮するために必要となるタンパク質の量が増えるからです。

タンパク質の合成が高まれば筋線維は太くなっていきますが、それと同時にタンパク質を分解するシステムも働いています。合成と分解のスピードが同じであれば、タンパク質が入れ替わってフレッシュになっても、筋肉のサイズそのものは変わりません。

筋トレを行うと、タンパク質の合成が上がり、同時に分解が下がるという現象が起こります。合成と分解は切り替えスイッチのような仕組みになっているようで、どちらかが上がると、どちらかが下がるのです。合成が分解を上回れば筋肉の中のタンパク質の量が増えていき、筋肥大が起こるということが実験でも確かめられています。

マッスルメモリーという新しい可能性

筋線維再生系とタンパク質代謝系は、おそらく同時に働いていると考えられますが、どちらがどのくらい働いているかというのは、まだよくわかっていません。そのあたりは、これからの研究課題になってくるでしょう。ただ、最近の研究でいろいろなことがわかってきています。本項では、まず筋線維再生系について説明しましょう。

筋線維には、「筋サテライト細胞」と呼ばれる幹細胞（筋線維のもとになる細胞）がペタペタとへばりついています。普段は眠ったような状態なのですが、筋トレをすると目覚めて増殖します。そして、前述したように新しい筋線維を作る場合もあるし、へばりついていた筋線維に融合して、その中に新たな核を挿入する場合もあります。

実は筋線維の核そのものが増えることが確定したのは、ここ数年の話です。そしてヒトの場合、その核は筋トレをやめて筋線維が細くなってしまっても、10年間程度は残り続けるのではないかと考えられています。これは「マッスルメモリー」といわれるメカニズム。一度しっかり筋肉をつけておけば、10年先までその記憶が残っていて、トレーニングを再開したときに通常よりも早く筋肥大が起こるようになります。これも、筋線維再生系の新たな役割として注目されています。

ある一定以上の太さになるときに筋線維の中の核が増える?

核は細胞の機能を制御する指令部のようなものなので、あまりにも大きな細胞に核が1個しかないと、制御の範囲を超えてしまいます。細胞には核領域というものがあり、1個の核が制御できる体積には上限があるのではないかと以前から考えられてきました。その仮説を裏づけるように、1個の核で機能している細胞を見ると、あるサイズ以上に大きなものは存在しません。そのサイズとは、細胞を直径が一定の球形だとした場合、直径20～30マイクロメートルです。

筋線維の中には直径100マイクロメートル、長さは10㎝ほどになるものもあります。当然、その中にはいくつもの核があり、それぞれの縄張りを制御しているのだと考えられます。このような仕組みが成り立っているとすると、筋線維は核の数が増えないと、ある一定以上の太さにはならないということになります。その役割を担っているのが筋サテライト細胞ということですね。

では、核が増えるのは筋トレをスタートしてすぐなのか。それとも、筋線維がこれ以上太くならないという限界に達してからなのか。それはよくわかっていません。

そもそも核が増えても、タンパク質の合成が上がらなければ筋線維は太くなりません。筋線維が太くなるための条件として、タンパク質の合成は必須ですが、核の増殖は必須ではないのです。ということから考えると、核が増えなくてもある程度までは太くなり、限度を超えそうになった段階で核を増やすという仕組みが働いているのではないかと、現在は考えられています。

どのくらいまで筋線維が太くなると、核が増えるのか。それは私の研究室でも少しずつ解明を進めていますが、はっきりとした数字が出てくるまでには、もう少し時間がかかりそうです。

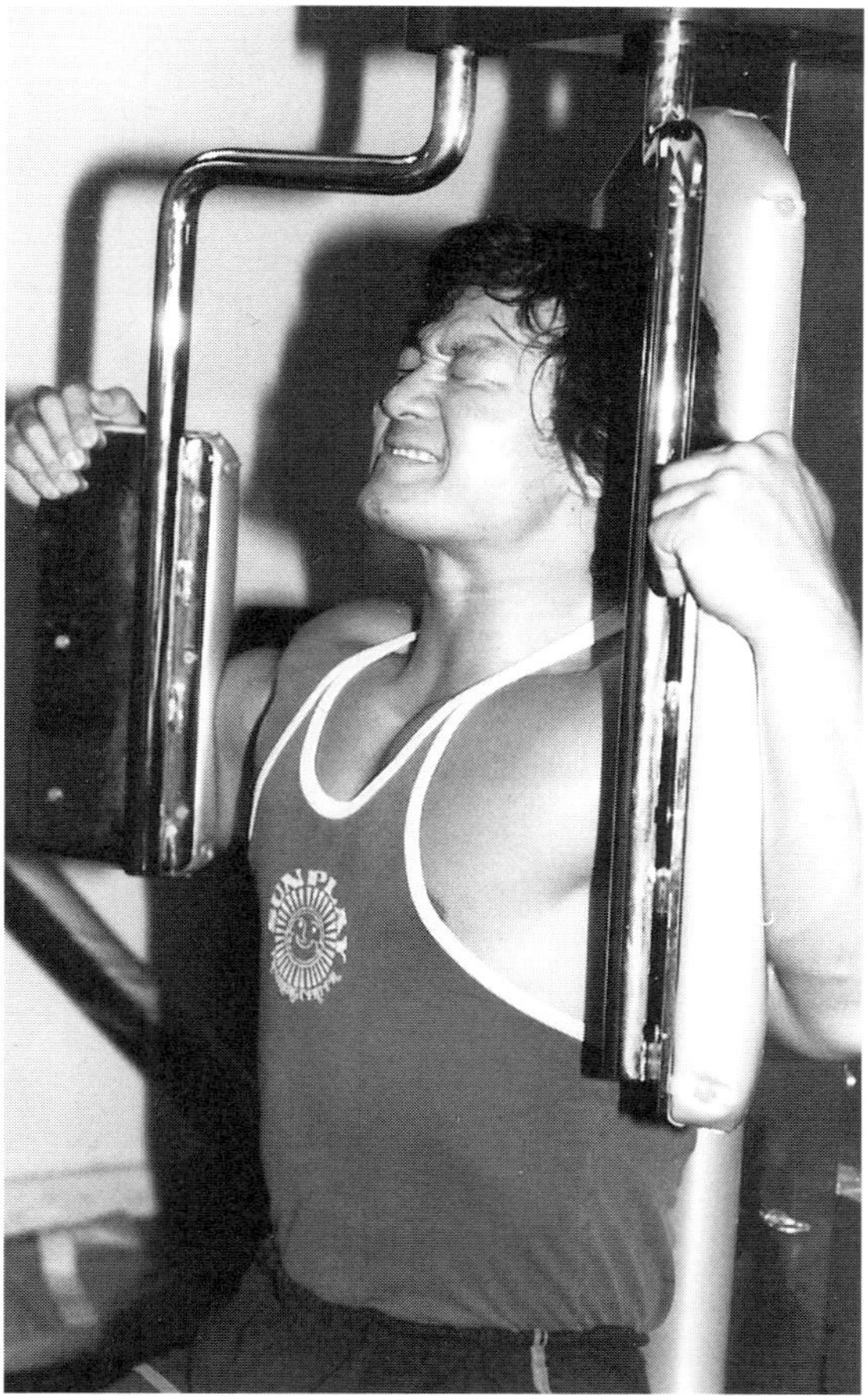

▲一度しっかり筋肉をつけておけば、その記憶は10年先まで残り、トレーニングを再開したときに通常よりも早く筋肥大が起こる

theory

35

時限目

筋肉を成長させるメカニズム②

急ブレーキをかけるような過激なエキセントリックの刺激を繰り返すことは、筋肥大にはマイナスにもなりかねない。

タンパク質の合成・分解に関する研究の変遷

前項では「筋線維の再生系」について解説しました。本項では筋肉を成長させるもう1つのメカニズム、「タンパク質の代謝系」を詳しく見ていきましょう。

タンパク質の合成や分解に関しては、このところ研究者の考え方がかなり変わってきています。

そもそも筋肉を増やすためには、タンパク質を合成してたくさん作らなければいけません。筋トレを行うと、タンパク質を合成するための設計図を、大もとの遺伝子（ＤＮＡ）から写し取って作成するという働きが活性化します。この設計図を「ｍＲＮＡ」(メッセンジャーＲＮＡ)といい、この仕組み全体のことを「転写」といいます。少し前までは、この転写が非常に注目されていて、私の研究室でも、筋トレによって転写が活性化する因子が増えることを実験で確かめました。

ところが、転写の活性化は筋トレ以外のさまざまな刺激でも起こり、また、そのメカニズムが複雑で解明が困難であることから、その後はむしろｍＲＮＡからタンパク質が作られる過程（「翻訳」といいます）に注目が集まるようになりました。

わかりやすく例えると、製品（タンパク質）の設計士から、それを作る工場に注目が移ったということになります。タンパク質を作る工場は、細胞内のリボソームという細胞小器官です。そこにいくら設計図を送っても、工場側がサボっていたらタンパク質は作られません。そこで、タンパク質を合成する工場をフル稼働させる刺激が大切ではないか、ということになったわけです。

そのための刺激として現在最も重視されているのが、「ｍＴＯＲ」（エムトール）と呼ばれるタンパク質キナーゼの一種。これについては、少し詳しく説明していきましょう。

筋肥大のキーファクターｍＴＯＲとは？

歴史的な経緯からいうと、まずセンチュウという虫にラパマイシンという抗生物質を与えたところ、成長が止まることがわかったのが始まりでした。その要因を調べてみると、ラパマイシンによって発現が抑えられてしまうタンパク質が見つかりました。それをＴＯＲ（ターゲット・オブ・ラパマイシン）と呼びました。

ＴＯＲは、ラパマイシンが結合するとその機能を失い、成長を抑えてしまうので、身体を発育させる上で非常に重要なタンパク質ということになります。そのＴＯＲは哺乳類(マンマリアン)の細胞にもあり、同じように細胞や生物が成長するためのキーファクターになっているらしいということがわかり、それをｍＴＯＲ（マンマリアン・ターゲット・オブ・ラパマイシン）と呼んだのです。

その後、筋肉にトレーニングの負荷を与えると、ｍＴＯＲがリン酸化される（タンパク質にリン酸がくっつくと活性化し、リン酸が外れると不活性化する）ことが判明しました。ｍＴＯＲのリン酸化は周辺の化学反応も誘発し（この反応系のことをｍＴＯＲシグナル伝達系という）、その結果、タンパク質を合成する最終段階である翻訳活性が高まります。その事実が発表されて以来、筋トレと筋肥大との因果関係をつなぐのはｍＴＯＲだと、多くの科学者が考えるようになりました。そして現在に至るまで、筋肥大に関する研究は多くがｍＴＯＲをテーマにしたものとなっています。もちろん私の研究室でも、ｍＴＯＲに関連したさまざまな研究を行っています。

ｍＴＯＲの研究が進むと筋トレの常識が変わる？

ｍＴＯＲがリン酸化される反応が進むと、逆にタンパク質の分解を抑えるほうの活性も上がることもわかっています。つまり、リボソームでのタンパク質の合成が上がると、なかば自動的にタンパク質の分解が下がる仕組みが働きます。その結果として、タンパク質の量が増えてくることになるわけです。ということで、ｍＴＯＲのリン酸化を進行させるような運動やトレーニングをすることが、筋肉を効果的に肥大させる刺激になるだろうと現在は考えられています。

私たちの研究グループで行った例としては、エキセントリックトレーニング（力を発揮しながら負荷を下ろす）をネズミに行わせるという実験があります。例えば、力を出させた状態でゆっくり筋肉を引っ張るスロートレーニングをさせると、ｍＴＯＲのリン酸化が上がり、タンパク質の合成が高まります。ところが、力を出しているときにギュッと素早く過激に引っ張ると、逆にｍＴＯＲのリン酸化が下がり、タンパク質の分解が進んでしまうことがわかりました。つまり、急ブレーキをかけるような過激なエキセントリックの刺激を繰り返すことは、筋肥大にはマイナスにもなりかねないということになります。

このように、ちょっとした筋肉の使い方で、mTORのリン酸化状況は変わってくるようです。ちょうどよい刺激であれば合成が上がりますが、やり方が悪いと合成が下がり、分解が上がってしまう。ヒトの身体の中でも、そういう変化が割に容易に起こっていると考えられます。

mTORに関する研究はまだ進行中ですが、そのデータを手がかりに調べていくと、より効果的なトレーニング法がわかってくるのではないかと期待しています。もしかすると、筋トレの常識が変わってくる可能性もあるかもしれません。

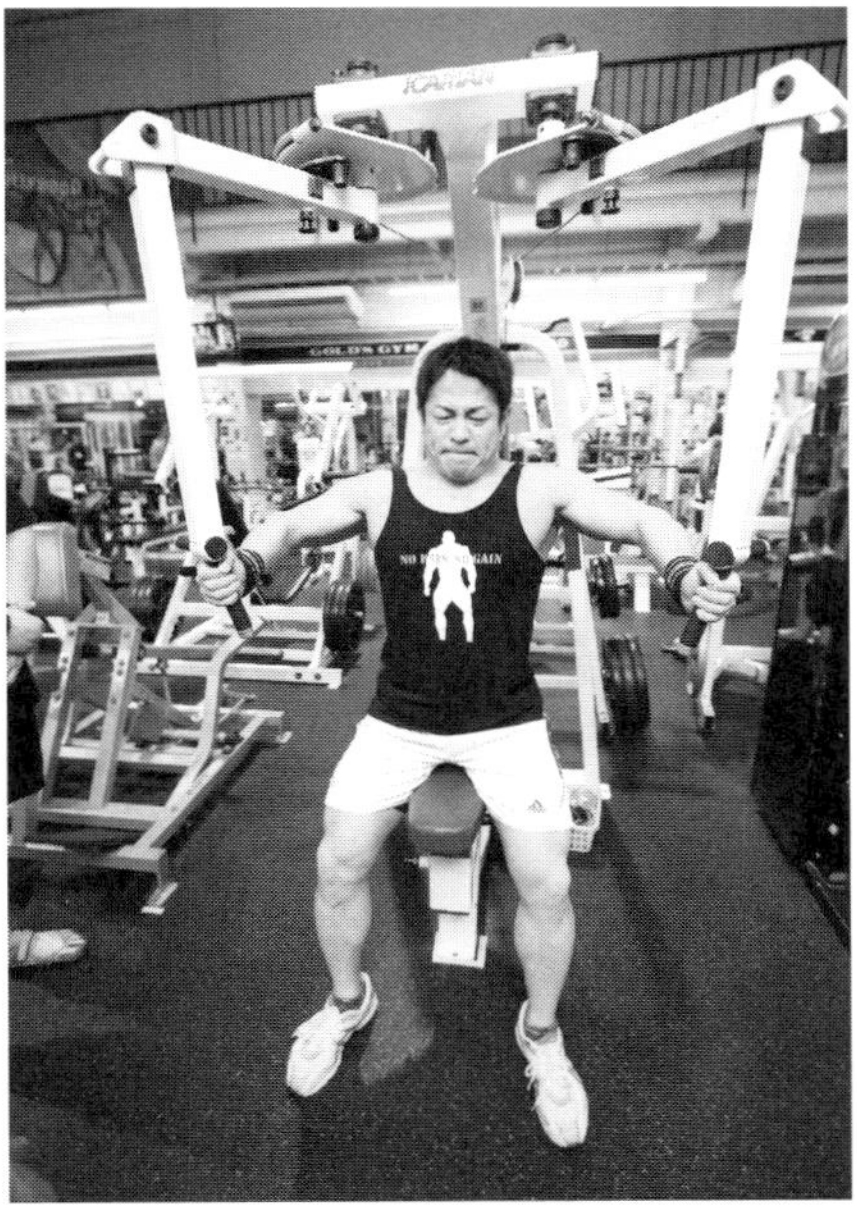

◀mTORのリン酸化状況は、ちょっとした筋肉の使い方で変わる。ちょうどよい刺激ならばタンパク質の合成が上がるが、やり方が悪いと逆に合成が下がってしまう。そういう変化は、ヒトの身体の中でも容易に起こっているらしい

theory

36 時限目

筋肉を成長させるメカニズム③

80％1RMという負荷を使わなくても、やり方によって筋肉が太くなることは、現在では新しい常識となってきている。

筋肉が太くなるための5つの要因

前項では「タンパク質代謝系」のメカニズムについて説明しました。現在の筋肉研究は、タンパク質を合成する工場（リボソーム）を活性化するｍＴＯＲ（エムトール）という物質を中心とする反応系に注目が集まっているということもお伝えしました。

ただ、研究する立場としては、本当はもっと上流の刺激を知りたい。工場で何が起こっているかはわかりつつあるのですが、トレーニングを行ってから工場を刺激するまでの間に何があるのかは、詳しくわかっていないのが現状なのです。

トレーニングをしたり、力を出したりすると筋肉が太くなる、というわかりやすい現象は確かに存在しています。しかし、研究者としては、そこの部分の解明が一番難しいもの。つまり、筋トレの「何が」筋肉を太くするのかがわからないのです。

それがわかれば、筋トレそのもののやり方も劇的に変わってくる可能性があります。「何が」の正体を突き止められれば、それを一番強く刺激する方法を行うことで、筋肉は一番太くなるはずだからです。

とはいえ、完全に解明されていない中でも、「何が」の候補はあります。157ページの図がそれで、「メカニカルストレス」「代謝環境」「酸素環境」「ホルモン・成長因子」「筋線維の損傷・再生」という要因が複雑に絡み合っていると考えられています。これらの複合効果によって筋肉は太くなっていく可能性が高いのですが、何がどのように働いているのか、まだ結論を出せる段階ではありません。この項では、上記5つの中で特に大事だとされているメカニカルストレスについて説明していきましょう。

メカニカルストレスは100年以上前から利用されてきた

メカニカルストレスとは、力学的な刺激ということですが、それで筋肉が太くなるのは当たり前といえば当たり前。強い力に対抗したり、それに耐えたりするための適応現象として筋肉は太くなるので、メカニカルストレスを抜きにして筋肥大は語れません。

それなら高強度のトレーニングをすれば筋肉が太くなるだろう、と考えるのも自然なこと。そういう発想は100年以上前からあり、「近代ボディビルの父」と呼ばれるユージン・サンドウなどもそうして筋肉を作っていったわけです。そんな筋肉愛好家たちの体験や研究によって、「80%1RMの負荷を8回×3セット」といった負荷強度の原則も作られてきました。

研究者の役目としては、80%1RMでは太くなるのに、なぜ60%1RMでは太くならないのか？

という問いに対して生理学的な説明を加えていかなければなりません。それで導き出されたものが、例えば「25〜26時限目」で紹介した「サイズの原理」。弱い力を発揮するときには運動単位のサイズの小さい遅筋線維しか使われず、大きな力を発揮するときに速筋線維が使われるというものです。

筋肉を太くするには、速筋線維を使わなければならない。そして、ある程度以上の大きな筋力を出さないと、サイズの原理によって速筋線維は使われない。だから、重い負荷を使って大きな力を出さないと筋肉は太くならない、という説明が昔からなされてきました。

実際、ごく普通の筋力発揮をするトレーニングの場合、速筋線維をフルに稼働させないと筋肉が太くならないことは、数々の実験で確かめられてきました。

メカニカルストレスの常識は変わりつつある

しかし、その後にわかってきたことは、速筋線維をフルに使うという条件で考えたとき、必ずしも80%という負荷強度でトレーニングをしなくても同じ状況をつくることは可能だということです。

典型的な例としては加圧トレーニングが挙げられます。筋肉をベルトで締めつけることで筋肉はあっという間に疲労し、速筋線維が早い段階で使われるようになります。

筋肉の張力を維持しながら動くスロートレーニングでも、同じことが起こっていると考えられます。私たちの研究でも、スロートレーニングの最後のほうでは速筋線維が使われるらしいという結果を得ています。このように、やり方によって80%1RMという負荷を使わなくても筋肉が太くなることは、現在では新しい常識となってきています。

また、力を出しながら筋肉が引き伸ばされるエキセントリック（伸張性収縮）を利用することも、強い力を出さずに速筋線維を使う方法の1つです。

さらに、最近の研究では、軽い負荷であっても筋肉が疲労困憊に追い込まれるまで動作を繰り返せば、やはり速筋線維が使われやすくなるということがわかっています。

ただ、すべてのメカニカルストレスにいえることは、1回や2回の刺激では不十分だということ。ある一定時間、あるいは繰り返し力を発揮することによって、筋肉にたくさんのエネルギーを使わせないと、筋肉を太くするほどの刺激にはなりません。これは「代謝環境」に関わる問題です。この代謝環境も、メカニカルストレスとともに筋肥大の重要な要因であると考えられます。

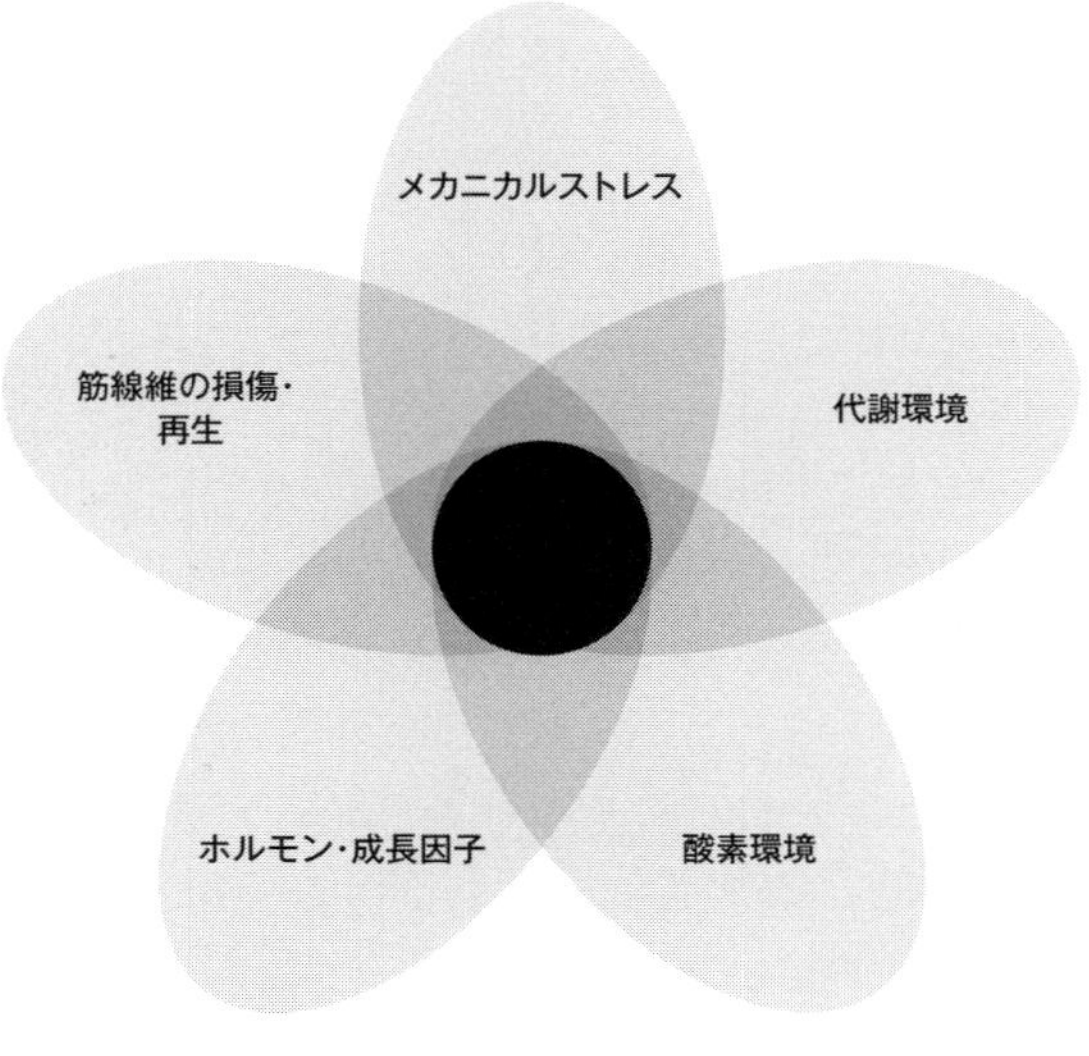

図 「トレーニング刺激」を構成する5つの要因

筋を肥大させるにはさまざまなアプローチがある。単一の刺激でも効果はあるが、おそらく一番よい方法は、図の中心の濃い部分のように、すべてが良好に刺激される方法だと考えられる

theory

37 時限目

筋肉を成長させるメカニズム④

筋トレによる刺激で、筋線維そのものから分泌されるIGF－Iが、スポーツ界で悪用されないかと懸念されている。

「筋肉を壊す」という考えは正しくない

前項では筋肉が太くなる5つの要因（「メカニカルストレス」「代謝環境」「酸素環境」「ホルモン・成長因子」「筋線維の損傷・再生」）を挙げ、主にメカニカルストレスについて説明しました。メカニカルストレスは、トレーニングが筋肉に与える効果の中では主要な因子ですが、筋肥大はそれ以外の要素も複雑に絡み合って起こります。前項の最後に触れた代謝環境や酸素環境も重要ですし、筋線維の損傷・再生も直接的な要因として大きな役割を果たしているといえます。

筋線維の損傷・再生について、トレーニングの現場では「筋トレで筋肉を壊す」といった極端ないい方をされることがあります。しかし、実際には筋線維はそれほど簡単に壊れることはなく、多くの場合は筋肉が疲労している程度、あるいは筋肉の細胞膜の機能が少し損なわれている程度であると考えられます。エキセントリック（伸張性収縮）トレーニングなどでは、構造的にはっきりわかる小さな傷ができることはありますが、それも筋肉に大きなダメージを与えるようなレベルのものではありません。普通の筋トレでも目に見えない程度の傷ができている可能性はありますが、それらは痛みを感じることもなく自然に治っているはずです。

ということで、「筋肉を壊す」という考え方は正しいとはいえません。むしろ筋肉を壊すような激しいトレーニングでなくても、筋肉はしっかり太くなるということを指導者は理解するべきでしょう。

現在は、筋線維の中のカルシウム濃度が少し上がった状況がキープされると、それが筋肉を太くする刺激になりそうだということがわかってきています。そして、同じ変化は筋トレだけでなく、カプサイシン（唐辛子エキス）を筋細胞に与えても起こるようです。いずれ、カプサイシンが筋トレ効果を増強する刺激として使われる日が来るかもしれません。

アナボリックステロイドに関する新たな研究データ

また、ホルモンに関しては、ここ10年ほどで研究者の考え方が変わりつつあり、以前ほどは重視されていないように思われます。

アナボリックステロイドを含む男性ホルモンの類についても、かつてはトレーニングをすることで男性ホルモンの受容体が増え、そこにアナボリックステロイドが打ち込まれれば筋肉が太くなると考えられていました。しかし、今は男性ホルモンによって「転写」を活性化させた上で、トレーニングをしっかりすることで「翻訳」をフル稼働させるという2段階ではないか、という見方が強くなっています（「35時限目」参照）。

アナボリックステロイドにまつわる研究では、最近、生理学の学術誌『ジャーナル・オブ・フィジオロジー』に公開された興味深いデータがあります。

それは、アナボリックステロイドを多量に使うと、筋線維の中の核の数が増え、しかも、その状態はステロイドをやめて筋肉が委縮した後もしばらく続くというものです。

ネズミの実験で確かめられたこの結果は、「筋肉に記憶力がある」（マッスルメモリー）という説を裏づけるものといえます。つまり、ステロイドをやめた後も、筋肉はトレーニングの刺激に反応しやすい状態になっていて、再びトレーニングを開始したときには以前よりも肥大しやすくなっているのです。

核が増えた状態は、ネズミとヒトの寿命から換算すると、ヒトでは10年ほども続く可能性があるとされています。10年前にステロイドをやめ、ドーピング検査では〝シロ〟と判断された選手でも、実際には10年前のステロイドの恩恵を受けているかもしれないわけです。ということで、一度ステロイドを使った選手は10年間出場停止にしないと不公平である、そうしないとドーピングは根絶されないのではないか、という意見も出てきています。

悪用が懸念される遺伝子ドーピング

ドーピングの問題でいうと、現在最も危惧されているものが、遺伝子ドーピングでしょう。

筋トレによる刺激で、筋線維そのものから筋肥大を促すＩＧＦ－Ｉ（インスリン様成長因子－Ｉ）という物質が分泌されます。このＩＧＦ－Ｉは遺伝子治療の観点から注目されていますが、それがスポーツ界でも悪用されないかと懸念されています。というのも、ＩＧＦ－Ｉの遺伝子を組み込んだウイルスを筋肉に注射すると、トレーニングをしなくてもすごい勢いで筋肥大が起こり、筋力も増加するからです。しかも、その証拠物質は血中には現れず、副作用もありません。同様の結果はカニクイザルというサルを使った実験でも確かめられていて、ヒトにも応用が可能と考えられているのです。

すぐにでも実現可能な段階になっている遺伝子ドーピングですが、そこで一番困った問題は、検出のしようがないこと。費用をかけてバイオプシー（生体材料検査）などを行えば判明する可能性もありますが、尿検査や血液検査では決して痕跡は出ないでしょう。倫理に反して遺伝子ドーピングを行う選手が出てきたら、もうまともな勝負は成り立ちません。考えるだけで恐ろしいことですが、そうなったら、競技スポーツはおしまいということになってしまうかもしれません。

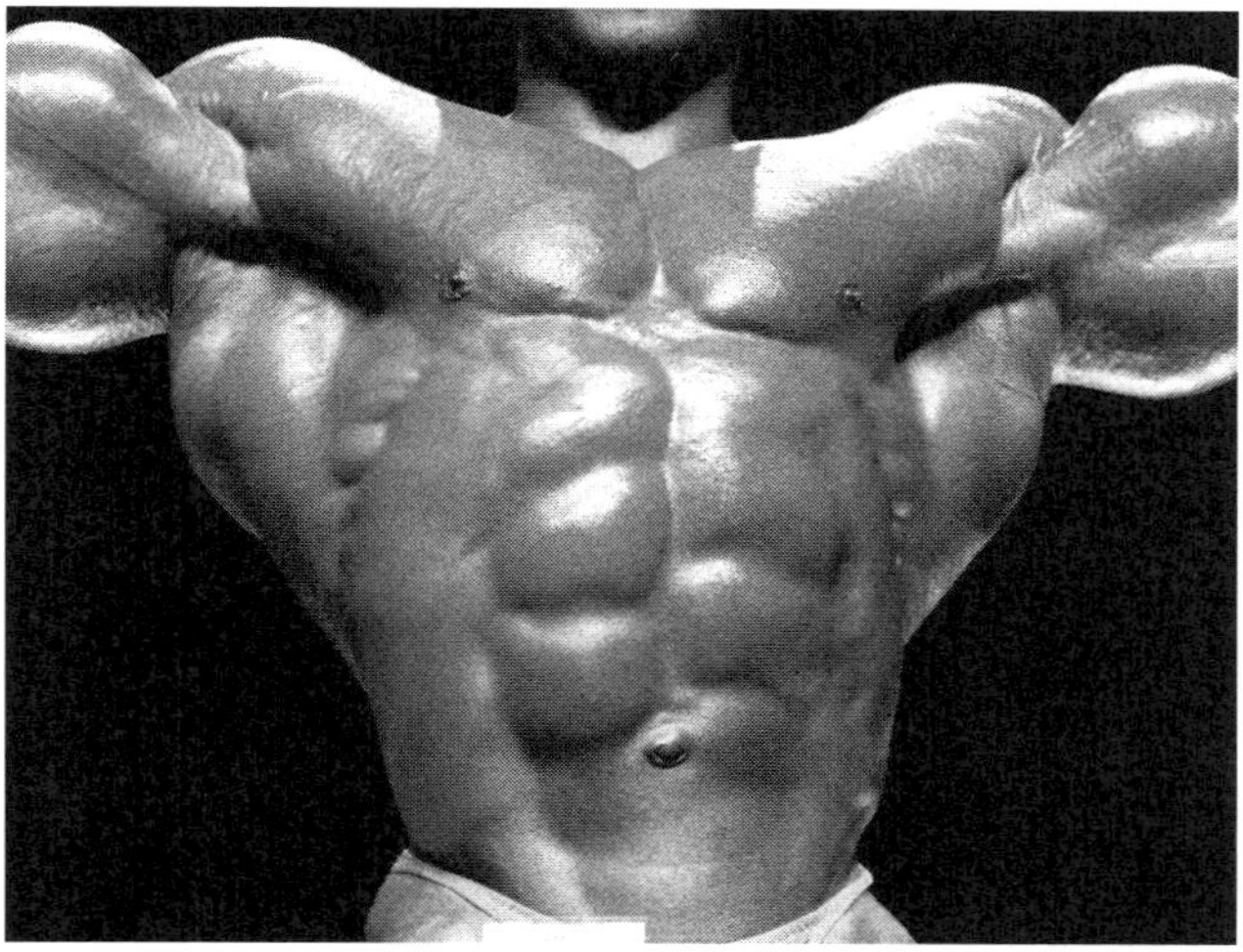

▲マッスルメモリー（筋肉の記憶力）の存在を裏づける研究が発表された。ヒトがアナボリックステロイドを使用すると、筋肥大しやすい状態が10年ほども続くと推定されている

practice

実践編

この章では筋肉を
鍛え育てることにスポットを当てます。
効果的・効率的なトレーニング法がわかれば、
理想の身体に近づきやすくなり、
パフォーマンスアップにも役立ちます。

practice

01 セット目

「トレーニング効果」を考える

**1つのトレーニングに求めていいものは1つだけ。
別のことを望むのであれば、
それを目的とした別のトレーニングをする必要がある。**

1つのトレーニングによる効果は1つしかない

この項からは、いよいよトレーニングに直接関わる内容へと移っていきます。

まず、トレーニングを行う際に理解しておくべき大前提を書いておきましょう。それは、「1つのトレーニングがもつ強い生理学的効果は1つである」ということ。

例えば、筋力を高めるトレーニングをしたときに起こることは筋力の増強であり、必ずしもスポーツ競技力の向上ではありません。筋力トレーニング自体も、1つのメニューで鍛えられるパートは1つの部分（メニューによっては複数の場合も）なので、それ以外のことを求めてはいけません。こういう考えはそれなりに浸透していると思いますが、「このトレーニングをすると、こんな効果もあり、あんな効果もある」といった過剰な宣伝が行われることもあるため、誤解してしまうケースも少なくないと思います。

これさえやれば筋力はつくし、外観上の変化もあるし、競技力もアップするし、健康にもいいし、お肌もツヤツヤになるし……といったものを誰もが望んでいるでしょう。しかし現実は、1つのトレーニングに求めていいものは1つだけ。別のことを望むのであれば、それを目的とした別のトレーニングをする必要があるのです。そして、それぞれのトレーニング効果の組み合わせによって、最終的な結果を考えなければいけません。まずはそういう認識をすることが大事だと思います。

トレーニング効果を生み出すために必要なこと

では、トレーニング効果を最大限に引き出すためには、どのようなことを考えればいいでしょうか。

1番目に必要なことは、現在の体力的要素を正しく分析して、今何が必要か、「どの筋肉を」「どのくらい」強化しなければいけないか、という目的・目標をなるべく具体的に設定すること。

2番目は、1番目に掲げた目的を達成するために最適なトレーニングは何かを考え、それを行うこと。

3番目は、そのトレーニングのメカニズムや効果を、ある程度説明できるようにすること。感覚的によさそうだからとやるのはNGです。

4番目は、トレーニングの効果測定と評価を適切に行い、順調に伸びているのか、改善点はないか、次のステップとして何を取り入れればいいか、などを考えること。

上記の4つを常に意識し、これらを繰り返していくことが重要です。そして1番目に設定した目標まで到達すれば、まずはＯＫとする。例えば、膝の伸展筋力を20％強くしたいという目標を立て、３ヵ月間トレーニングをしてその数値をクリアできれば、そのトレーニングは〝成功〟ということになります。

ただし、前述したように、それが最終的に競技成績に結びつくかというと、それはこのトレーニングの責任の範疇外。このトレーニングではどこまでカバーできて、どこまでいけば成功と考えられるのかということを、しっかり見極めて行う必要があります。

トレーニング効果を測定する４つの基準

トレーニング効果を正確に捉えるには、４番目の測定と評価のやり方が大切となります。では、どう測定すればいいのかというと、その基準は下記の４つに分けられます。

①１ＲＭ筋力（最大挙上負荷重量）
②等尺性随意最大筋力
③等速性筋力
④等張力性短縮速度（力―速度関係）

①は、トレーニングに直接的に関係する最も単純な指標。正しい挙上スタイルで１回持ち上げられる最大の重量のことです。

②は、握力計や背筋力計でおなじみの測定方法ですが、身近な機械では握力と背筋力しか測れ

ないという難点があります。工夫をすればほかの種目にも応用が可能かもしれませんが、測定としてはやりにくいといえます。

③は、筋肉の動的な性質を、等尺性も含めて測ることができるので、筋肉の機能の詳細な変化を分析することができますが、等速性ダイナモメーターという専門の機械が必要になります。ジムなどに置いてある場合もありますが、まだまだ目にするチャンスは限られています。

④は、力―速度関係を等張力性条件という特殊な条件の下で測るもので、筋肉の特性をくまなく測定するには最適です。問題は、測定の仕方が難しいこと。やはり専門の機械が必要になりますが、一般の施設にはまず置いてありません。研究機関のような特殊な場所でなければ測定できない、と考えていいでしょう。

ということで、現場レベルで筋力を測定するには、1RM筋力を利用するのが一番。しかも1RM筋力は、トレーニング関係の学術論文でも〝筋力〟の基準として記述することができるものです。1RMさえしっかり測っていれば、それは筋力を測っているということになるわけです。次項はこの1RM筋力について、もう少し詳しく説明していきたいと思います。

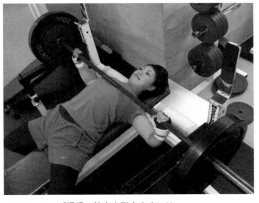

▲トレーニング現場で筋力を測定するには
1RM筋力を利用するのが最適

practice

02
セット目

1RM筋力の測定

1RMを測定するときは反動を使わず、正しいフォームを重視しなければならない。

2週間に1度は筋力測定を

前項では、トレーニング現場で筋力を測定するには1RM筋力を指標にするのがベストだと説明しました。1RMがわかれば、どのくらいの負荷強度を使ってトレーニングをすればよいかの判断もしやすくなりますし、目標設定やモチベーションにも直結するので、2週間に1度くらいのペースで頻繁に測ることをオススメします。

ただし、1RMが世界共通の指標として使えるのは、フリーウェイトの場合に限られています。例えば、バーベルを使ったベンチプレスであれば、日本で120kgを挙げた記録と、アメリカで120kgを挙げた記録とはほぼイコールと考えられます。

ベンチ台やシャフトなどの微妙な違いはありますが、場所によって根本的な部分が変わるものではないので、日本のデータはイギリスでもオーストラリアでも通用するといえます。

しかし、マシンなどの場合は、負荷重量が筋肉にかかるまでにプーリーなどが介在していたり、レールなどで摩擦が生じたりします。また、マシンの種類によっては挙上の動作中に重くなったり軽くなったりするケースもあります。

ですから、基本的にマシンの１ＲＭデータは、それと同じマシンでしか通用しません。マシンで１００kgを挙げたといっても、それは本当に１００kgかどうかわからない。そういう認識は必要でしょう。

１ＲＭ測定では正しいフォームを重視する

トレーニング中級者、上級者にとっては、１ＲＭを測ることは容易でしょう。しかし、経験が浅い人の場合は測定自体が難しいかもしれません。「やっと1回挙げられる重さ」が全くわからないと、そこに到達するまでに何度もトライしなければいけないからです。いきなり負荷を重くしたら挙がらない。それならばと少し軽くしてみたら挙がったので、また少し重くしてみる。そうして負荷を上げたり下げたりしているうちに筋肉が疲れてしまい、せっかく測った1ＲＭのデータが過小評価になってしまうということもあります。１ＲＭの測定は原理的には簡単なのですが、真の１ＲＭを見つけ出すにはそれなりの経験が必要になるのです。

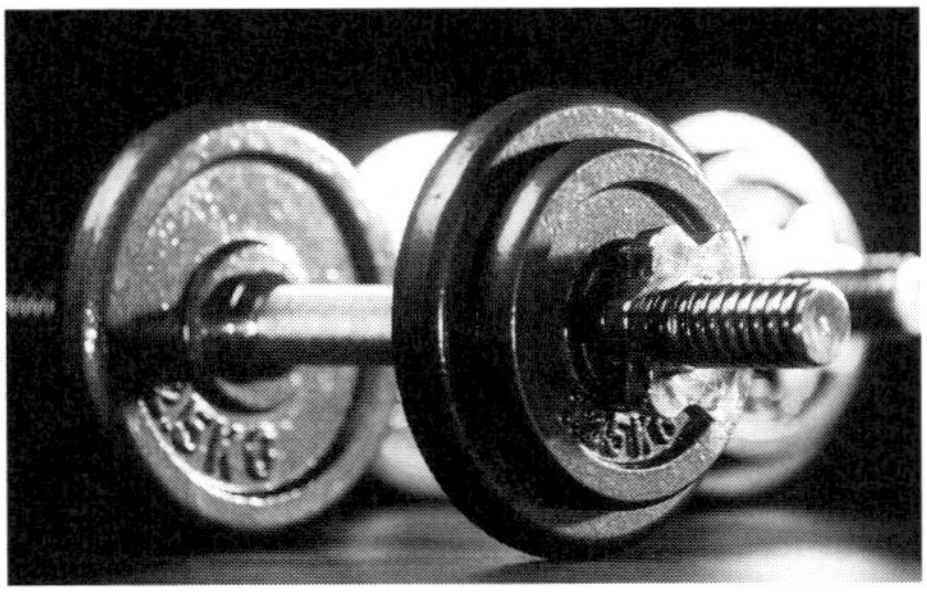
GettyImages

また、1RMの記録を伸ばそうと頑張りすぎると挙上動作がめちゃくちゃになってしまいがちですが、あくまでも正しい動作で挙げることが大切です。特にスポーツの補強として筋トレを行う場合は、無理な挙げ方をすることでケガをしてしまったら元も子もありません。反動を使うチーティングというテクニックもありますが、1RMを測定するときはそれを使わず、正しいフォームを重視しなければならないのです。

最大反復回数から1RM筋力を推定する

最大の力を使って負荷を挙げようとすると、息を止めて体幹をぎゅっと絞り込むようにする（怒責）場合が多くなります。そのため、関節などに強いストレスがかかるだけでなく、血圧も上昇します。普段から血圧が高い人、高齢者、なんらかの病気をもっている人などは、いきなり1RMの測定をしようというわけにいかないこともあるでしょう。その場合は、1RMではなく、「RM強度」というものを指標にしてトレーニングをすることも可能です。

RMとは「最大反復回数」のこと。つまり、ある負荷を何回繰り返して持ち上げられるか、というものです。例えば、「やっと8回挙げられる重さ」が40kgだったとしたら、それは8RM強度が40kgということになります。その40kgでトレーニングを続け、やがて10回挙げられるようになったら、次のセットでは

表　1RMに対する割合と反復回数

%1RM	反復回数
100%	1回
95%	2回
93%	3回
90%	4回
87%	5回
85%	6回
80%	8回
77%	9回
75%	10回
70%	12回
67%	15回
65%	18回
60%	20回
60%以下	20回以上

※トレーニング経験などによって、誤差が生じることがあります

42・5kgに上げてみる。それを8回挙げられたら、8RM筋力が2・5kg増えたということ。このように、常に8RMで測定していっても、1RMと同じように筋力の伸びはわかるわけです。ただ、やはり1RMがわからないと気持ちが悪いという人も多いでしょう。その場合は、負荷強度と反復回数との関係を表す表を使用してみましょう。

8RMは1RMの80%に相当するので、8RM強度が40kgであれば、40÷0・8＝50で1RMは50kgと推定することができます。このようにして一応の1RMを決め、それを指標にしてトレーニングに励んでもいいでしょう。

実際、8RM強度が40kgから5kg伸びて45kgになったといっても、評価としては少しわかりにくい面があります。これを1RM筋力に換算し、50kgが56・25kgに伸びたというデータにしたほうが、比較や評価がしやすくなります。

下の表では値が抜けている部分もあるので、もっと細かく正確に知りたいという人は、1RMを測定するためのモデル式を活用するという方法もあります。いくつかの種類がありますが、例えば2004年にメイヒューらが作ったモデル式は次のようなものです。

1RM重量≒重量×｛1＋（RM－《マイナス》1）／30｝

※ただし、RMはその重量での最大反復回数を示す。

少し複雑ですが、リアルな自分の筋力にとことんこだわりたいという人は、式に当てはめることで1RM筋力を推定することが可能となります。

practice

03 セット目

等尺性随意最大筋力の測定

筋力発揮速度を高めるには、少し軽めの負荷を使い、瞬間的に大きな力を出して素早く動かすトレーニングが求められる。

握力計・背筋力計による測定は簡単なようで難しい

前項で解説した1RM筋力は、あくまで負荷を挙げる動作が成立するかどうかを基準としているため、動作を担う筋肉すべてが、その負荷をクリアするだけの力をもっている必要があります。一部でも力が不足している部分があったり、うまく使えない筋肉があったりすると、その負荷は持ち上がらないということになる。逆にいえば、弱い部分の筋肉をトレーニングしただけで1RMが伸びる可能性もあるわけです。

その点、この項の等尺性随意最大筋力は、静的な筋力（止まっているときの筋力）なので、動作そのものが及ぼす効果を除外して測定することができます。真の筋肉の性質の違い、筋肉の機能の構造を、動作と無関係で測れるというのは利点だといえるでしょう。

運動に慣れていない人が初めてトレーニングをすると、3～4ヵ月で1RM筋力が2倍になることがあります。ところが、等尺性随意最大筋力を測定してみると、5～10％増し程度であることが多い。これは5～10％が筋力の増加であり、残り95～90％の増加分は学習効果によって動作が上手になった、と考えるのが自然です。

この例からもわかるように、筋肉そのものの性質を知ることが重要な場合は、1RM筋力以外の測定を行ったほうがよいのです。その中で等尺性随意最大筋力の測定は最も手軽な方法ですが、測定の仕方には十分に気を付ける必要があります。例えば、握力を測るときにグリップの幅はどのくらいが最適なのか。その調整によって、測定値が10％前後も変わってくることがあります。手の形も人によって違うため、指関節の位置を同じにしたところで同じような最大筋力が発揮できるとは限りません。これまで山のように集積されてきた握力のデータも、恐らくそこまで繊細な考慮がされているとは思えません。

背筋力も同様で、チェーンの長さをどのくらいに設定するかによって、数値はかなり変わってきます。もちろん基本的な姿勢の規定はありますが、すべての人がそれを厳密に遂行してはいないでしょう。同じ装置で測定しても、誰もが同じ条件になるとは限りません。やり方そのものは簡単なのですが、正確な数値を出すのは難しい。それが、等尺性随意最大筋力を測定する際の注意点です。

筋力は関節角度によって変動する

また、筋力は関節角度、つまり力を発揮しているときの筋肉の長さによって変動します。例えば肘の屈曲の場合、関節が伸びているときと90度くらいの角度のときとではかなり違う値になります。筋力（肘の回転力で見た場合）が最大になるのは前腕と上腕の角度が100〜110度の間で、それより伸びたり曲がったりしていると、より低い筋力の値になってしまうということになります。

この関節角度と筋力との関係をしっかり理解した上で、筋力を測る際には同じポジション、同じ条件で行うようにしましょう。数値が上昇したと喜んでも、それがフォームの違いによるものだったとしたら、それは筋力を正しく評価していることにはなりません。もっとも、個人のデータを測定する場合は、トレーニング前とトレーニング後でやり方やフォームが大きく変わるということはないはずなので、それほど難しくはないと思います。

筋力の立ち上がり速度を高めるトレーニング

等尺性随意最大筋力は基本的に止まった状態で測定するものですが、そのデータを基に、筋力を一気呵成にピークにもっていく、「筋力発揮速度」というスポーツ競技に重要な要素を評価することができます。ただしこの場合、「一気に最大筋力を出すように」という注意が必要です。最大筋力が最終的に高い人でも、筋力を発揮し始めてから0・5〜1秒という時間をかけてゆっくり力が上がっていくタイプである場合、その筋力を素早い動作に結びつけることは難しくなります。素早い動作というと、例えば200〜300ミリ秒といった短い時間での筋力発揮が要求されるので、その間に筋力を立ち上げることができるかどうかが問題となってきます。

次ページ図にあるように、筋力の立ち上がりの曲線からピークの半分に達するまでにかかる時間を測定すると、「2分の1立ち上がり時間」と呼ばれる数値を出すことができます。これが筋力発揮速度の有効な指標になります。2分の1立ち上がり時間が短いほど、筋力がピークに達する時間が速いということ。これを筋トレで高めていくことが、素早いスポーツ動作の下地になっていくのです。その上でスポーツ独自の技術練習をすれば、パフォーマンスの向上も期待できるでしょう。

普通のトレーニングでは、筋力発揮速度を高めることはなかなかできません。負荷が重くなるほど負荷を動かすことが重要になってくるため、立ち上がりの速さには結びつきにくいのです。だからといって、重い負荷を急速に跳ね上げようとすると、ケガをする危険性が高まります。

筋力発揮速度を高めるには、少し軽めの負荷を使い、瞬間的に大きな力を出して素早く動かす、いわゆるバリスティックなトレーニングが求められます。負荷としては1RMの30~50%ほどで十分。ただし、一気に負荷を持ち上げるというタイプのトレーニングをすることです。

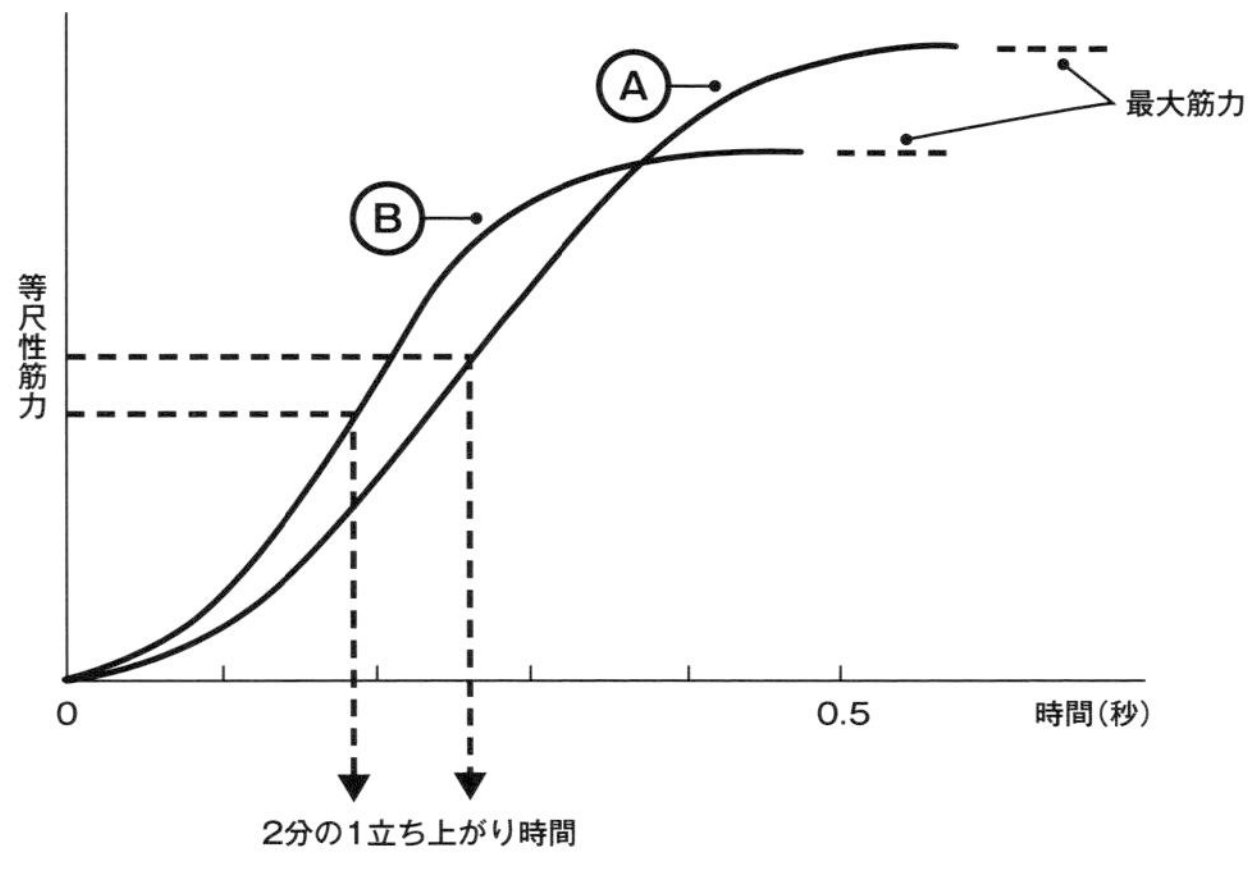

図　等尺性筋力発揮における筋力立ち上がり状態の模式図

Ⓐは最大筋力は大きく、筋力発揮速度が小さい場合、Ⓑは最大筋力はやや小さいものの、筋力発揮速度が大きい場合を示す。筋力が最大値の2分の1に達するまでの時間（2分の1立ち上がり時間）が筋力発揮速度の有用な指標となる。Bのほうが加速性に優れた動力源といえるが、AとBのどちらが望ましいかは競技の特性による

practice 04 セット目

等速性筋力・等張力性短縮速度の測定

等張力性短縮速度を測定すると、負荷が軽くて速度の速いところから、負荷が重くて速度がゼロになるところまで、ほぼ全域を測定することができる。

等速性筋力の測定により詳細なトレーニング分析が可能だが……

前項までは1RM筋力、それから等尺性随意最大筋力の測定について説明してきました。この項では等速性筋力の測定、等張力性短縮速度の測定の2つについて述べていきましょう。

まず等速性筋力は、いろいろな速度で動いているものに対して発揮された筋力、あるいは動作速度を変えたときの筋力の変化などを測定する際に有効です。コンセントリック（短縮性収縮）、エキセントリック（伸張性収縮）、すなわち負荷を上げる方向、負荷を下げる方向など、それぞれの状況における筋力の変化を知ることができるため、1RM筋力や等尺性随意最大筋力の測定と比べ、より詳細な筋力の分析が可能となります。しかも、等速性筋力の中には速度がゼロの状態、つまりアイソメトリック（等尺性収縮）も含まれるので、前項の等尺性随意最大筋力の測定もできることになります。

このような利点のある等速性筋力ですが、測定が難しいことが欠点といえます。「バイオデックス」「コントレックス」「サイベックス」といった簡単に測定できる等速性筋力計もありますが、いずれも非常に高価で、リハビリテーション用の装置として、病院などの限られた場所にしか設置されていないのが現状です。

また、それらの装置を使った測定は、つい最近まで肘の屈曲や膝の伸展といった単関節動作に限られていました。過去に蓄積されてきた等速性筋力のデータも、ほとんどが単関節動作のもの。複合関節動作、つまり日常動作やスポーツ動作に近い条件での筋力測定ができないことも、等速性筋力のマイナス要素でした。

進化する等速性筋力計

しかし、最近になってプレスやプルといった複合関節動作での等速性筋力を測定できる等速性筋力計が開発されてきました。おそらく、10年ほど前に発売された「エリエール」というマシンが世界で最初でしょう。日本においては、私が開発に関わってきた「メディモ」という測定装置が2012年から発売されています。エリエールはモーターの回転に対して長いレバーを介して力を発揮する仕組みで、基本的な構造はバイオデックスなどの単関節動作を測定する装置と同じです。一方、メディモはモーターの回転運動を直線運動に変換するという新しい仕組みを利用しています。いずれも直線的に動くものに対して、腕で押したり、引いたり、足で押し込んだりする動作での測定ができるように作られています。

エリエールやメディモはやはり高価で、現在のところ限られた場所にしかありません。ただ、世の中のニーズを考えると、将来的にはこれらが身近にやってくる可能性もあると予想されます。そうなると筋肉が出せるスピードやパワーが簡単にわかるようになり、1RM筋力の測定ではわからなかった部分の多くが明瞭に見えてきます。現在の筋力測定のあり方は、ずいぶん変わってくることと思います。

筋力の全貌を把握するには等張力性条件の測定がベスト

等張力性短縮速度の測定は、負荷を変えながら持ち上げていくという点では1RM筋力の測定と同じです。1RM筋力は1回だけ持ち上げられる重さなので、それ以上重くなったら挙がりません。一方、等張力性短縮速度の場合は、それぞれの負荷強度で最大努力をしている（筋肉をフルに使って負荷を持ち上げている）最中に、筋肉が発生できる速度と力の両方を測っていきます。するど、負荷が軽いときは速く挙がりますが、重くなるにつれて、だんだん遅くなっていき、やがて止まってしまって速度はゼロになる。そのポイントが等尺性最大筋力です。それより少しだけ負荷が軽く、なんとか1回動作ができると、それは1RM筋力に相当します。それらをフルに測定できるのが等張力性条件での測定の特徴です。筋肉の発揮する力と、その力を出しているときの速度との関係（力—速度関係）を、ほとんどすべてのレンジで調べることができるのです。

先述の等速性筋力計はモーターで動かしているため、速度に限りがあります。いい方を換えると、人間が発揮できる速度すべてに合わせられるほどの、性能のいい等速性筋力計はないということです。既存の等速性筋力計の3倍ほどの速度まで精度よく出せる装置があれば、かなり広範囲にわたって測定が可能ですが、実際に人間が出せる最大の速度に比べると、等速性筋力計がカバーできる速度はずいぶん遅い。等速性筋力計で測れる力—速度関係は、全体の力—速度関係の3分の1程度にすぎません。ところが、等張力性短縮速度を測定すると、負荷が軽くて速度の速いところから、負荷が重くて速度がゼロになるところまで、ほぼ全域を測定することができるわけです。

ということで、筋力の全貌を把握するには、等張力性短縮速度を測るのがベスト。しかし、残念ながら、この測定方法は非常に難しいというのが現状です。まず、慣性などの影響まで考慮された正確な測定装置を作ることが困難ですし、測定できたとしても、今度はデータを処理して分析する専門的な知識が必要になります。スポーツ動作に直結する筋力の評価という点では等張力性短縮速度を知ることが理想ですが、いつでも誰でもそれが測定できるようになるまでには、まだしばらく時間がかかりそうです。

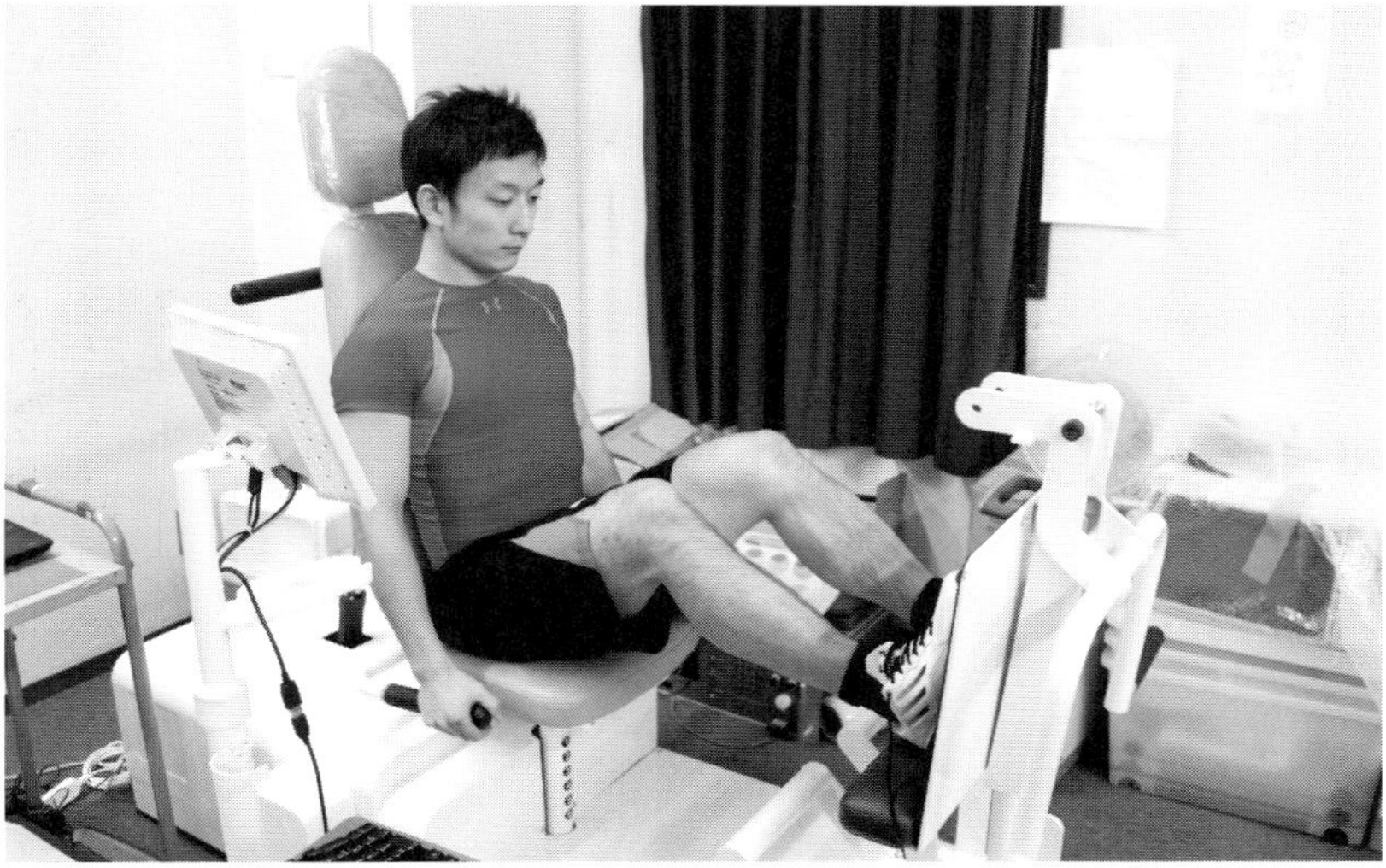

▲石井教授が開発に協力した「メディモ」。急速に進化している等速性筋力計は、近い将来、身近な測定装置になる可能性もある

practice

05 セット目

特異性の原則

唯一無二の絶対的なトレーニング法は存在しない。常に何に重点を置いてトレーニングするかを考えることが大切。

1つのトレーニングでは1つの効果しか上がらない

トレーニングの教科書には、古くから「特異性の原則」というものが書いてあります。これは、あるトレーニングを行った場合、そのトレーニングに対しての効果しか上げることができないということ。つまり、トレーニングの刺激には特異性があるという原則です。

筋持久力を高めるトレーニングを行えば当然ながら筋持久力は高まりますが、筋力やパワーが向上することはありません。反対に筋力やパワーのトレーニングであれば、筋持久力の向上は期待しないほうがよいということになります。

ところが、そうした特異性の原則の打破を期待する声は、いつの時代にもあります。筋力もつく、パワーもつく、筋持久力もつく、そんな万能薬のようなトレーニングがあるのではないか——と。しかし、そうしたトレーニングの出現は、生理学的に見ても考えにくいことなのです。

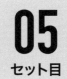

例えば、スプリント能力と全身持久性というのは両極端な能力になります。ですから、オリンピックのスプリンターが、マラソンでトップの成績を収めることはできません。逆にマラソンランナーが１００ｍを全力で走っても、一般の人よりは速いかもしれませんが、トップレベルには遠く及ばないでしょう。

このように、全身の生理機能をすべてトップレベルにもっていくことは、非常に困難というわけです。

万能なトレーニングはこの世にない

この特異性の原則を理解しておくことは、実は意外に重要です。というのも、最近は新しいトレーニング法や筋トレのやり方が考案されると、それがすぐにマスコミにもてはやされ、そのほかのトレーニングは無駄とでもいわんばかりのムードになってしまうことがあります。なぜか特殊なトレーニングになればなるほどその傾向が強く、マスコミが「これだけやっていればＯＫ」という捉え方をして喧伝するケースも少なくありません。コアトレーニングなどは、その典型といえるでしょう。これは注意しなければいけない問題です。

人間は「これさえやればＯＫ」というものに弱い生き物です。あれもやらなければ、これもやらなければ、と忙しく考えるより、１つのもので大丈夫といわれると安心してしまうという気持ちは理解できます。しかし、残念ながら万能なトレーニングなどはなく、実際にはそのトレーニングに見合った効果しか表れません。このことを、まずはしっかりと頭に入れておきましょう。

トレーニングの中には、一見、いくつかの効果をもっていそうなものもあります。例えば、筋力もつくけれども筋持久力もそれなりにつくもの。あるいは、筋持久力がつきながら、筋力もそれなりにつくもの。具体的には、サーキットトレーニングで少し筋力へのシフトを意識すれば、筋力がそれなりについて、筋持久力や全身持久力がかなり向上するという効果も期待できます。

やり方によっては、そのような複合的な効果を狙えることは確かですが、実際には筋力への効果は、専門的な筋力トレーニングに比べれば落ちてしまいます。持久力においても、専門的なトレーニングよりは確実に落ちます。つまり、広い範囲の効果が狙えるトレーニングは、逆に個々の能力に対するトレーニング効果は低いと考えていいわけです。

自分の目的に合ったトレーニングを選ぶ

唯一無二の絶対的なトレーニング法は基本的にあり得ないので、常に何に重点を置いてトレーニングするかということを考えることが大切になります。

トレーニング法はたくさんあります。何がよくて、何が悪いということはありません。それよりも、トレーニングを行う本人が、今の自分には何が必要か、どのトレーニングを行うべきか、それを考えることが重要です。それぞれのトレーニングの特徴を知り、自分の目的との兼ね合いで的確にメニューを決めていくことが、競技力のレベルを上げたり、パフォーマンスを高めたりするコツといってもいいでしょう。

トレーニングを選ぶポイントとしては、まずは自分が関わっている競技に合っているかどうか、自分自身の長所を伸ばし、短所を補うものになっているかどうか、といったことを基準に考えればいいと思います。ただ、適切なメニューであるかどうかは、年代によっても変わってくるでしょう。特に筋トレの場合、成長期が終わるまでは、あまり激しいものは避けるほうが無難です。

目的に合わないトレーニングをむやみに取り入れる必要はありません。また、いろいろなトレーニングを無節操にあれこれと試すこともないでしょう。ただ、たくさんの知識をもっていればいろいろなケースに対応することができるので、ある程度の勉強をしておいたほうが、結果的によい効果を得られる可能性は高くなるといえます。

いくつかのトレーニングを行うにしても、1つのトレーニングを一定期間はしっかり続けることが大切です。新しいものに目が行きすぎて、1つのトレーニングが中途半端なまま終わってしまうと、せっかくの努力が水の泡になってしまいます。新しいものを学ぶことは大切ですが、信念をもって続けることも重視してほしいものです。

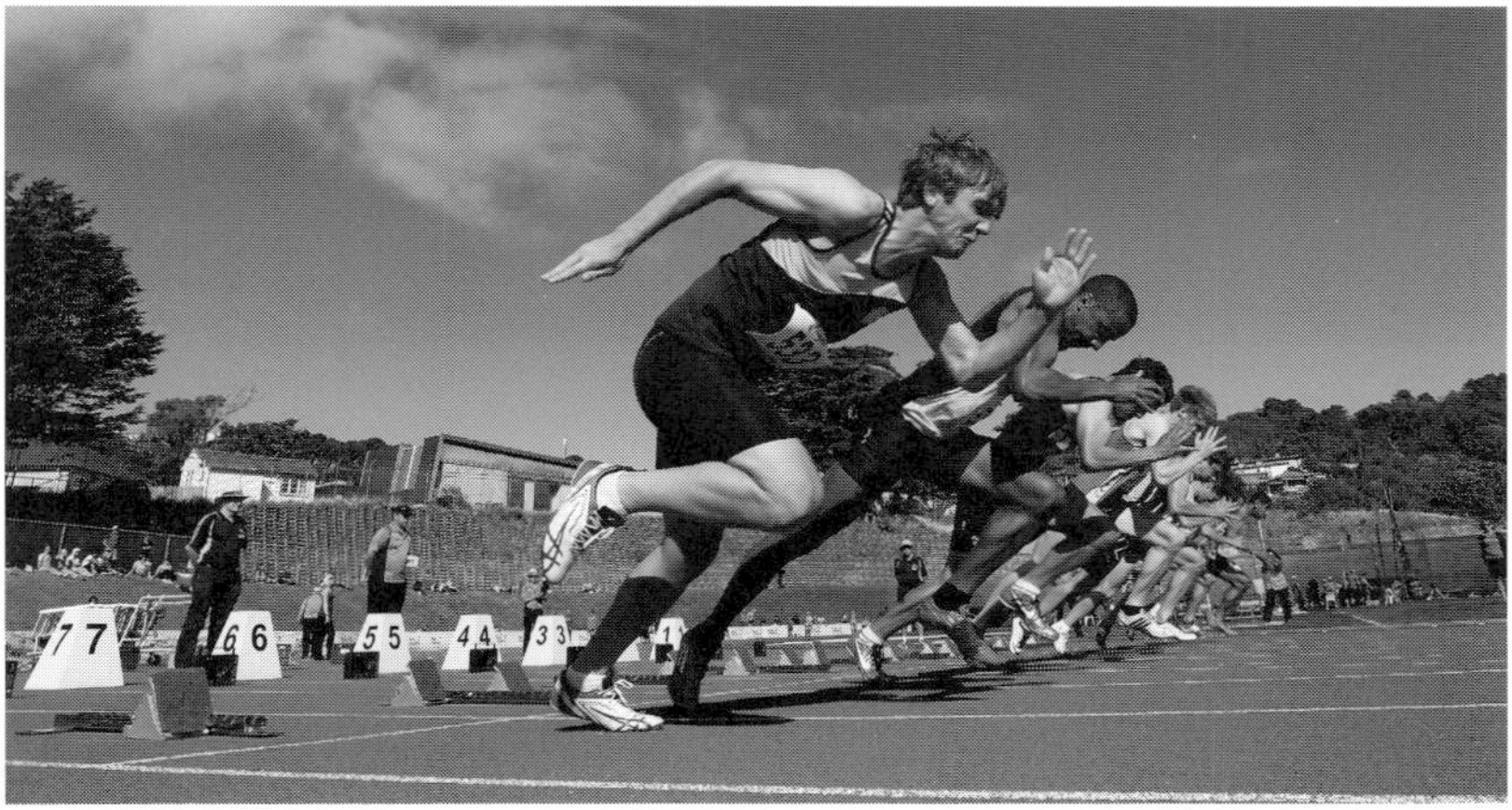

▲オリンピックのスプリンターが、マラソンでもメダルを取ることは考えられない。両極端の能力をトップレベルにもっていくことは不可能に近い　GettyImages

practice

06

セット目

パフォーマンスを高める筋力トレーニングの考え方

その競技の優れた指導者の目が一番確か。目で見てわからないパフォーマンスを数値化することは、どんなに精度の高い機械を使っても難しい。

体幹を鍛えればよい、という考えが正解とは限らない

前項では、1つのトレーニングには1つの効果しかないという「特異性の法則」について解説しました。唯一無二のトレーニングはないので、目的に合ったトレーニングを選ぶことが大切であるということもお伝えしました。この項ではそのことについて、もう少し考えてみましょう。

例えば、ある選手が体幹トレーニングを行ったところ、競技のパフォーマンスが非常に上がったとします。それは体幹トレーニングの効果が表れたと考えていいわけですが、実はその選手は四肢のパワーが強い割にコアが弱い、という特徴をもっていた可能性もあります。一見、筋肉があるように感じられても、全身がうまく連動していなかったために、動作が不安定になったり、再現性の高い動作ができなかったり、力の伝達がうまくいっていなかったりしたのかもしれません。そうした課題があったことに気づかず、たまたま取り入れた体幹トレーニングで弱点が補強

され、結果としてパフォーマンスが著しく向上したということもあり得ます。

つまり、このケースは〝偶然〟によって導き出された結果であり、それを見たほかの選手がコアさえ鍛えればいいと判断してしまうのは早計です。体幹は十分に強いけれども脚力に欠点がある、という選手がいくら体幹トレーニングを行っても、パフォーマンスが劇的に高まるということはないでしょう。

サッカーの長友佑都選手の体幹トレーニングが有名になり、最近は大人から子どもまで「体幹、体幹」と言っているような風潮がありますが、体幹さえ鍛えれば長友選手のような動きを獲得できると考えてしまうのは間違いです。長友選手は体幹トレーニングを取り入れる前に四肢をよく鍛えていたそうですから、脚力や全身持久力といった総合力が既に十分高まっていたと考えられます。その上で体幹トレーニングを行ったからこそ、競技におけるパフォーマンスが上がったのでしょう。

体幹トレーニングは早い段階から取り入れてもよい

少し話がそれますが、確かに安定した力強い動作を再現性よく行うためには、体幹が非常に大切な役割を担っています。本格的な筋力トレーニングは成長期が終わってから始めたほうがいいのですが、体幹トレーニングは適切に行えば、子どもが取り入れてもよいでしょう。

体幹の筋肉は、ある関節を単純に曲げ伸ばしするだけでありません。多くの関節からなり、自由度の高い脊柱を操る役割があります。前後左右の屈曲、ひねる動作など、脊柱周辺の筋肉を使ったさまざまな動作を適切に行うには、筋肉を強くする前に、筋肉をどう上手に使うかが問われます。特にスポーツにおいては、体幹の筋肉の使い方や操作の仕方を早い段階から習得することは、安定したパフォーマンス発揮につながるだけでなく、ケガの防止にも役立ちます。筋肉が痛くなるほど激しく行う必要はありませんが、日常的に取り入れることはプラスになると思います。

ただ、成長期の子どもで注意が必要なのは上下方向への強い圧迫です。これは椎骨そのものに強い負荷がかかり、成長軟骨の成長を阻害する危険性があるので、あまり重いものを担ぐようなトレーニングは選択しないほうがよいでしょう。負荷をかけるとしても、体幹トレーニングでよく使われるようなゴムチューブなどを選んだほうがよいと思います。

優秀な指導者の条件とは?

目的に合ったトレーニングを選ぶのは意外に難しいものです。それは自分の弱点を明確に把握することが簡単ではないからです。昔から指導者の優秀さは、そうした「目利き」の部分で評価されてきたように思います。例えば選手の動きを見ただけで問題点がわかれば、それを補強する練習メニューや筋力トレーニングを課題として与えることができます。優れた結果を生み出す指導者と、そうでない指導者との差は、実はそういうところにあるのでしょう。

目で見てわからないのであれば数値で評価するしかないと思いがちですが、実際には、その競技の優れた指導者の目が一番確かで、機械で測定したデータはそれに及びません。世の中には「機械は目で見えない何かを測れるのではないか」という期待があるようですが、残念ながら、まだまだ機械は人間の感度に追いつけていないと思います。体温や血圧などは別として、目で見てわからないパフォーマンスを数値化することは、どんなに精度の高い機械を使っても難しいのです。

逆にいうと、コーチ活動をしている人は、機械に頼らず自分の目をしっかり磨くことが重要です。もしかすると、パフォーマンスの高い選手と低い選手との動きの違いは、一般人でもなんとなくわかるかもしれません。しかし、「何が」「どう」違うのかを把握するには、特別な目が必要になります。また、ベストな動き方は、体型や筋力などの違いによっても変わってくるでしょう。個々の長所や短所を理解し、それぞれの課題や成長度などを分析できるという、一歩踏み込んだ視点をもてるかどうかが、一流の指導者を目指す上でのポイントになってくるように思います。

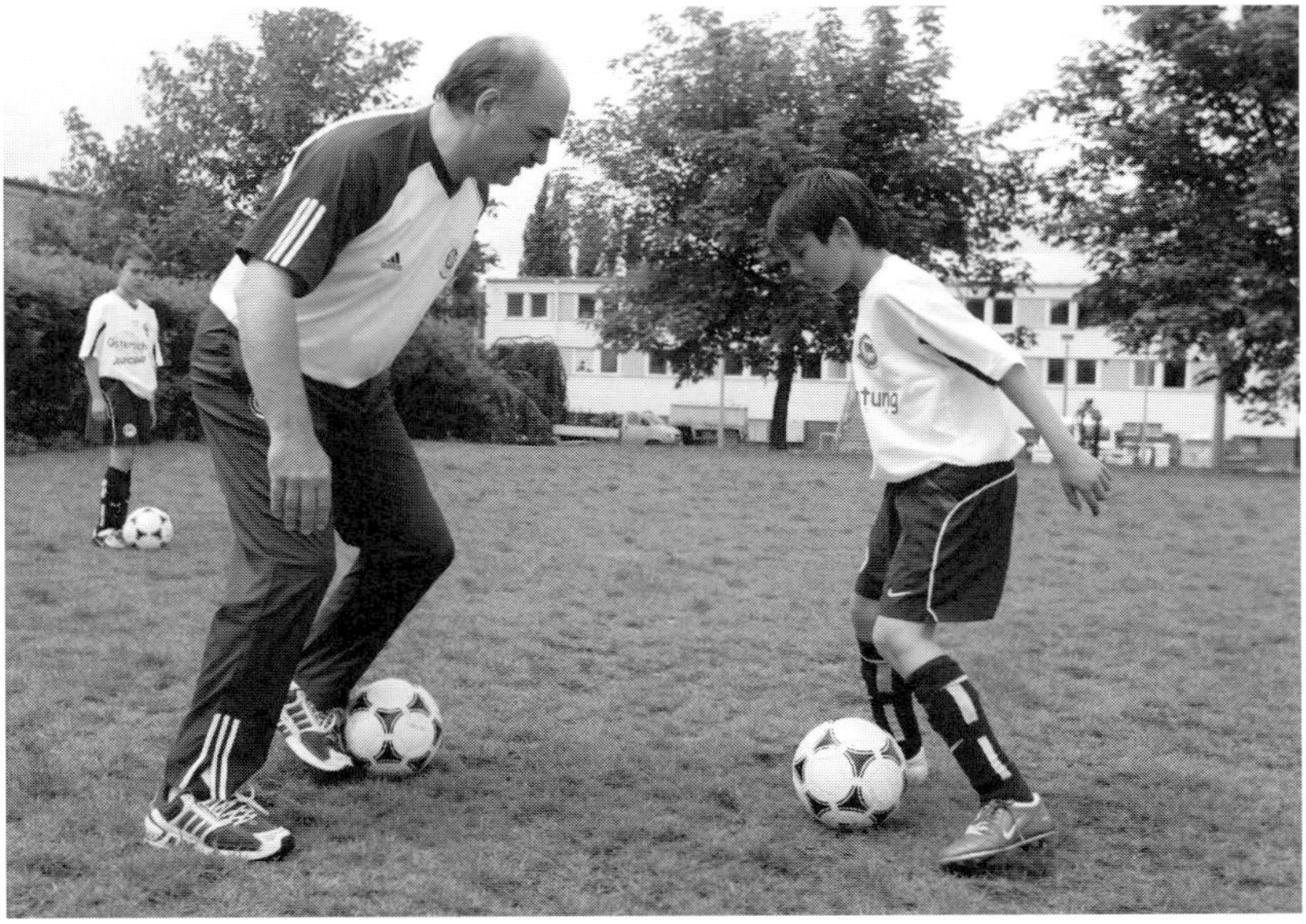

▲選手の長所・短所を理解し、課題や成長度を分析できるのが一流の指導者　GettyImages

practice

07
セット目

適応・馴化《じゅんか》とピリオダイゼーション

スポーツにおけるピリオダイゼーションの基本は、「筋肉・体力づくり」→「パワーアップ」→「パワーを競技の動きにつなげる」→「戦術・戦略」。

「適応」の後には「馴化」が起こる

前項でも説明したように、身体のある機能を伸ばすためには、その機能に特化した刺激を与える必要があります。そして、そうした刺激を与え続けていると、「生体適応」という現象が起こります。これは刺激に対する身体の反応の1つで、筋力が強くなったり、筋肉が太くなったりして、刺激に対応しようとするわけです。

トレーニング初期は、筋痛などによって一時的に筋力の低下が起こります（警告段階）。その後、適応によって筋力増加、筋肥大が起こります。そうしてある程度のレベルまでは順調に筋肉が成長していくのですが、その状態が長く続くと、今度は「馴化」という現象が起こります。これは簡単にいえば「慣れる」ということ。そうなると、もう同じ刺激では筋力アップや筋肥大はあまり望めないということになります。

実は、適応と馴化との区別は難しい面もあります。適応は強い刺激に備えるために身体が強くなっていくことですが、それはやがて馴化し、同じ刺激を与えても身体が反応しなくなってきます。これは同じ刺激を加えたときに、「もう強くする必要はない」と身体が判断しているわけですから、ある種の適応と呼んでもいいかもしれないわけです。

いずれにせよ、同じ刺激を続けているだけでは、ある一定の水準以上の成長はしなくなってしまいます。もう1つ上の段階に進みたいと思ったら、違った刺激を与えなければいけません。そして、違った刺激でも馴化が起こったら、また刺激に変化を与えることが求められます。

つまり、本格的に筋肉を鍛えていきたいと思ったら、長期的な計画を立てることが不可欠。そこで重要になってくるのが「ピリオダイゼーション」です。

ピリオダイゼーションには2種類のタイプがある

ピリオダイゼーションとはトレーニングを期分けして刺激を変えることです。そのやり方は大きく2種類に分けられます。

1つは、どこまでも向上するためのピリオダイゼーション。もう1つは、スポーツ競技などのシーズンに合わせた計画的なピリオダイゼーションです。

前者は、例えば3ヵ月おきにトレーニングのタイプを変えるのが基本的なやり方です。ストリクトスタイルで上げていたバーベルを、チーティングスタイルに変えてみたりすることで新しい刺激を筋肉に与えます。

競技であっても、パワーリフティング、ウェイトリフティングといった単純な種目の場合は、前者の部類に入るでしょう。日頃からトレーニングで行っていることと試合で行うことがほとんど同じなので、より重い負荷を上げることが基本的な課題となるからです。どこまでも純粋に挙上能力を高めていくためには、停滞やスランプを打破して、トレーニング効果を継続的に高めていく戦略を立てていく必要があります。

一方、後者は、オフシーズンから試合に向けて段階的に身体を仕上げていくピリオダイゼーションです。まずは時間のかかる筋肉づくりに取り組むのが普通でしょう。その後、次のシーズンが近づいてくるにつれて、鍛えた筋肉をパワーにつなげるようなトレーニングに変え、さらに実際の動きに活かすようなトレーニングに変えていく、という順序で進めていくのが一般的だと思います。

もちろん、試合直前になれば戦術的・戦略的な練習に多くの時間を割くことになると思いますので、身体は少し早めにつくっておく必要があるでしょう。

短期のピリオダイゼーションも基本的な考え方は同じ

年間を通して試合が行われる競技もあるかもしれません。学生のスポーツも、月曜日から金曜日までが練習日で、土日が試合（練習試合を含む）というケースが少なくないでしょう。そのような場合、1週間というスパンで試合に向けた調整をしながら、長期的には筋力・体力をアップさせていく必要があります。

試合が終わった直後は、いきなり戦術的な練習をするよりも体力レベルを上げることを考えたほうがよいでしょう。ということで、月曜日・火曜日は筋力・パワー・持久力などの向上を重視したメニューを組むのがよいと思います。その後、試合が近づくにつれて、体力を消耗する要素を削りながら、戦術的なトレーニングに変えていく、というのがよく選ばれているやり方だと思います。

ピリオダイゼーションの期間が1年から1週間になっても、基本的には「筋肉・体力づくり」→「パワーアップ」→「パワーを競技の動きにつなげる」→「戦術・戦略」という流れはそのままで、全体を1週間に縮めるという考え方でいいと思います。

週末に理想的なパフォーマンスを発揮しようと思ったら、コンディショニングに関してもしっかりとした計画を練ってトレーニングを進めなければなりません。金曜日の夜に疲れてヘロヘロになっているようでは、圧倒的な実力差がある場合は別として、試合に勝つことは難しいでしょう。試合当日はなるべく万全の体調で臨めるようにプログラムを組みながら、練習はしっかりこなす、ということが両立できればベストだと思います。

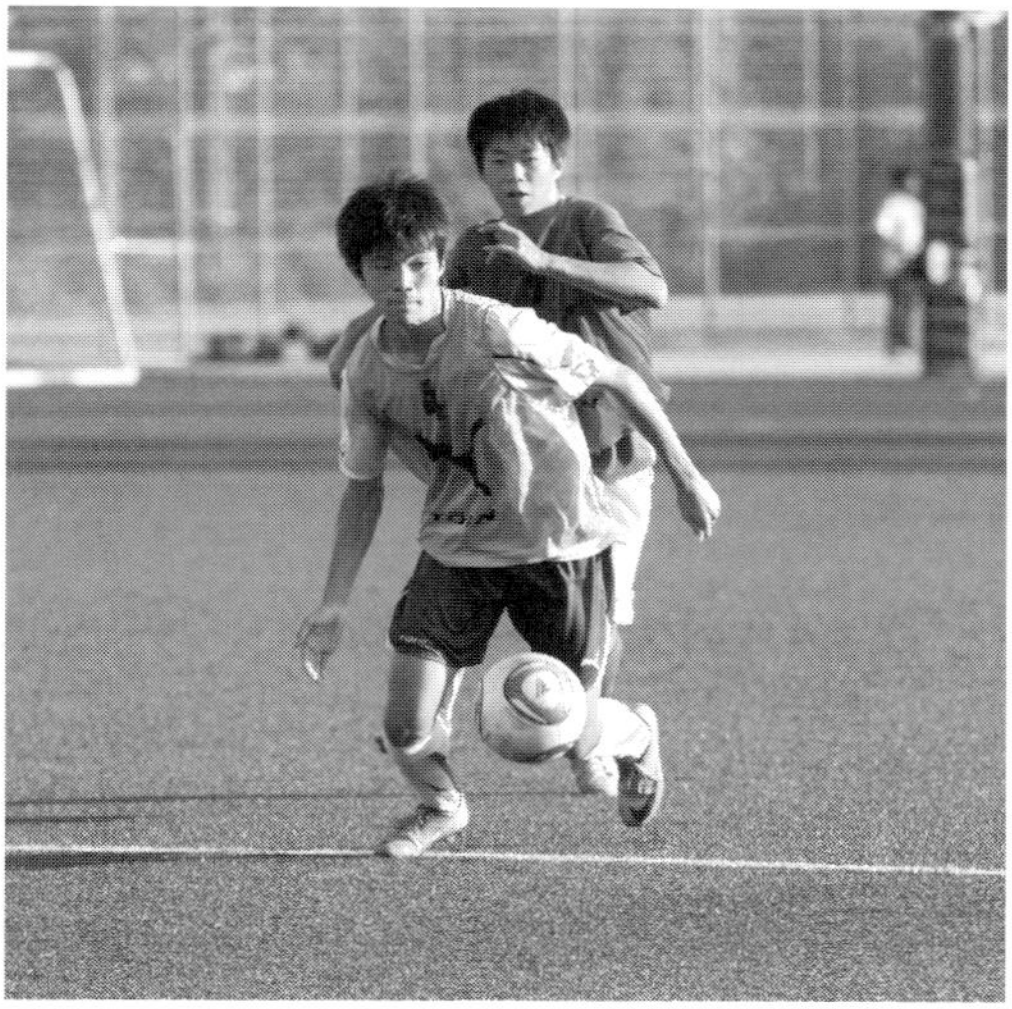

▲試合で最良のパフォーマンスを
発揮するにはピリオダイゼーションが欠かせない

practice

08 セット目

バイラテラルとユニラテラル①

バイラテラルトレーニングには、左右の不均衡を均一にするという大きな特徴がある。

左側の筋力＋右側の筋力＝両側の筋力とはならない

筋力トレーニングの種目にはいろいろな種類がありますが、大きく分けると両手・両足で同時に行うものと、片手・片足ずつ交互に行うものとがあります。前者を「バイラテラル（両側性）トレーニング」、後者を「ユニラテラル（一側性）トレーニング」といいます。

基本的な種目でいうと、バーベルを用いるものはバイラテラル、ダンベルの場合は、バイラテラルとユニラテラルの両方が可能です。どちらがよいということではなく、それぞれの特徴を理解して使い分けることが大切です。

まず知っておかなければいけないのは、両側性の筋力発揮をするときは、片側ずつ筋力発揮をしたときの足し算よりも、合計が小さくなってしまうという生理学的な現象があることです。これを専門的な言葉で「両側性欠損（バイラテラルディフィシット）」といいます。

例えば、左右の手で握力を測り、それぞれ30kgという数値が出たとします。それならば、両手同時に握力計を握ると60kgという値が出るのではないかと期待してしまいそうになりますが、左右同時に筋力を発揮すると実際にはそうならず、左右の合計の90%程度の筋力になってしまいます。つまり、左右それぞれが30kgを切る値になってしまうのです。筋力だけでなく、パワーでも同様のことが起こります。

両側性欠損の原因は、はっきりとはわかっていませんが、おそらく脳の中の問題だと考えられています。両側を使って動作を行うことは、それだけ脳の広い領域を使わなければならないため、脳にとってある種の負担になるのではないかということです。

もう1つの推論は、片側を欠損させたほうが身体にとって都合がいいのではないかというものです。というのも、完全に左右対称という状態は身体としてあり得ません。対称であるほうが好ましいと思ってしまうところですが、心臓は身体の中心より左側にありますし、肝臓は右側に寄っています。このように身体のつくりそのものが、もともと非対称なのです。両側同時に動作を行うときも、どうしても筋力の弱いほうに強い負担がかかってしまうので、自動的に弱いほうにそろえるような力発揮の仕組みが備わっているのかもしれません。

トレーニングとして望ましいのはバイラテラルか? ユニラテラルか?

ということは、左右それぞれの筋肉を最大限に鍛えて強くすることが目的の場合、一方の筋肉をフルにトレーニングし、もう一方の筋肉も同じようにトレーニングすればよいのでしょうか。

つまり、上腕二頭筋を強くするにはバイラテラルなバーベルカールをするより、ユニラテラルなダンベルカールを行ったほうがよいのでしょうか。

確かに、そうすれば1回の筋力発揮能力は高まるかもしれません。ただ、ここで問題となるのは、左腕と右腕の筋力が微妙に違う場合（ほとんどの人がそうだと思います）です。それぞれダンベルカールでトレーニングすると、左でできる回数と右でできる回数が違ってしまいます。あるいは、左で扱えるダンベルと右で扱えるダンベルの重さが違ってしまうケースも考えられます。そうなると、結果的に左右の非対称性をどんどん増悪してしまうという危険性もあります。それを避けるためには、やはり必然的に弱いほうの筋力に支配されるバイラテラルのほうが望ましいといえるでしょう。

また、ユニラテラルは（種目にもよりますが）、どうしても身体の片側にだけ重たい負荷がかかるため、トレーニングを行っている箇所以外にストレスがかかってしまうということもあります。その結果、フォームそのものが非対称になってしまい、それが原因でどこかを痛めてしまうということも考えられます。

両側性欠損はバイラテラルトレーニングで低減できる

両側性欠損は、バイラテラルトレーニングをすることによって低減することも可能なようです。これについては、オーストラリアのグループが、ボートのトップ選手を使って実験を行っています（次ページ図）。ボートの選手は両足でプレートを押しながら、両腕でオールを引くという運動を日常的に行っています。つまり、競技動作のパターンそのものがバイラテラルです。

そこで彼らに両足と片足でそれぞれレッグプレスをさせたところ、両足で行ったときにほとんど筋力が下がりませんでした。両側性欠損の度合いが非常に小さかったのです。この実験からもわかるように、バイラテラルの大きな特徴は、左右の不均衡を均一にすることだといえるでしょう。

一方、ランニングなどは左右の手足を交互に動かすため、運動のパターンとしてはユニラテラルな連続運動ということになります。このように「片方が強い力を出しているときに、もう片方が違うパターンの力を出しているか、緩んでいる」という運動を専門に行っている人は、両側同時に力を出す能力が落ちてくる。つまり、両側性欠損が大きくなるということも考えられます。

ですから、普段のトレーニングでは、まずバイラテラルトレーニングを重視するべきです。特に左右の筋力がアンバランスだと感じている人は、両側性のバイラテラルトレーニングを意識的に増やしたほうがよいでしょう。

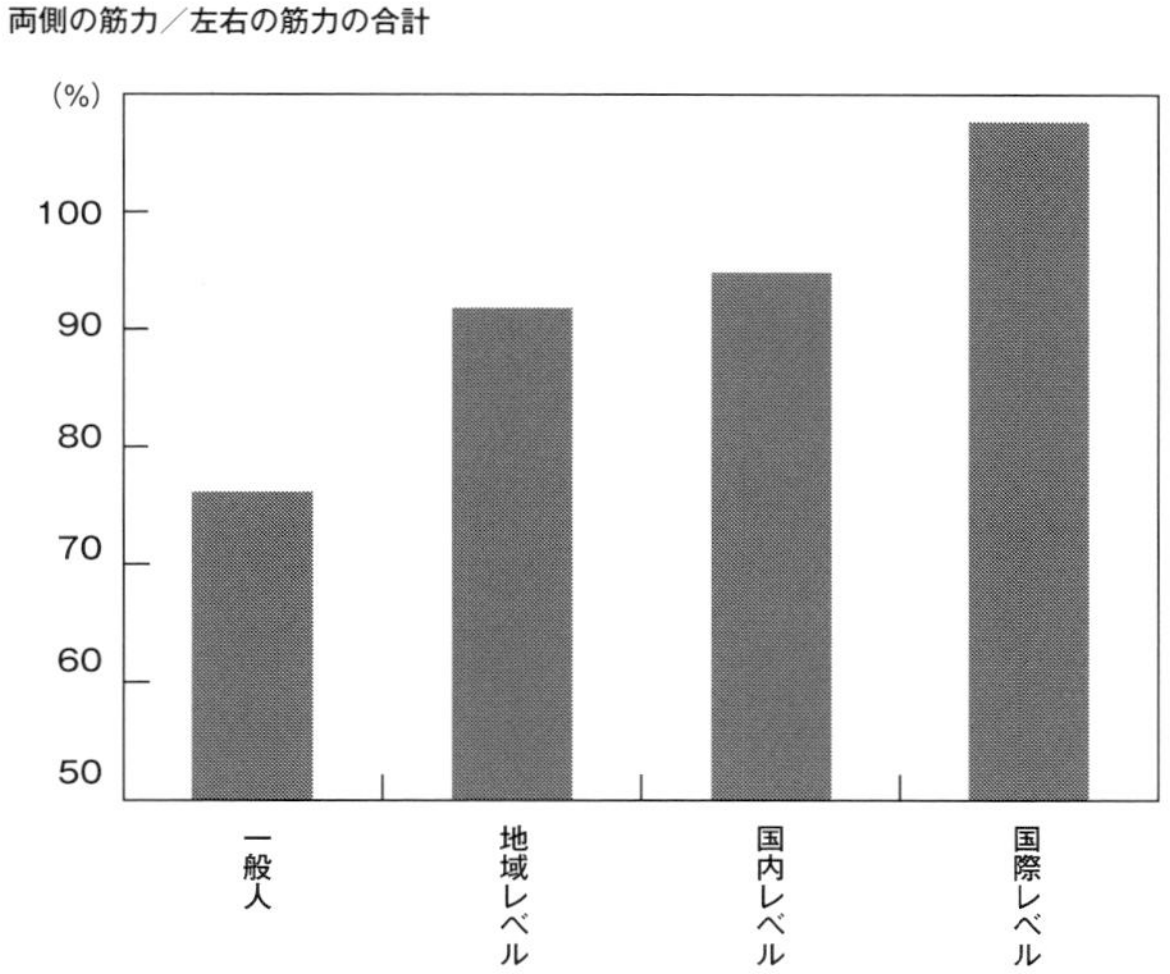

図　ボート競技選手に見られる両側性欠損の低減

ボート競技選手にレッグプレスを両側と、左右片側ずつ行わせ、それぞれの最大筋力を測定。競技レベルが高い選手ほど両側性動作での筋力低下のレベルが低くなり、国際レベルの選手は両側性での筋力発揮がむしろ左右の筋力の合計を上回ることがわかる

practice

09 セット目

バイラテラルとユニラテラル②

スポーツの動きはユニラテラルが基本。バイラテラルなトレーニングだけでは、動作への対応性が落ちてしまうことも考えられる。

バイラテラルトレーニングでも左右対称を意識するべき

前項ではバイラテラル（両側性）トレーニングとユニラテラル（一側性）トレーニング、そしてバイラテラルディフィシット（両側性欠損。両側性の筋力発揮をしたときは、片側ずつの足し算よりも合計が小さくなるという現象）について説明しました。

両側性欠損について、少し補足しておきましょう。かつて私の研究室にいた小林雄志君という学生（現在はJISSの研究員）が、スクワットを行ったときの筋力の左右非対称性を調べる実験を行いました。地面からの反力を測る〝フォースプレート〟の上で被験者にスクワットをさせ、左右それぞれでどのくらいの力を発揮しているのかを測定しました。すると、度合いの差はあったものの全員に左右非対称性が表れ、それは負荷が重くなればなるほど顕著になる傾向があることがわかりました。

前項で、「ユニラテラルトレーニングは左右非対称性を増悪させる危険性がある」と説明しましたが、スクワットのような両側性のトレーニングでも非対称性は表れてしまうのです。そして、その状態を放置していると、トレーニングのときだけではなく、スポーツの場面で障害の危険性が上がってくることもわかってきました。

つまり、バイラテラルトレーニングであっても、常にフォームや力の出し方などに注意を払いながら行ったほうがいい、ということになります。フォースプレートなどを利用できればベストですが、それは高価すぎますし、置き場にも困るので、現実的には目の肥えている人にチェックしてもらったり、鏡を見ながら自分で修正したりするしかないでしょう。スクワットやベンチプレスのようなシンプルな動作であれば、どちらか一方に傾いていたり、体重がかかっていたりすると視覚的にもわかります。微妙なブレをしっかり確認し、なるべく左右対称になるように意識することが、ケガ防止の第一歩だと思います。

スポーツ選手にはユニラテラルトレーニングも大切

では次に、ユニラテラルトレーニングのメリットについて考えてみましょう。

多くのトレーニングにおいて、バイラテラルのほうがユニラテラルよりも動作の制約が大きくなります。例えばベンチプレスマシンでは背もたれに背中を固定した状態でバーベルを動かすので、使われる筋肉も限定的になってしまいます。

一方、ダンベルやオルタネート（交互）でプレス動作ができるベンチプレスマシンでユニラテラルのプレスを行うと、体幹の回旋や肩甲骨の動きなども利用しながら負荷を上げることになるので、バイラテラルよりも自由度が高くなります。また、これは実動作に近い動きということもできます。大胸筋を鍛えるという目的のためにはバイラテラルのほうが適していますが、スポーツで両腕同時にプッシュする場面はほとんどありません（相撲の諸手突きなどはありますが）。ということは、スポーツの動きを養うトレーニングとして考えた場合は、ユニラテラルのほうが適しているといえるのです。

ジャンプ動作も同様です。バイラテラルで強く地面を蹴るシーンは、バスケットボールのシュートの一部、バレーボールでブロックをするときなどで、あまり多くはありません。それよりも助走をつけて片足でジャンプするケースのほうがはるかに多いでしょう。また、走る動作も左右交互にジャンプを繰り返しているのと同じですから、ユニラテラルな筋力発揮の連続になります。このように、スポーツの動きはユニラテラルが基本ですから、バイラテラルなトレーニングだけでは、むしろ動作への対応性が落ちてしまうことも考えられます。

ウェイトトレーニングの主要種目はバイラテラルがメインになりがちですが、スポーツ選手はユニラテラルも積極的に取り入れていくことが大切でしょう。

ユニラテラルトレーニングの注意点

最近のトレーニング界には、マシンにもなるべく自由度をもたせ、たくさんの筋肉を総合的に使えるようにしようという方向性があるようです。実際の動作により近づけることが目的と考えられます。例えばプレスマシンでも、バイラテラルとユニラテラルの両方のトレーニングを行えるものが増えてきました。ですから、ユニラテラルトレーニングに取り組みやすい環境になってきているといえるでしょう。

そのようなマシンでユニラテラルトレーニングを行う場合、通常はオルタネートになると思いますが、オルタネートには片方を上げているときに片方の筋肉が休んでしまい、レップ間のインターバルが長くなるという欠点があります。そのことを考慮し、回数を増やしたり、スピードを高めたりするような工夫も必要になってくるかもしれません。

もう1つの注意点は、負荷を重くしすぎないこと。身体の片側に荷重がかかるユニラテラルトレーニングは、負荷が大きくなるとケガの危険性が高くなるからです。ベースの筋力を鍛えたいときはバイラテラルな種目を選び、その上でユニラテラルを上手に活用してパフォーマンスアップを狙えばよいと思います。

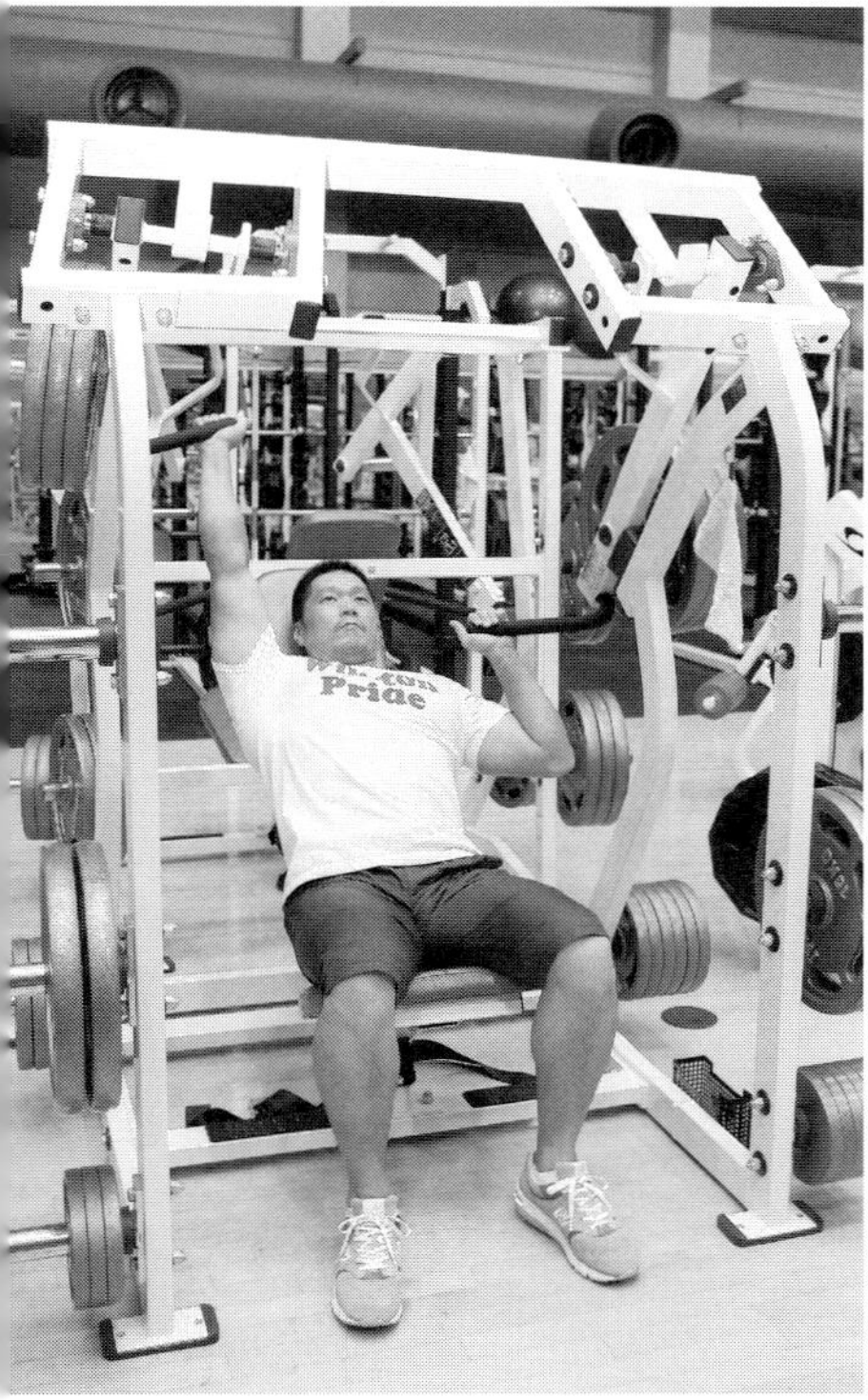

▲最近はユニラテラルトレーニングを行えるマシンが増えている。上手に活用すれば、パフォーマンスアップを狙えるはず

practice 10 セット目

メカニカルストレスの重要性

「楽をしたら強くなれない」というのは、根性論のような印象を受けるかもしれないが、これは生理学的にも正論。

メカニカルストレス抜きに筋力トレーニングは語れない

筋肉が強く太くなるには「メカニカルストレス」「代謝環境」「酸素環境」「ホルモン・成長因子」「筋線維の損傷・再生」という5つの要因があることを理論編「36時限目」で説明しました。この中で、筋力トレーニングをする上で最も重視すべきなのはメカニカルストレスです。

メカニカルストレスとは力学的な刺激のことですが、筋力アップや筋肥大を目的とする場合、やはり負荷強度を中心に考えなければいけません。これは筋力トレーニングの知識が確立されていない時代から変わらないことで、軽いものを持ち上げても筋力がつかないことは誰でも経験的にわかるでしょう。また、これまでに行われてきたさまざまな研究においても、メカニカルストレスによって筋力アップや筋肥大が起こったというエビデンスは数多くあるので、メカニカルストレスを抜きにして筋力トレーニングは語れないという路線ができています。

最近の研究では、必ずしもメカニカルストレスが強くなくても筋肉を成長させる方法があることがわかってきていますが、最終的に筋肉に強い力を出させたり、大きなパワーを発揮させたりすることがトレーニングの目的である場合は、やはり負荷強度の低いトレーニングをしても意味がありません。大きな力やパワーを出すトレーニングを繰り返し行うことで、さらに大きな力が出るようにしていくというのが最もオーソドックスなやり方であり、それを崩してはいけないのです。

楽なトレーニングでは決して筋肉は強くならない

一般の人はもちろん、スポーツ選手や指導者の中にも、歯を食いしばるようなトレーニングをせず、できるだけ楽をして身体を強くしていきたいという考えがあるかもしれません。あるいは、重いものを持つとケガをする危険性が高くなるので、それを避けたいという意見もあるでしょう。

私自身、長年トレーニングをしてきた経験から、楽をして強くなりたいと思う気持ちはよくわかります。しかし、残念ながら、その発想は根本的に間違っていて、楽をして強くなるというのは実現不可能な望みなのです。

これだけヒトの身体に関する研究が進み、トレーニング科学が発達してくると、ともすれば必死にトレーニングをしなくても筋肉を肥大させることが可能なのではないか、テレビを見ながら筋肉を動かしていても強くなれる方法があるのではないか、という錯覚を起こしがちですが、そんな夢のような方法は今のところ見つかっていません。

「楽をしたら強くなれない」というのは昔の指導者の意見であり、根性論であるかのような印象を受けるかもしれません。しかし、これは生理学的にも正論です。なぜなら、身体が強くなる理由は、身体を強くしなければならない状況になったからであり、そういう状況に追い込まれたときに初めて生理学的適応が起こるからです。それが生物の基本的な仕組みなので、その仕組みを省略するという考え自体、無理があります。

私は高齢者でも筋力トレーニングができるように、軽い負荷を使うことで身体の負担を軽減する『スロトレ』などを研究しているので、楽に強くなる方法を知っているのではないかと勘違いされることがあります。しかし、決してそんな方法はありませんし、むしろ自分の経験から、それが不可能であることをよくわかっています。

やはり強くなるには、それにふさわしい刺激が必要であり、その苦しさを乗り越えた先に、身体が変化するという喜びが待っているのです。これは選手やコーチにとって、絶対に必要な考え方だといえるでしょう。

的外れなストレスはNG

ただし、強くなるための刺激が必要だといっても、本当に必要な刺激以外のストレスが過剰に強くなってしまうのはNGです。鍛えたい筋肉に強い刺激が加わった結果として「キツい」「しんどい」と感じるのはいいのですが、それに加えて心臓や呼吸器などに過度の負担がかかり、「身体中がつらくて耐えられない」という状態になってしまったら、それは決してよいトレーニングではありません。

目的としないところにまで余計なストレスがかかるのは、身体全体にとってもプラスではありませんし、目的とする筋肉を鍛える効果も半減してしまいます。また、フォームが乱れたり、関節などに不要な負荷がかかったりして、ケガにつながる危険性もあります。さらに精神的なストレスも大きくなり、結果としてトレーニングが長続きしないということにもなってしまうでしょう。

ですから、筋力トレーニングを行う場合、どこにどんな刺激を与えればよいかを考えることが重要になります。特にスポーツ選手は、競技に必要な力を発揮したり、競技での負荷に耐える力を身に付けたりするために、より的確なメカニカルストレスを選択することが必要になります。また、筋肉にしっかり力を発揮させるだけでなく、関節や骨にもそれ相当のメカニカルストレスを加えることで、それらの機能を全体的に高めるということも考えるべきでしょう。

次項では、メカニカルストレスに重点を置いた具体的なトレーニングを紹介します。

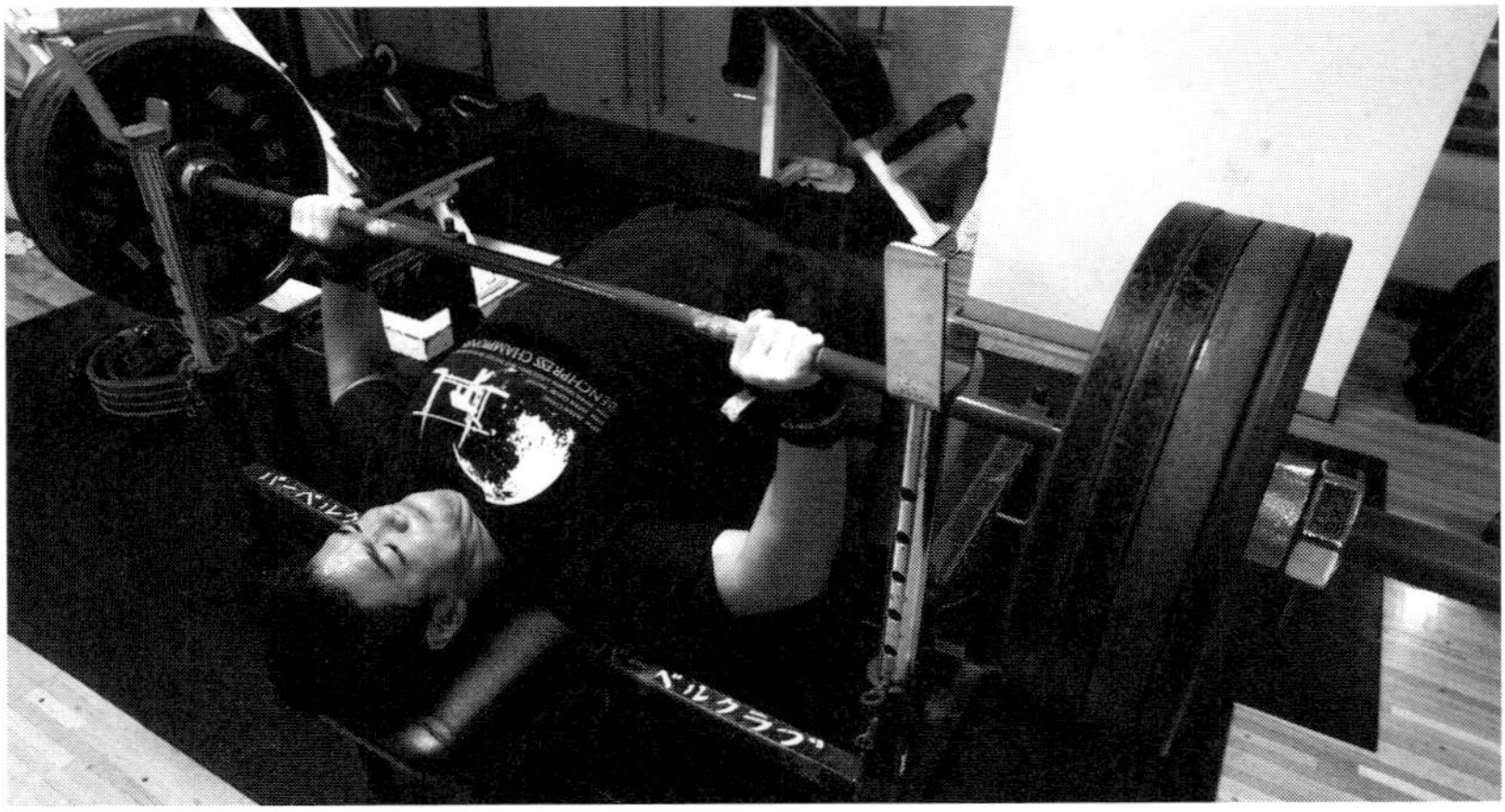

▲身体に関する研究が進み、トレーニング科学が進歩した現代においても、メカニカルストレスによって筋肉が強くなるという原理は変わらない

practice

11 セット目

メカニカルストレスを高める方法①

メカニカルストレスを高めるファクターには「大きな筋力発揮」と「十分な伸張性筋力の発揮」があり、そのための4つの代表的なトレーニング法がある。

メカニカルストレスを重視した4つのトレーニング方法

前項では「メカニカルストレス」（力学的刺激）の重要性について説明しました。この項からは、筋肉を太く強くする上で決して避けて通れない、メカニカルストレスを与える方法を考えていきましょう。

まずオーソドックスな筋力トレーニングの場合、80％1RM（1回挙げられる重さの80％）という負荷が標準的なメカニカルストレスです。その負荷を使って十分なトレーニング量（回数やセット数）をこなすことを前提とすると、「1秒で挙げ、1秒もしくは2秒で下ろす」というリズムで繰り返すことが標準的なトレーニングのやり方といえます。セット間のインターバルは長くしすぎず、1分程度に設定するのが適切でしょう。

筋肥大のための刺激を与えることが目的であれば、この80％1RMを中心とした負荷でトレーニングをするのがベスト。ただし、メカニカルストレスを最重視したトレーニングを考えた場合には、もう1段階、刺激を高めるための工夫がいくつかあります。

メカニカルストレスを高めるファクターとしては、「大きな筋力発揮」と「十分な伸張性筋力の発揮」とがあり、そのための代表的な方法として、①高負荷・長インターバルトレーニング、②バリスティックトレーニング、③エキセントリックトレーニング、④フォーストレプストレーニング、の4つが挙げられます。

高負荷トレーニングの目的は筋力を高めること

①の高負荷・長インターバルトレーニングは、90〜95%1RMの負荷強度を使ったトレーニングで、負荷が大きくなる分、回数は2〜4回が限界になります。

また、1セット終わった後、筋力が回復するまでにしばらく時間がかかるので、必然的にセット間のインターバルは3〜5分と長くなります。

1セットの挙上回数が少なく、インターバルが長いので、トレーニング全体で筋肉がなす仕事は量的に少なくなります。

仮に5分のインターバルをとったとすると、1時間のトレーニングを行っても10セット強しかこなすことができません。トータルの挙上回数も最大で40回ほどになるので、トレーニングのボリュームは極めて小さくなります。

ボリュームが小さいことから、筋肉を太くする効果は高くありません（全く効果がないわけではありません）。このトレーニングの目的は筋肥大より、むしろ高重量を挙げる筋力を高めることにあります。高い筋力発揮を継続的に行っていると神経系の抑制が低減されてくるので、筋力増強には非常に効果的です。

そのため、ウェイトリフターやパワーリフターにとっては、この高負荷・長インターバルトレーニングが中心的な方法になるといえます。

バリスティックトレーニングのポイントは初期の加速度

②のバリスティックトレーニングは、負荷強度とメカニカルストレスを別物として考える典型的なトレーニングで、メカニカルストレスは非常に強く、負荷強度は相対的に低いという特徴があります。

例えば、何も負荷をかけずにジャンプをする場合、床反力（床を蹴ることによって戻ってくる力）はジャンプの高さに依存しますが、そこで瞬間的に発揮される力は自分の体重の4〜5倍という大きなものになります。体重70kgの人が思い切りジャンプしたとすると、地面に対して300kg重もの力を発揮することになるのです。

負荷強度は自重（自分の体重）ですから、外的な負荷はゼロということになりますが、瞬間的な力発揮は300kg重。通常のトレーニングであれば、発揮される力は負荷強度に相当するわけですから、230kg（300kg－体重70kg）のバーベルを担いで行うスクワットと同等の力が発揮されているということになります。

ここで重要になるのは動きだしの加速度。力＝質量×加速度なので、負荷が軽くても初期の加速度が大きければ、発揮される力そのものは大きくなります。高くジャンプするためには、上向きの大きな加速度が必要です。瞬間的に大きな力を発揮できれば加速度が大きくなり、高いジャンプが可能になるということになるわけです。

瞬間的に出す力は大きいのですが、力発揮の持続時間は非常に短くなります。ジャンプする際も、地面に対して力を発揮している時間は1秒もありません。一瞬にして高い筋力が発揮され、次の瞬間にはストンと落ちる。そういう放物線を描くようなタイプの筋力発揮をするトレーニングを総称して、バリスティックトレーニングと呼びます。

これはバーベルなどを使ったウェイトトレーニングにも応用できます。最もメジャーなものは、クリーンやスナッチのようなクイックリフトです。かつてはアーノルド・シュワルツェネッガーも筋肉に激しい刺激を与えるために、好んでバリスティックトレーニングを行っていたそうです。

一方、バリスティックトレーニングは通常のウェイトトレーニングと比較すると、よりスポーツ動作に近いので、鍛えた筋力を実際の動作に結びつける上でも効果的です。次項ではバリスティックトレーニングについて、もう少し詳しく解説したいと思います。

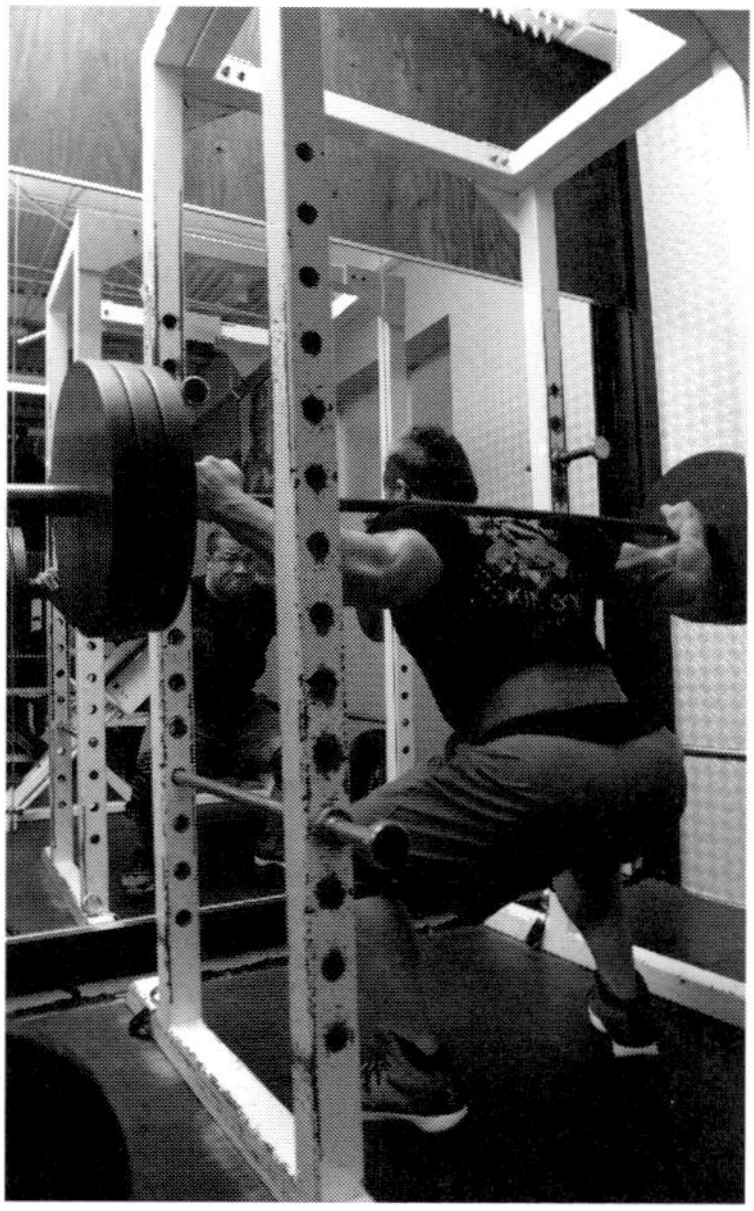

▲高負荷・長インターバルトレーニングの目的は、高重量を挙げる筋力を高めること。高い筋力発揮を継続的に行うと神経系の抑制も低減され、筋力増強の効果が高くなる

practice 12セット目

メカニカルストレスを高める方法②

「負荷を持ち上げる」のではなく、「一気に加速させ、すぐに力を抜く」こと。そこに力点を置いていれば、それはバリスティックトレーニングといえる。

バリスティックトレーニングはバーベルを使っても可能

バリスティックトレーニングの典型的な例はジャンプです。単純にピョンピョン跳ぶだけでも立派なトレーニングになります。

また、バーベルやダンベル、ケーブルマシンを利用する場合も、目の前にある負荷を瞬間的に強く加速するようにすれば、バリスティックトレーニングになります（211ページ図）。わかりやすい例としては、クリーンやスナッチなどが挙げられますが、ベンチスロー（バーベルを上に放り投げるように負荷を加速する。落下途中でバーベルが減速されるスミスマシンなどを利用する）、メディシンボールを使ったキャッチボールなどもバリスティックトレーニングといえます。

いずれもポイントは「負荷を持ち上げる」のではなく、「一気に加速させ、すぐに力を抜く」こと。そこに力点を置いていれば、それはバリスティックトレーニングといえます。「瞬発力トレーニング」「負荷を加速するトレーニング」といったいい方をされることもありますが、表現の仕方が違うだけで本質的には同じトレーニングといえるでしょう。

切り返し動作が含まれるとプライオメトリックトレーニングになる

バリスティックトレーニングと同様のコンセプトで活用されているのが「プライオメトリックトレーニング（プライオメトリクス）」です。両者の区別は難しいのですが、プライオメトリックトレーニングにはバリスティックトレーニングの要素も入っている、と認識しておけば間違いないでしょう。

例えばベンチスローなら、負荷を強く加速させて瞬間的に力を発揮するだけでなく（これだけならバリスティックトレーニング）、上から落ちてきたシャフトを受け取るときにブレーキをかけながら筋肉を伸張させ、すかさず切り返してもう一度投げるという動作全体を指して、プライオメトリックトレーニングと呼びます。これは「伸張-短縮サイクル」と呼ばれる運動で、負荷を投げる短縮性動作（コンセントリック）の前に、負荷を受け取る伸張性動作（エキセントリック）を行うことがポイントです。

メディシンボールを使ったキャッチボールも同様で、投げるだけならバリスティックトレーニングですが、ボールを受け取って筋肉を伸張させてから投げ返すとプライオメトリックトレーニングになります。ジャンプも、しゃがんだ状態から跳ぶだけならバリスティックトレーニング。台の上から飛び降りた反動を利用して跳び上がるような動作の場合はプライオメトリックトレーニングです。

バリスティックもプライオメトリックも、外見上の負荷強度は決して高くありません。しかし、瞬間的な力発揮は非常に大きくなるので、メカニカルストレスが強いトレーニングということになります。ということは、見た目にはそれほど大きな負荷がかかっていなくても、トレーニングとしては危険を伴うということでもあります。瞬間的に大きな力がかかることで、筋肉を痛めたり、腱を断裂したりといった障害も起こりやすいといえるでしょう。

ですから、これらのトレーニングを行う際には、まず基本的な筋力トレーニングがしっかりできていることが大前提。しかも、単純に筋力がしっかりついていればOKというわけではなく、関節の構造に合った動きをしているかどうかも重要です。関節の伸展・屈曲が安定して行われない方向に動作をしたりすると、やはりケガの原因になってしまうことが考えられます。

回数や重さではなく大切なのは動作の質

バリスティックトレーニングやプライオメトリックトレーニングは、その動作の仕方からもわかるように、単純に筋力を高めるというより、筋力を実際の動作に結びつけることが目的といえます。力の発揮の仕方が問題となるので、いいかげんに行っても効果はありません。何回行ったか、何kgの負荷を持ったかではなく、動作の質が問われるのです。

このトレーニングの難しいところは、発揮された力の大きさが見えにくいという点です。バーベルを担いでいれば負荷の大きさが見た目でわかりますが、自重負荷でバリスティックトレーニングを行っている場合、瞬間的にどのくらいの力が発揮されたかを肉眼で確認することができません。

そこで重要になるのは、指導者の眼力です。その動作でしっかり力が発揮されているかどうか。あるいはバリスティックトレーニングとして適切な力発揮がされているか。わかる人はわかると思いますが、わからない人にはさっぱりわからないでしょう。運動をしている本人でさえ、自分の身体の中でどの程度の力が発揮されたのか、感覚的にはほとんどわからないと思います。

床反力計などの専門的な機械を使って測定できればいいのですが、なかなかそうもいきません。外から推測し、適切な判断を下せる人の存在が重要になるのです。そういう難しいトレーニングであることを、選手も指導者も認識しておく必要があるでしょう。

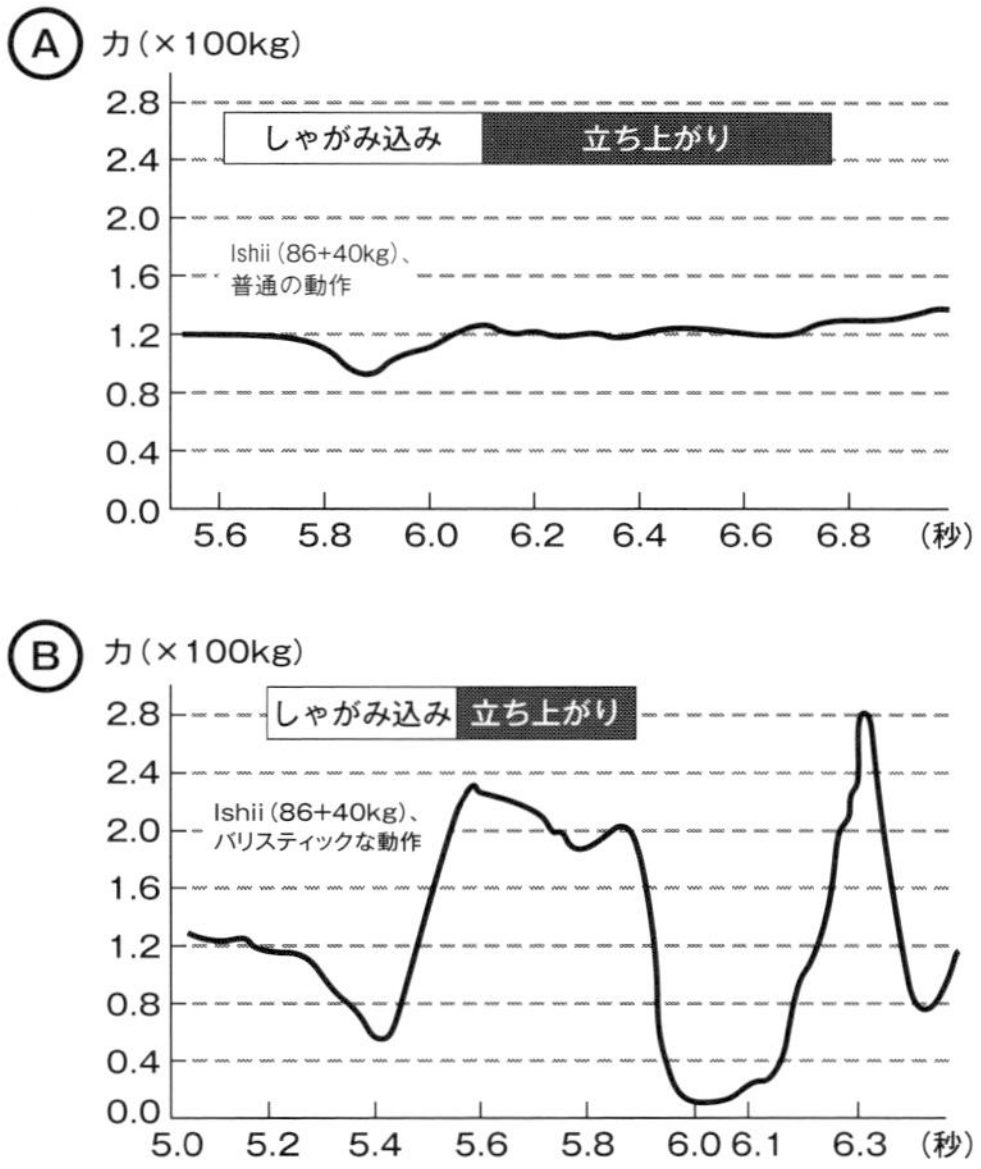

図　通常のスクワットとバリスティックスクワットの床反力の変化

著者が体重86kgのときに、40kgのバーベルを担ぎ、フォースプレート(床反力を計測する装置)の上でスクワットを行った際の床反力を示す。Ⓑでは、しゃがみ込んだ瞬間にバーベルを上方向に加速させるような動作で行った

practice | 13セット目

メカニカルストレスを高める方法③

フォーストレプスは現場ですぐに使え、オーソドックスなトレーニングだけで終わるよりはるかに強いメカニカルストレスを与えることができる。

エキセントリックの局面では使われる筋線維が間引かれる

メカニカルストレスを高める方法として、「高負荷・長インターバルトレーニング」と「バリスティックトレーニング」を説明してきました。この項では「エキセントリックトレーニング」と「フォーストレプス」の2つを紹介します。

エキセントリックとは、筋肉をブレーキとして使う力発揮（伸張性収縮）のことで、実際のトレーニングでいうと、バーベルやダンベルを下ろす局面のことです。同じ重さのバーベルやダンベルを使った場合、負荷を挙上するコンセントリック（短縮性収縮）よりエキセントリックのほうが、ずっとメカニカルストレスは強くなります。

同じ重さの負荷を扱っているのに、なぜメカニカルストレスが変わるのでしょうか。それはエキセントリックのときには、使われる筋線維が間引かれているからです。挙上するときと下ろすときに同じ筋線維を使っていては、負荷は下りてきません。そこで、例えば挙上するときに100本の筋線維を使ったとすると、下ろすときには50本の筋線維しか使わないという現象が起こるのです。

そういう状態になると、50本の筋線維にとっては、挙げるときよりも2倍の負荷がかかっていることになります。最大筋力を超える負荷で無理やり引き伸ばされるような状態になり、頑張って力を出しても負荷を支え切れず、じわじわと落ちてくるわけです。というわけで、エキセントリックの局面では、「実際に活動している筋線維」へのメカニカルストレスが大きいと言えます。

下り坂を走るような運動も、1歩1歩の着地にかかるストレスは小さいものですが、長い時間走る間に筋肉全体に強いストレスがかかり、激しい遅発性筋痛が引き起こされることもあります。

手応えが小さくてもオーバートレーニングの可能性が

では、エキセントリックトレーニングで筋線維をくまなく使うには、どのくらいの回数をこなす必要があるでしょうか。実は、そのあたりのことは、よくわかっていません。

例えば、80%1RM程度の負荷を下ろすとき、全体の3分の1ほどの筋線維が使われるとしましょう。やがてその3分の1の筋線維が疲労してきて、まだ使っていない筋線維を使うようになり、次から次へと元気な筋線維が動員されてくる――そんな現象が予想できますが、本当にそうなるかどうかは解明されていません。どのくらい行えばいいかという指標のないことが、エキセントリックの欠点といえるでしょう。

また、メカニカルストレスの強さが外観上わかりにくいこと、挙上動作に比べると下ろす動作は達成感が低いため、自分が頑張っている手応えが小さいといったことを欠点に挙げる人もいるかもしれません。

とはいえ、エキセントリックの刺激がトレーニング効果を高める1つの秘訣であることは確かで、25年ほど前に私の研究室で行った実験でも、相対的な負荷強度が同じであれば、エキセントリックのほうが、コンセントリックより筋肉に対する刺激が大きくなることがわかっています（次ページ図）。ですから、十分な回復期間を設ければ筋肥大効果も大きくなりますし、むしろ手応えがなくても筋肉に微小な損傷が起こっている可能性があるので、オーバートレーニングにも注意する必要があるといえます。

普段のトレーニングではフォーストレプスを利用する

エキセントリックを普段のトレーニングに取り入れるために、最も簡単な方法がフォーストレプスです。これはオーソドックスなトレーニングで負荷が挙がらなくなった時点で、パートナーに補助をしてもらい、プラス3回ほど動作を追加するという方法。負荷を挙げるときにパートナーの力を借り、そこから自分の力でブレーキをかけながら下ろします。

エキセントリックの局面では、等尺性最大筋力の1・5倍程度（1RM筋力の1・6～1・7倍程度）の力を出すことが可能です。同じ負荷なら、挙げることができなくなった後も、ゆっくり下ろすことはできるわけです。フォーストレプスは現場ですぐに使えますし、オーソドックスなトレーニングだけで終わるより、はるかに強いメカニカルストレスを与えることができ、筋肥大効果も非常に高くなります。

さらにエキセントリックの局面を重視した方法に、「専門的エキセントリックトレーニング」があります。これは負荷を挙上することを最初から捨ててしまい、補助をしてもらって負荷が挙がった状態にしてから、下ろす動作のみを行うというものです。

120～130％1RMの「挙げられない負荷」を使い、1～2回（多くても3回）だけ頑張って下ろします。これは筋力を非常に高める刺激になるため、パワーリフティングのように挙上重量そのものが目的となる競技には向いているといえます。ただし、かなり特殊なトレーニングですし、一般の人が行うとケガをしたり、筋肉へのダメージや疲労が大きくなりすぎたりする恐れもあるので、あまり勧められません。特別な目的がない限りは、やはりフォーストレプスを活用するのがいいのではないかと思います。

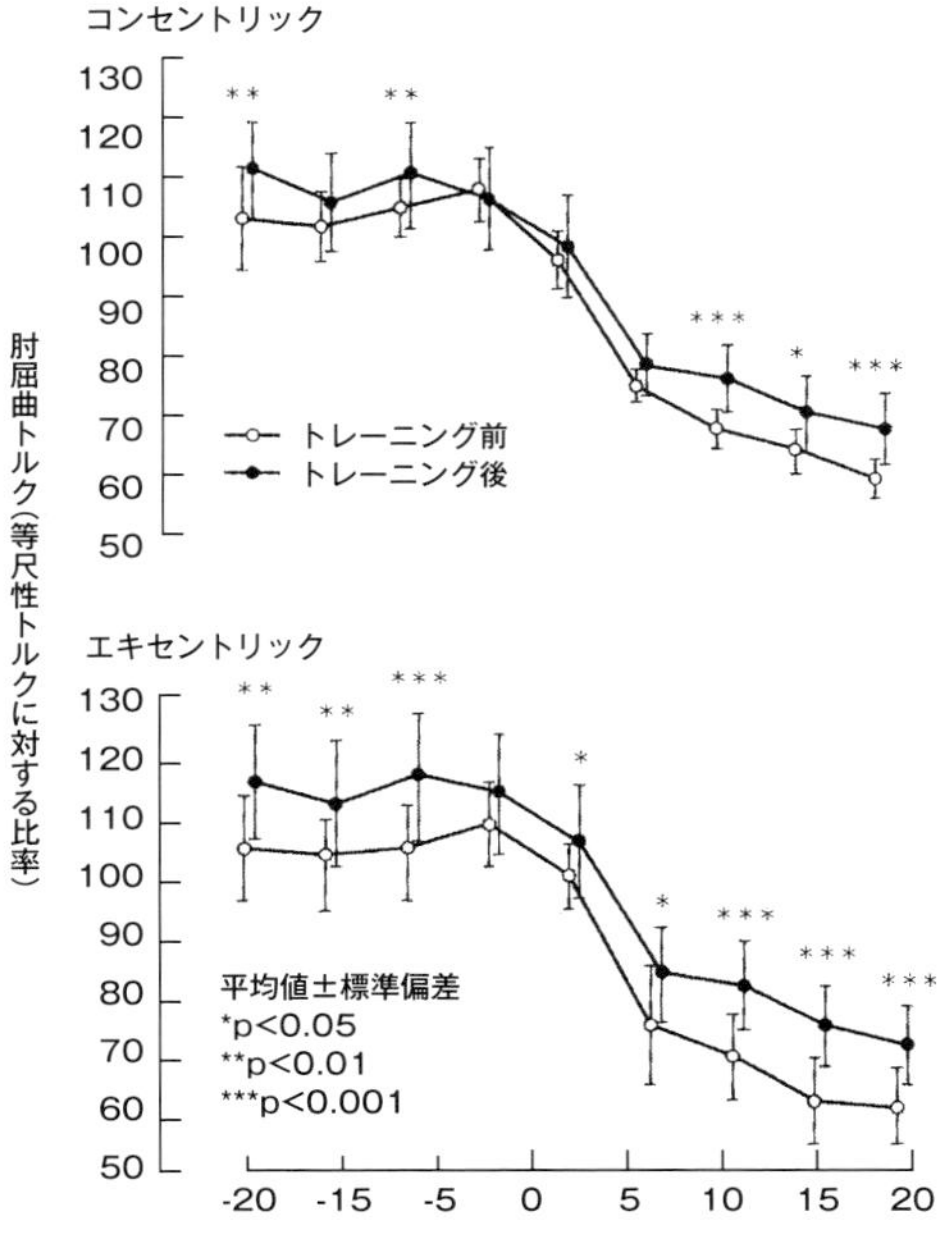

図　コンセントリックトレーニングとエキセントリックトレーニングの筋力増強効果

両者とも相対的負荷強度をおおむね同一にしてあり、コンセントリックの場合には80%1RM、エキセントリックの場合には115%1RM（エキセントリックの最大筋力がコンセントリックの最大筋力の1.5倍と推定）に設定した。トレーニング条件は両者とも8回3セット、週2回、10週間。グラフは等速性筋力計による測定値を示す。全速度での筋力増加率はエキセントリックの場合のほうが高い

practice

14
セット目

筋肉の内部環境

筋肉が極度に疲労すると、筋肉の中の酸素環境は悪化する。その結果、酸素の供給が不十分でも働ける速筋線維がより多く動員される。

加圧トレやスロトレは筋肉の内部環境を即効的に悪化させる

２０００年代前半までのトレーニング界には「メカニカルストレス信仰」、つまり負荷強度こそが筋肥大の絶対条件という価値観があり、80％１ＲＭ前後のスタンダードな負荷を使わなければ筋肉は太くならないと、半ば盲信されてきました。

もちろん負荷強度は重要です。しかし、これまで説明してきたように、最近の研究ではその考え方が大きく変わってきています。必ずしも負荷強度にこだわる必要はありません。どんな負荷を使っても、あるいは自重トレーニングであっても、工夫次第で筋肉を太くすることができるのです。

そのような方向にシフトしたきっかけは、加圧トレーニングやスロートレーニングの研究でした。軽い負荷でも筋肉が太くなるのはなぜか？　その疑問を解き明かしていく過程で、それまでの常識とは違うメカニズムが明らかになってきたのです。

加圧トレやスロトレには、「筋肉の中の環境が急速に悪化する」という共通の現象があります。環境が悪化するとは、1つは筋肉の中の酸素環境が悪くなるということ。筋肉が運動することによって血中のヘモグロビンと結合している酸素が消費されると、通常はそれを補うために酸素を結合した新たなヘモグロビンが筋肉に届けられます。ところが、加圧トレやスロトレで血流が阻害されると、新たにヘモグロビンが送られてこないため、筋肉の中の酸素を結合したヘモグロビンの量が減っていきます。その結果、利用可能な酸素濃度がどんどん低下していくという現象が起こるわけです。

筋肉内の酸素濃度が下がると速筋線維が動員されやすくなる

筋肉の中で利用可能な酸素が減ると、酸素を必要とする遅筋線維ではなく、酸素の供給が不十分でも働ける速筋線維がより多く動員されることになります。

速筋線維がたくさん使われると、そこから乳酸が分泌されるのですが、血流が阻害されていると、出てきた乳酸などは筋肉の中に溜まっていきます。すると、筋肉の中にある代謝物受容器（筋肉の中でできた物質を受容する感覚器）が興奮し、その結果、筋肉が重くなったような感覚が生じます。さらに、そうした信号が中枢に届くと、中枢はいろいろなホルモンを分泌させる指令を出すことがわかってきました。

速筋線維は筋肥大に直結する筋線維です。「筋肥大とホルモンとの間に直接的な関係はないが、筋肥大のための刺激とホルモンを分泌させる刺激は共通している」ということを「22セット目」

で説明しますが、それも上記のメカニズムによって理解できます。

加圧トレやスロトレでなくとも、筋肉が極度に疲労すると、筋肉の中の酸素環境は悪化します。トレーニングで筋肉をオールアウト（疲労困憊）にまで追い込めば、速筋線維にトレーニング効果が表われやすくなるわけです。重い負荷であっても軽い負荷であっても、オールアウトに追い込む工夫さえすれば、筋肥大は起こりやすくなるのです。

内部環境を悪化させれば低負荷・高回数でも筋肥大は起こる

80％1RM前後の強度を使ったトレーニングの場合、8回ほど動作を繰り返し、それを3セットも行えば筋肉をオールアウトまで追い込むことができます。したがって、強度の高いトレーニングは効率よく速筋線維を動員することができ、短時間で筋肥大効果を生み出すことができるということになります。いい方を換えると、回数の少ない楽なトレーニングで筋肥大をさせたかったら、負荷を重くする必要があるということです。その上で、フォーストレップスやディセンディング法などで容量（ボリューム）を高めれば、さらに筋肥大効果は高くなります。

一方、軽い負荷や自重トレーニングで筋肥大をさせようと考えた場合、回数を増やさなければなりません。あるいは、少ない回数でオールアウトに追い込めるような工夫を取り入れる必要があります。その分、心身共にストレスが大きくなることは否めません。

ただ、成長期にある子どもの筋力トレーニングでは、バーベルなどの大きな負荷を使わず、軽めのダンベルや自重を使った低負荷のトレーニングがメインになると思います。それで筋肥大を促すには、どうしても高回数という要素が必要になることを指導者は覚えておいたほうがいいでしょう。昔から行われてきた、いわゆる〝根性型〟のトレーニングは、決して間違いではなかったということになります（もちろん〝しごき〟になってしまうのはいけませんが）。

そして、低負荷・低回数のトレーニングでも筋肥大を起こすことができる特殊な方法が、加圧トレやスロトレです。つらいトレーニングで心身のストレスを感じたくない人、あるいは高齢者などは、これらを存分に活用するとよいでしょう。

このように、メカニカルストレス信仰は、今では過去のものになりつつあります。ホルモンという循環系の要因が筋肥大を促しているという考え方が主流になった時代もありましたが、それも今はマイナーな要素と見られるようになり、むしろ筋肉の内部環境という局所的な問題が重要である、と考えられるようになってきています。

重いものを持てば筋肉は太くなる——その考え方が覆されたのは、ある意味、画期的といえるでしょう。それによって、筋力トレーニングが成長期の少年や高齢者を含む一般層に、さらに普及する土壌ができ上がったのですから。

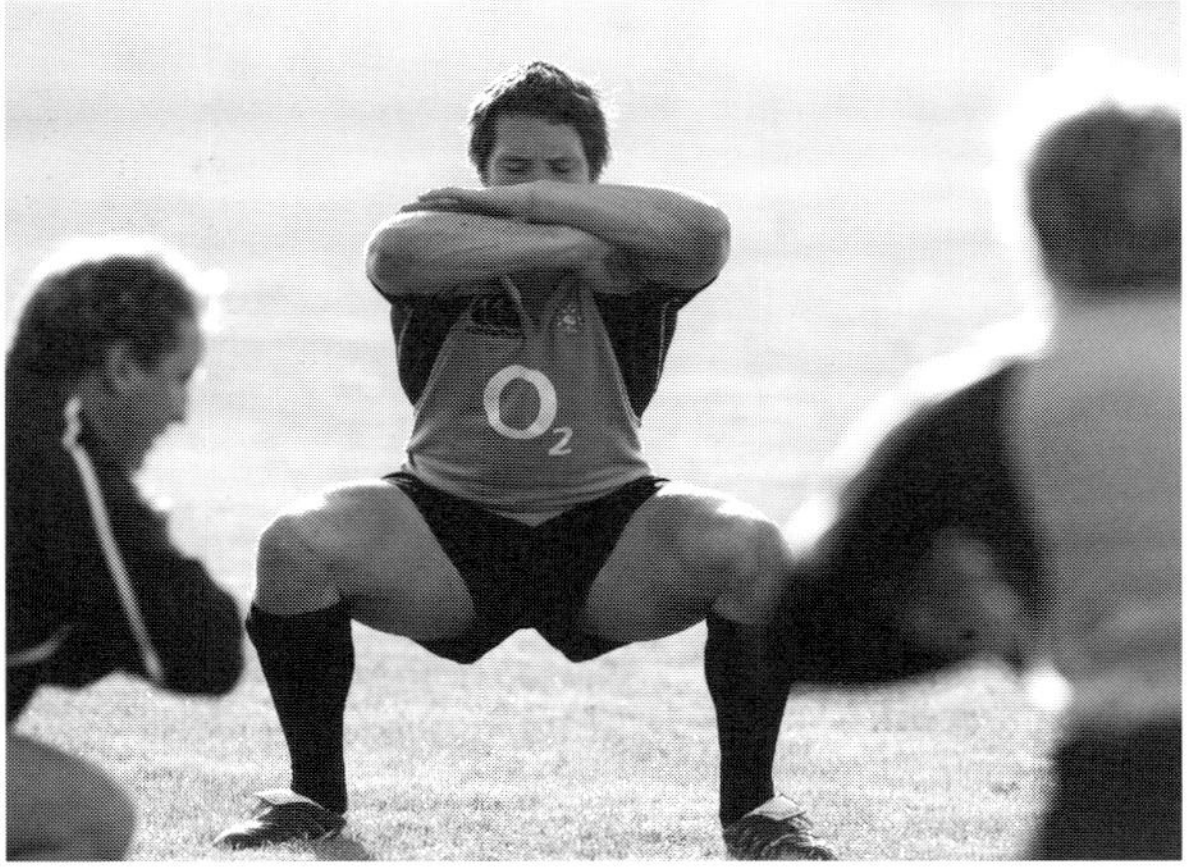

▲筋肉をオールアウトまで追い込む工夫をすれば、軽い負荷であっても筋肥大は起こりやすくなる GettyImages

practice

15
セット目

筋肥大と筋パワーのトレーニング効果

ボディビルダーが腕の周囲径を測るときは、肘を曲げて上腕二頭筋を目いっぱい膨らませ、一番太いところを測るというのが一般的。

筋力の大小を決める最大の要因は筋の断面積

筋力の測定方法について「2～4セット目」で説明しました。では、筋力の大小を決める最大の要因はなんでしょう。それは筋の断面積。つまり筋力をアップさせるためには、筋肥大が最も重要な課題となります。

トレーニングをした直後に少し筋肉が太くなる、いわゆるパンプアップも短期的な筋肥大ということができます。ですが、ここで論じるのは、もっと長期的な視点での筋肥大。一定期間、筋肉を鍛えることで、パンプアップとは違う状態で筋肉そのものが太くなることを指しています。

トレーニング効果を知るには、ある筋肉の同じ場所の太さ、同じ場所の断面積をトレーニングの前後で測って比較すればいいということになります。最も手軽なのは、腕や脚の太さ（周囲径、周囲長）をメジャーで測る方法です。周囲径は、学術論文でも立派な筋肥大の指標として使用できる基準です。ただ、測り方が非常に難しい。筋肉は、常に固定されて動かないものではありません。どの位置を測るか、どういう姿勢で測るか、といったことも問題となります。常に同じポイントで測れるように、例えば上腕なら「肩と肘の中点」「肩から60％の位置」などという決め方をします。あるいは「肩から○cm」と決めてフェルトペンなどでマークをつけて測る方法もあるでしょう。とはいえ、いずれも微妙な肘関節の曲げ具合などにより、値に誤差が生じる可能性もあるため注意が必要です。

ボディビルダーが腕の周囲径を測るときは、肘を曲げて上腕二頭筋を目いっぱい膨らませ、一番太いところを測るというのが一般的です。学術的には採用できない測り方ですが、ボディビルダーは1cmでも大きい数値を出したい人たちですから、必然的にそういう方法になるわけです。また、必ず一番太い箇所を測ると決めておけば、日常のトレーニング効果を知るという目的においては信頼性が高いデータになるといえるかもしれません。

トレーニング開始から1週間ほどで筋肥大は起こり始める

周囲径が10％増すと、断面積と筋力は20％増すというのが一応の目安です。ただ、それはあくまで目安であり、周囲径を測っただけでは筋肉の中がどうなっているかを正確に知ることはできません。もっと確かなデータを得るためには、MRIを使って筋肉の断面積を測ることが現状では最も信頼性の高いやり方といえます。MRIで連続した筋肉のスライスを10枚ほど撮影し、平均値を取るというのが通常の方法で、ボディビルダーの例とは違い、測定の際は脱力するのが普通です。

practice

最近はMRIの精度がよくなったため、従来よりも小さな変化を見つけられるようになってきました。かつては5％くらいの変化がないとMRIで差異を認められなかったため、本格的な筋肥大が起こるまでには1〜2ヵ月は必要と考えられていましたが、最新の装置では1週間ほどで変化が見えるようになっています。したがって現在は、トレーニングを開始してから比較的早期の段階で、筋肉は少しずつ太くなり始めると考えられています（このことは「20セット目」で詳しく説明します）。

ピークパワーだけを見てもトレーニング効果は評価できない

続いて筋パワーのトレーニング効果ですが、これは筋肉の「力—速度関係」から求めることができます。パワーは力×速度なので、縦軸の力と横軸の速度とを掛けていけば、力とパワーとの関係を簡単に導き出すことができます。その上で、ピークパワーがどう変わったか、パワーを出せる範囲がどのくらい広がったか、といったことを分析していくわけですが、基本的にはピークパワーだけで考えるのではなく、パワーカーブの特徴がどう変わったかという見方をする必要があります。

簡単に筋パワーを測定してくれる装置もありますが、それはある一定の荷重をかけたときのパワーにすぎない場合が多く、その荷重がパワーカーブのどの部分に相当するかということまではわかりません。負荷や速度をいろいろと変えていったときに、パワーカーブがどう変わったか。その変化を見ないと、トレーニング効果を正しく評価することはできません。

例えば、最大筋力の30％程度の軽い負荷を使って素早い動きでトレーニングをすれば、最大筋力はあまり伸びていないのに30％でのピークパワーだけが上がるという結果になります。神経系の機能が高まることが、その要因です（理論編「14時限目」参照）。これでもトレーニングによってピークパワーが上がったという見方をすることはできますが、それはあくまで一部の評価にすぎません。

逆に、重めの負荷を使って筋肥大を促すようなトレーニングをした場合は、ピークパワーもそれなりに上がりますが、パワーを出せる力の領域全体が広くなるという効果が得られます。

筋力や筋肉のサイズを変えずにピークパワーだけを高めたいという特殊な目的がある場合には、低負荷強度でスピードを重視したトレーニングでもかまいませんが、いろいろな状況で大きなパワーを発揮できる筋肉をつくりたいという場合には、30％のポイントだけピークが上がってもあまり意味はありません。ですから通常はまず筋力を高め、ピークパワーを高めると同時に、大きなパワーを発揮できる力のレンジを広くすることが重要となるのです。

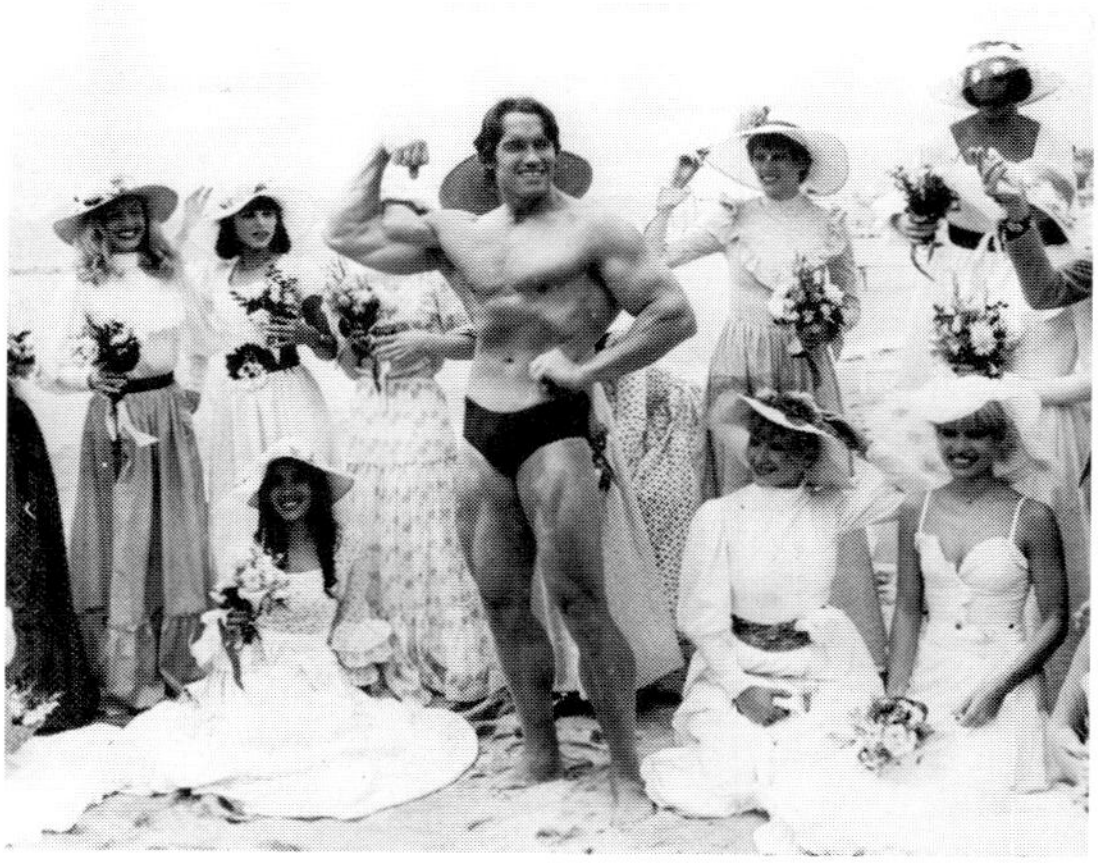

▲腕や脚の周囲径が10％増すと、断面積と筋力は20％増すというのが目安　GettyImages

practice 16 セット目

筋持久力のトレーニング効果

筋持久力のトレーニング効果を高めるためには、より軽い負荷で、回数を増やすようなトレーニングを行ったほうがよい。

動的筋持久力と静的筋持久力

前項では筋力と筋パワーのトレーニング効果について説明しました。この項は筋持久力のトレーニング効果についてです。

筋持久力には「動的筋持久力」と「静的筋持久力」の2種類があります。静的筋持久力は、一定の姿勢や筋力をいかに長く維持できるかという能力です。例えば、あおむけに寝て足を上げて何分間持続できるか。あるいは、しゃがんだ状態で何分間キープできるか。いわゆる〝空気椅子〟ですね。

一方、動的筋持久力は、一定の動作を一定のリズムで何回繰り返すことができるか。あるいは、一定の負荷を一定のリズムで何回持ち上げることができるか。例えば、腕立て伏せが何回できるか、といった能力のことです。

また、スポーツなどでは、軽い負荷での弱い筋力発揮だけでなく、強い筋力発揮をどのくらい持続できるか、どのくらい繰り返し発揮できるかといったことも重要になります。動的持久力と静的持久力とには相関があるので、基本的には動的持久力が高い人は静的持久力も高くなります（完全にイコールというわけではありません）。

最大筋力を発揮することを繰り返すと、どんな人でも次第に筋力が落ちてきます。その落ち方が早いか遅いか。それも1つの筋持久力の評価になります。また、一定の速度で動くものに対して最大の力を出したとき、その力がどのくらいの早さで落ちてくるか、パワーがどのくらい落ちてくるか。このように、目的によって評価の仕方はさまざまですが、早く落ちれば筋持久力がないということになりますし、落ち方が緩やかであれば筋持久力があるということになります。

競技特性に合わせて評価の仕方を変える

次ページ図は、動的筋持久力の実験結果です。ラグビー選手が等速性筋力計を使って最大努力による筋力発揮（膝伸展動作）を50回行ったときに、どのくらい筋力や仕事の低下率が変わったか、というデータを表したものです。これによると、筋持久力のトレーニングを行う前と行った後とでは、後のほうが落ち方が軽減されていることがわかります。つまり、筋持久力が増したということです。

この実験では比較的低速度で大きな筋力発揮をしていますが、それは強い力を何度も発揮するというラグビーの競技特性に合っているから。そういう能力の重要性が高い種目の場合は、このような測り方をしてトレーニング効果を評価したほうがよいのです。逆に、低強度・高回数の持久力が求められる競技であれば、100回、200回という回数で持久力を測定したほうがよいでしょう。

注意したいのは、動的持久力の場合は相対負荷を同じにしないと正しい評価はできないということです。例えば、腕立て伏せであれば自重による負荷は基本的に変わらないので、筋力が増すにつれて相対的な負荷は軽くなり、回数が増えていきます。これは、あくまで筋力がついたということであり、筋持久力が増したかどうかはわかりません。これを筋持久力のトレーニング効果として評価してはいけないのです。筋持久力のトレーニング効果を測定するのであれば、常に相対的に同じ荷重がかかるような負荷をかけるか、常に最大筋力を出すという条件の下で動作を繰り返すか、そのいずれかが必要になります。

筋持久力が高まると筋肉の中の何が変わるのか？

筋持久力のメカニズムは完璧にわかっているわけではありませんが、動的筋持久力のトレーニング効

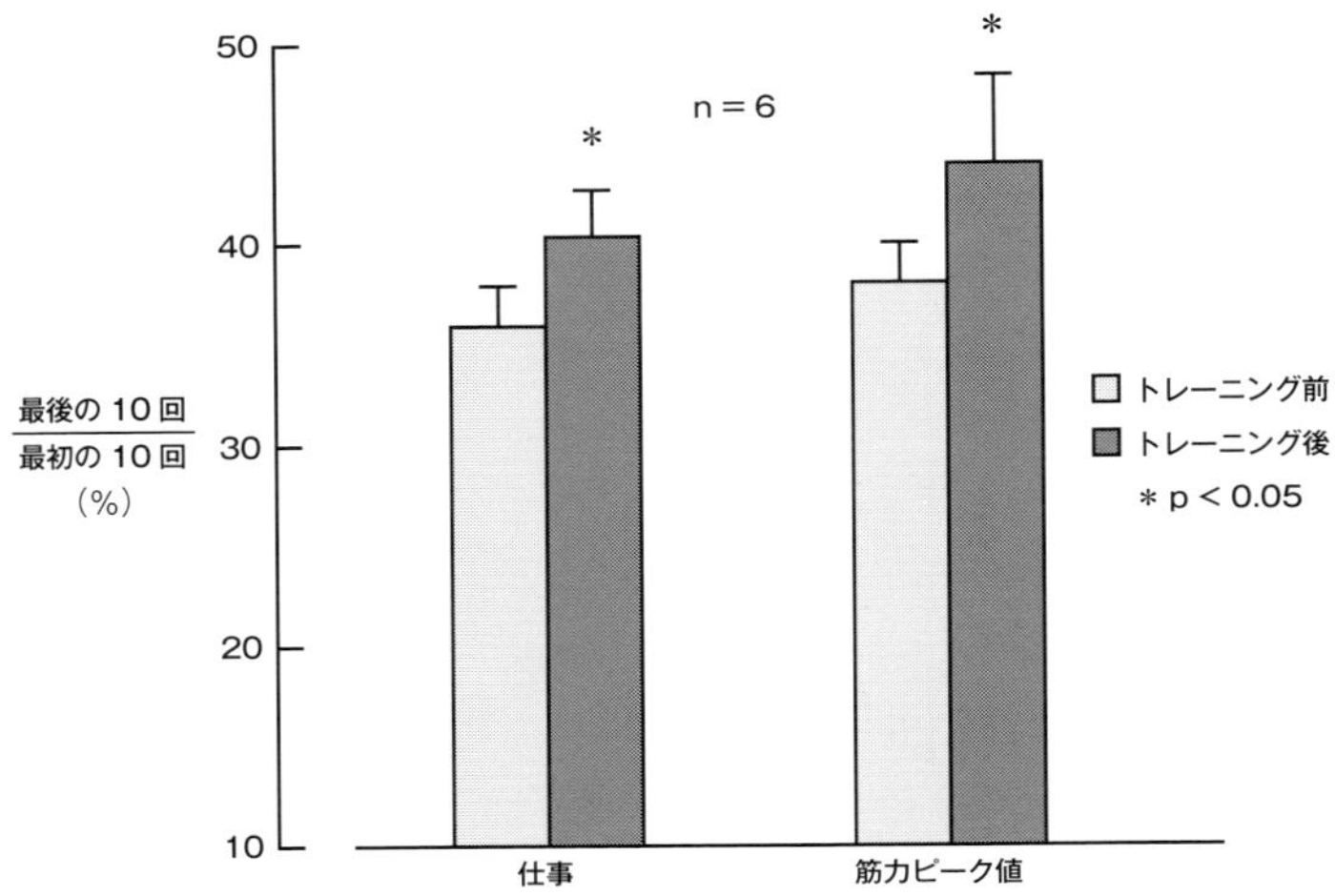

図　50回の連続膝伸展を利用した筋持久力評価

等速性筋力計を用いて最初の10回での仕事の総和と最後の10回での仕事の総和を測定し、どれだけ低下したかを調べる。右は仕事でなくピークの発揮筋力（10回の平均値）について同様の比較を行ったもの

果を測るためによく行われているのは、最大筋力の30%の負荷を何回挙上できるか、というものでしょう。

面白いことに、動的筋持久力を高めるには、30%よりも少し軽い負荷を使ったトレーニングをしたほうがいいということがわかっています。20~25%の負荷を使って挙上不能になるまで繰り返すことを続けていくと、30%で評価をしたときの回数が上がるのです。

ですからトレーニング効果を高めるためには、より軽い負荷で、回数を増やすようなトレーニングを行ったほうがよいといえます。

しかし、あまり軽くなってしまうのもNG。例えば20%以下の強度になってしまうと、ほぼ無限の回数を繰り返すことができる日常的な負荷強度になってしまいます。そうなると、何回やっても疲れません。500回やってもまだ大丈夫という負荷になったら、もうトレーニング効果はなくなってしまいます。その見極めが難しいといえば難しいといえます。300回なら効果はあるけれども、それ以上は効果がないといったことが体験的にわかっていないと、勘に頼るしかなくなってしまうかもしれません。ただ、数値としては最大筋力の25~30%を目安にすれば間違いないでしょう。

筋持久力が高まると、筋肉の中の何が変わるのか――。最も顕著なのは筋肉の中の血流量です。つまり、筋持久力のトレーニング効果は、筋肉の中の毛細血管が増え、運動中に筋肉の中を流れる血液の量が増えるということが基礎的なメカニズムになります。

practice

17

セット目

トレーニング動作の学習効果

筋力増加には3つの要素が含まれている。

①筋肉が太くなって強くなること
②動作が上手になること
③神経系の抑制が低減されること

トレーニング初期は学習効果で記録が伸びる

筋力トレーニングをしている人は、それを始めたばかりのことを思い出してみてください。

1回目のトレーニングの後は、間違いなく筋肉痛が起こったと思います。それに負けず、3日後くらいにもう一度トレーニングをすると、前回ほど負荷が挙がらずに軽めのメニューになってしまったのではないでしょうか。それは、1回目のトレーニングは筋肉に対して初めて本格的な負荷がかかるため、必ずオーバートレーニングになってしまうからです。

さらにその3日後くらいになると、もう筋肉痛はなくなっていて、1回目に比べるとなんとなく負荷が軽くなったような、あるいは筋力が伸びているような気がするはずです。3回目、4回目と続けていくに従って、その傾向はどんどん強くなりますする。そして3週間ほどすると、ずいぶんトレーニング効果が出ているような実感がある――。ほとんどの人が、そのような体験をしているのではないでしょうか。

最近の研究では、トレーニングをスタートして1週間ほどで微妙に筋肉が太くなり始めるということがわかってきています。ただ、それはあくまで微妙な効果であって、筋肉が目に見えて肥大したり、最初のトレーニングのときよりベンチプレスが5kgも10kgも伸びたりすることはありません。

では、なぜ効果が上がったように感じるのかというと、ベンチプレスならベンチプレスを、スクワットならスクワットを行うのが上手になったからです。初期に感じるトレーニング効果の最大の要因は「学習効果」。別な言葉では「動作特異性」といいます。シンプルな動作とはいえ身体を使った運動なので、効率よく上手にできるようになれば、持ち上げられる重さは早い段階で増えてきます。

例えば、実験室の中でレッグエクステンションの最大筋力を測ってみます。その後、あえてレッグエクステンションではなく、スクワットだけをトレーニングします。3週間ほどたった後、スクワットの1RMが10kgくらい伸びたとします。そこでレッグエクステンションの最大筋力をもう一度測ってみると、筋力はほとんど伸びていない、ということが起こります。レッグエクステンションを行うときに使う大腿四頭筋はスクワットでも鍛えられるはずなのですが、スクワットの記録が伸びても大腿四頭筋そのものはそれほど強くなっていないということになります。これは筋肉が太くなったわけではなく、スクワットをするときに全身の筋力を協調して使う能力などが、学習効果によって伸びただけなのです。

筋力増加の要因は3つ

レッグエクステンションを強くしたいのであれば、レッグエクステンションのトレーニングをするのが一番いい。スクワットが強くなっても、レッグエクステンションが伸びるとは限らない。つまり、トレーニングによるパフォーマンスの増加は、そのトレーニング動作を向上させるものである、という観点が大切です。

とはいえ、実際は3ヵ月間しっかりトレーニングを行えば、筋肉が10％前後太くなるということは起こる可能性があります。これは動作特異性の問題ではなく、本当に筋肉が成長したという状態です。例えばレッグエクステンションでトレーニングをして、大腿四頭筋が10％太くなったとすると、レッグエクステンションのパフォーマンスそのものは通常20％ほどよくなります。

余分に増えた10％は何かというと、1つは動作特異性、もう1つは神経系の抑制の低減（頭でブレーキをかける作用が小さくなり、フルに筋肉を使えるようになった）です。同じ動作で比較した場合、筋力増加には、①筋肉が太くなって強くなること、②動作が上手になること、③神経系の抑制が低減されること、という3つの要素が含まれているということになるわけです。

ウェイトリフターはスクワットがうまい？

次ページ図はスクワットを8週間行った後の筋力増加を示したものです。驚くべきことに、スクワットの1RMは実に70％も伸びています。ところがレッグプレスでは30％、膝の伸展筋力は5％ほどしか伸びていません。

また20年ほど前、私の研究室でウェイトリフティングとボディビルのトップ選手の筋力を評価した際、レッグエクステンションと膝の伸展筋力では、ボディビルダーのほうが圧倒的に強いという結果が出ました。ところが、筋量ではボディビルダーのほうが勝っているにもかかわらず、膝と股関節を一気に伸ばすハックスクワットという種目（スクワットに近い動作）では、ウェイトリフターのほうが高い記録を出しました。

要因としては、ウェイトリフターの普段のトレーニングはスクワットやデッドリフトが中心で、レッグエクステンションはあまり行わないということが挙げられるでしょう。一方、ボディビルダーはスクワットも行いますが、それと同等かそれ以上に、大腿四頭筋を直接的に鍛えるためのレッグエクステンションを行います。それぞれの種目に割かれた時間の違いによって、測定した際のパフォーマンスも変わってきます。これも長期的な動作の学習効果。平易ないい方をすると、ウェイトリフターのほうがスクワットがうまい、ということになります。

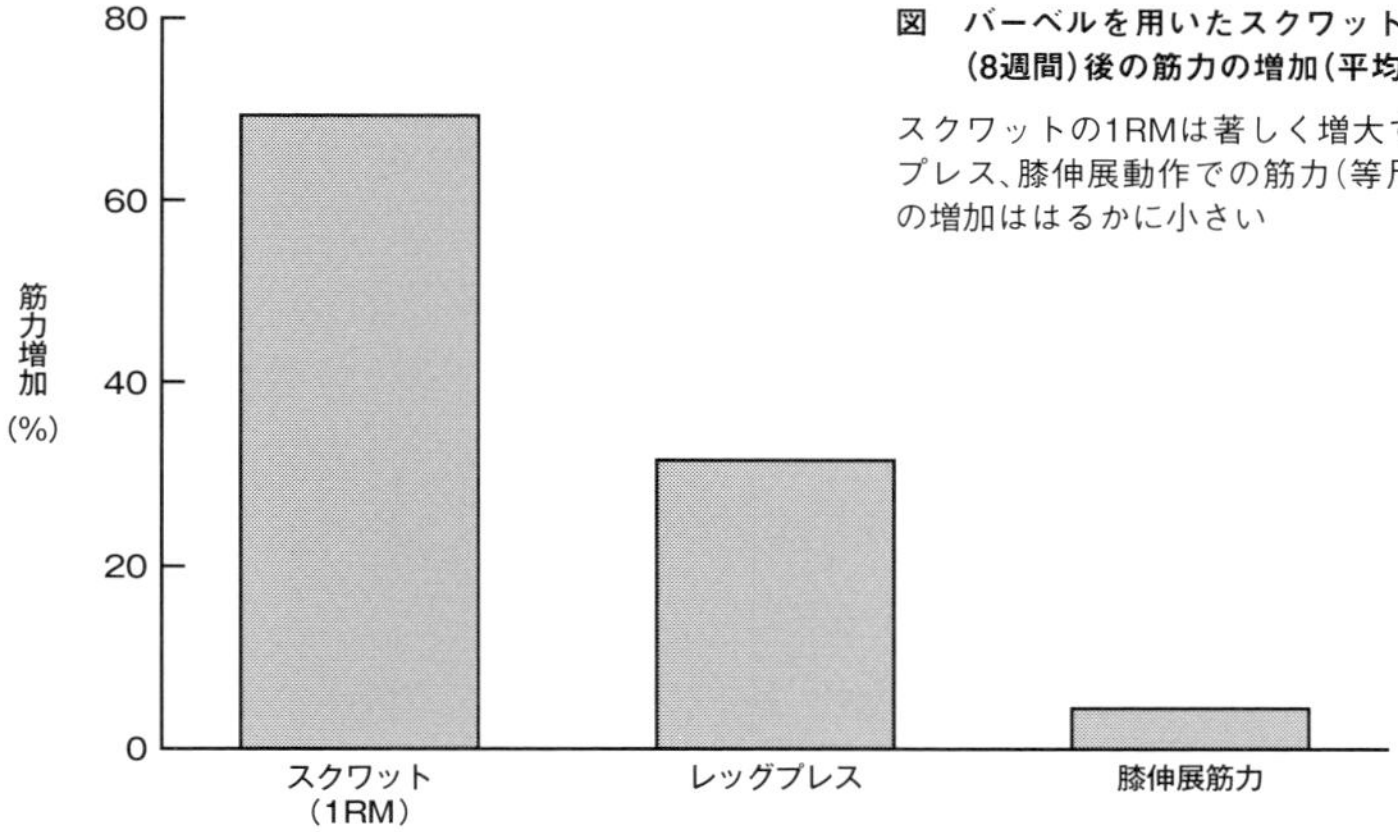

図　バーベルを用いたスクワットトレーニング（8週間）後の筋力の増加（平均値）

スクワットの1RMは著しく増大するが、レッグプレス、膝伸展動作での筋力（等尺性最大筋力）の増加ははるかに小さい

practice

18
セット目

学習効果の注意点

レッグエクステンションばかり行っていると、目的とする筋力アップには成功しても、スプリント能力は落ちてしまう危険性がある。

スプリンターは長距離選手よりレッグエクステンションがうまい

前項ではトレーニング動作の学習効果について説明しました。ウェイトリフターが、ボディビルダーよりスクワットの数値が高いという実験結果が出たことについて、ウェイトリフターのほうがスクワット動作がうまいから、という分析をお伝えしました。

もう1つ、セールというカナダの研究者が報告したもので、陸上競技のスプリンターと長距離選手にレッグエクステンション（膝の伸展）をさせた実験があります。スプリンターのほうが筋肉の量でも横断面積でも勝っていますし、普段から大きな筋力やパワーを出すようなトレーニングをしていますから、普通に考えるとレッグエクステンションで発揮される力も圧倒的に強いはずです。ところが、実際はそうではなかった。見た目の割に、筋力にはそれほど差がないことがわかりました。

なぜそうなるのかを調べてみたところ、スプリンターがレッグエクステンションをするときには、ハムストリングスが比較的強く共収縮してしまうということが判明しました（下図）。つまり、大腿四頭筋が膝を伸ばそうとすると、ハムストリングスは逆に膝を曲げる方向に力を出してしまうのです。力が相殺されてしまうので、レッグエクステンションの測定上の筋力は弱いということになるわけですね。

一方、長距離選手がレッグエクステンションを行うときは、大腿四頭筋が働いてもハムストリングスがあまり共収縮しません。これも前述のウェイトリフターとボディビルダーの例と同じで、平易ない い方をすると「長距離選手のほうがスプリンターよりレッグエクステンションがうまい」ということになります。

大腿四頭筋とハムストリングスが共収縮する理由

なぜ、スプリンターの大腿四頭筋とハムストリングスは共収縮してしまうのでしょうか。それはおそらく、そうしないと強い動作を安定して続けることができないからでしょう。スプリント動作が強くなればなるほど、膝関節が前

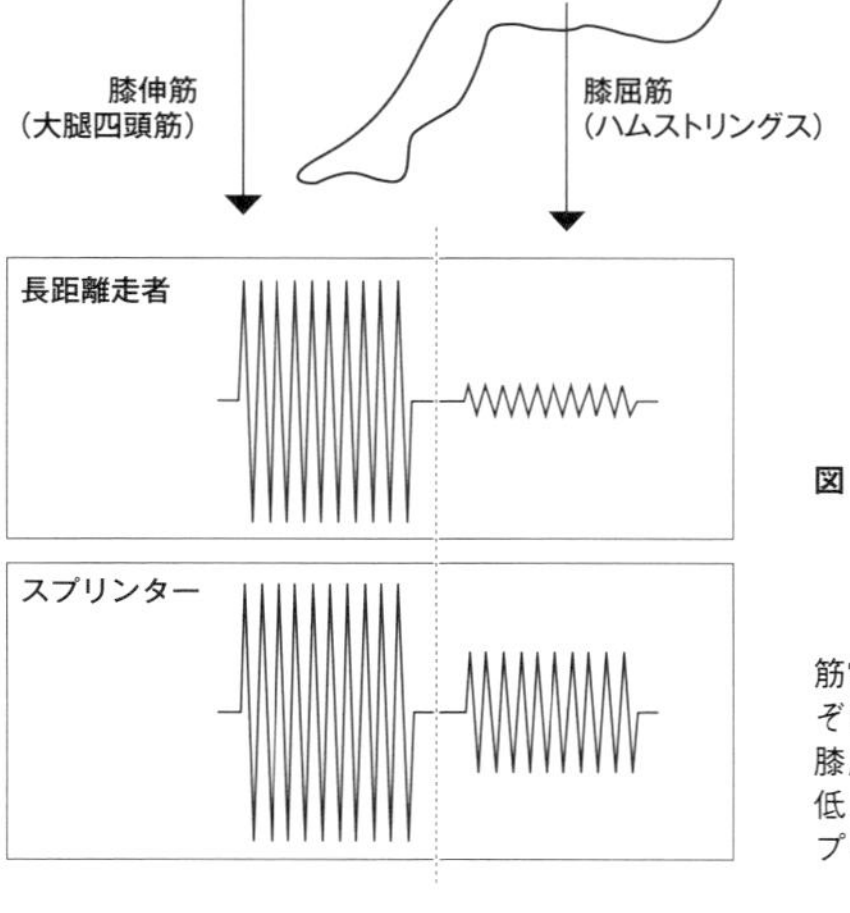

図　長距離走者とスプリンターにおける膝伸展時の筋活動パターンの違いの模式図

筋電図から膝伸筋、膝屈筋のそれぞれの活動レベルを推定すると、膝屈筋の活動が長距離走者では低く抑えられているのに対し、スプリンターではかなり高い

方にズレる方向に回転力が働きます。そこで関節が外れないように、ハムストリングスがうまく押さえつけながら伸展動作を行うような仕組みになっているのです。

股関節の場合は、梨状筋、閉鎖筋、双子筋といった細かい筋肉（ローカルマッスル）が複雑にサポートすることによって、大きな動作を行うときも安定したポジションがキープできるようになっています。しかし、膝関節にはローカルマッスルがありません。その代わり、ハムストリングスが力を発揮することで安定した膝の伸展を実現させています。実際、ハムストリングスのほうが大腿四頭筋よりも関節中心に近いところに付着しています。

ハムストリングスは股関節の伸筋でもあるので、身体を大きく伸ばして走る動作をつくりながら、膝関節を安定させるという2つの役割を同時に担っています。それをスムーズに行うためには、大腿四頭筋との絶妙な共収縮が求められます。スプリンターは無意識のうちに、そうした筋肉の使い方を行っていることになります。

そういう動作を日頃から繰り返しているので、大腿四頭筋を使って膝を伸ばすという課題を与えたときに、半ば自動的にハムストリングスが働いてしまうと考えられます。一方、中長距離選手は力強くパワフルな動作を継続的に行うわけではないので、レッグエクステンションを行うときも、大腿四頭筋はしっかり働くけれどもハムストリングスは働かない、という状況をつくれるようです。

ということは、スプリンターの膝の伸展筋力が強くないというのは、決して悪いことではない。ハムストリングスがしっかり働いているということの証明ですから、力強く走るという実動作にとっては、むしろプラスであるといえるでしょう。

下手なトレーニングをすればパフォーマンスが落ちる危険性も

もう一歩先に考えを進めてみると、スプリンターはレッグエクステンションのトレーニングをしないほうがいい、ということになります。極端な意見ではありますが、レッグエクステンションを一生懸命に行い、学習効果によってその動作がうまくなってしまうと、大腿四頭筋とハムストリングスを共収縮させるという筋肉の使い方が逆に下手になってしまう可能性がある。結果的に、スプリントパフォーマンスにとってマイナスになるかもしれません。

膝の伸展筋力が明らかに足りないという弱点がある場合、補強のためにレッグエクステンションを集中的に行うのはいいと思います。しかし、そうした課題がないのに、スクワットは腰に負担がかかるからといった理由でレッグエクステンションばかり行っていると、目的とする筋力アップには成功しても、スプリント能力は落ちてしまう危険性があります。

これはスプリンターに限らず、あらゆるスポーツ選手にとって注意すべき点です。昔から、筋トレをして「身体が重くなってしまった」とか「関節の動きが悪くなってしまった」とかということがいわれてきましたが、これは全くの誤解。スポーツ動作のトレーニングは、その動作のための筋肉の使い方を学ぶことが大切であって、それを考えずに見よう見まねでトレーニングをすると、マイナスになることもあり得るのです。

筋肉の使い方を理解して、正しいトレーニングをすれば、筋力が増した分、パフォーマンスも当然上がります。もし筋トレをした後にパフォーマンスが落ちたのだとしたら、それは下手な筋トレをしたからだと考えたほうがよいでしょう。

practice

19

19セット目

トレーニング効果の表れ方①

トレーニング初心者ほど記録がどんどん伸びてくる。ただ、それは筋肉の断面積が大幅に増したということではない。

筋力の増加には2つの要因がある

筋力トレーニングを行うと、当然ですが筋力が増えていきます。では、なぜ増えるのかというと、これは昔からさまざまな研究が行われていて、1つは神経系の要因、もう1つはサイズの要因であることがわかっています。

神経系については「17セット目」で解説しましたが、そもそも身体には中枢神経系の抑制という働きがあり、もっている筋肉のポテンシャルを100%使えていません。もう少し正確にいうと、筋肉の中にある運動単位を100%使えていません。

ところが、トレーニングを行うと、その抑制のレベルがだんだん下がってきます。つまり、より多くの運動単位を使えるような中枢神経系になってくるわけです。それによって発揮される筋力が増えるというのが神経系の要因ということになります。

一方、サイズの要因はシンプルな話で、筋線維が太くなることに比例して発揮される筋力が増えるということです。

大きな力を出す動作ほど中枢系の抑制は大きくなる

中枢系の抑制がどのくらい働いているのかは正確にはわかっていません。かつては70％ほどの筋力しか使えていないといわれていましたが、電気刺激を使った最近の実験の報告によると、抑制の度合いはそれほど強くなく、90％ほどの運動単位は使われているのではないかと考えられています。私の研究室でも電気刺激による実験はよく行いますが、90％を割り込むことはあまりありません。

ただ、こうした実験で問題になるのは、その対象が実験しやすい筋肉に限られてしまいがちという点です。どうしても上腕二頭筋やふくらはぎの筋肉といった小さめの筋肉で、単関節を動かす筋肉が選ばれるので、「90％」という数値も、厳密にはそれらの筋肉に限ったデータということになります。

ベンチプレスやスクワットといった種目は、いくつもの筋肉を協調的に使って行う複合関節動作で、しかも最終的に発揮される筋力が非常に大きくなるので、実験が難しくなります。したがって、神経系の要因によってどのような変化が起こるかということは、現状では調べられていません。

おそらく、多くの筋肉を使いながら最終的に大きな力を発揮するようなタイプの種目や動作形態ほど、中枢神経系によるブレーキ効果は大きくなるのではないかと予想できます。なぜなら、大きな力を出すほうが身体にとって危険度が高くなるからです。また、大きな力を出すということは、身体の中のいろいろな筋肉や関節を使うことになり、そのうちの弱いところに極端なストレスがかかることにもなります。そうした状態を避けるために、ブレーキがかかりやすくなるのではないかと推測されるのです。

トレーニング初期は学習効果による影響も大きい

また、ベンチプレスやスクワットのような複合関節動作は、動作としての難易度が高くなります。絶対的な難しさではありませんが、単純に肘を屈曲させるアームカールなどと比べると、複雑で難しい動作です。

難しい動作ほど、「学習効果」による筋力の変動が大きくなります。つまり、経験を積むことでより効率よく筋肉を使い、より効率よくバーベルを上げることができるようになり、結果として1RMの数値も伸びてきます。

同じ種目の1RMを測定した場合は、中枢の抑制が低減されたことと、学習効果によって動作が上手になったことの2つの効果が表れます。ですから、トレーニング初心者であるほど筋肉が太くなる以前に記録がどんどん伸びてくる。ベンチプレスやスクワットであれば、2~3週間で10kg以上も記録が伸びるということも起こります。ただ、それは筋肉の断面積が10%増したということでは決してないわけですね。

トレーニングを開始して1ヵ月~1ヵ月半ほどたつと、学習効果が次第に上限に達し、神経系の抑制の低減も一段落してきます。そうなると、それ以上に筋力をアップさせるには筋肉を太くするしか手がなくなります。そのあたりから、だんだん筋肉が太くなるといわれてきました。

筋電図を取りながら最大筋力を測ると、筋肉の中の運動単位がどのくらい活動しているかを推測することができます。一定の筋電図（筋活動量）あたりに発揮される筋力が大きくなったということは、筋肉が肥大したということになります。一方、筋力が増えた分、筋電図の電位変化が大きくなっている場合は、筋肉をより活動させられるようになったということ。つまり、筋肉のサイズが増えたのではなく、動員する運動単位の数が増えたという解釈になるわけです。

こうした実験によって、トレーニング初期は動員できる運動単位の数が増えることによって筋力が上がる、という現象が証明されてきました。神経系の適応の後、少しスランプがあって、やっと筋肉が少しずつ太くなってくるというのが教科書的にいわれてきたわけです。

ところが、最近の研究では、一概にそうとはいえない状況になってきています。それについては次項で解説しましょう。

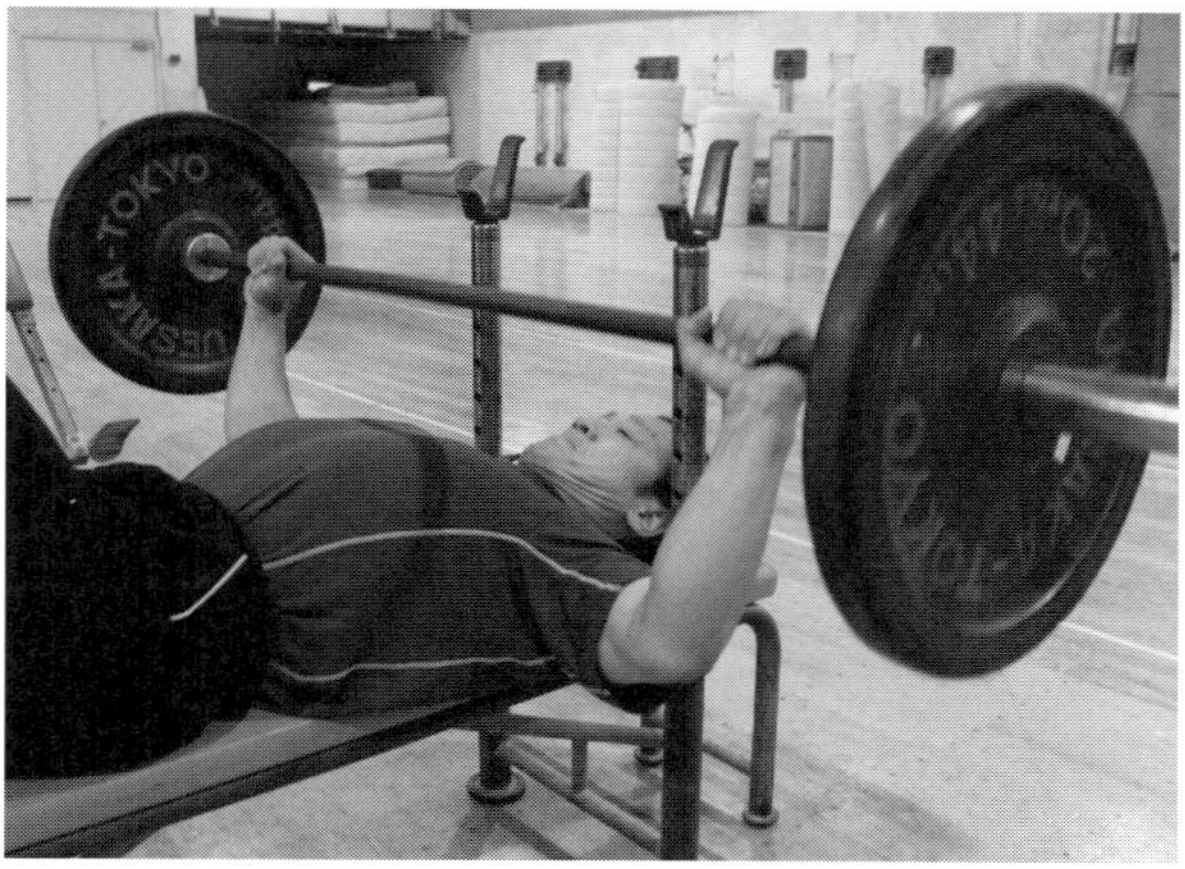

▲大きな力を出すほうが身体にとっては危険度が高いため、ブレーキがかかりやすくなるのではないかと推測される

practice

20 セット目

トレーニング効果の表れ方②

全くの初心者が1回目のトレーニングをした直後から、筋肉が太くなるための反応はしっかり起こっている。

トレーニングを開始すると筋肉はすぐに太くなり始める

トレーニングによる筋力アップの効果は、まず神経系の適応によって数値として表れ、その後、筋肉のサイズが増します。これが今までの常識だったと、前項で説明しました。しかし、最近の研究では少し違った見解が生まれてきています。「15セット目」でも触れましたが、もう少し詳しく説明していきましょう。

私たちの研究室で、トレーニング効果を詳細に調べてみました。すると、必ずしも「最初に神経系で、次がサイズ」という図式の通りになるとは限らないことがわかってきました。どういうことかというと、全くの初心者が1回目のトレーニングをした直後から、筋肉が太くなるための反応(タンパク質の合成が上がって分解が下がる)がしっかり起こっているようなのです。

そして2回、3回とトレーニングを繰り返すに従って、その反応は着実に蓄積されていきます。

ですから、最初のうちは神経系の適応しか起こらないわけではなく、最初から太くなる反応も起こっている、ということになります。

ＭＲＩを使って調べてみると、トレーニング開始から3日後に明らかに太くなっている、ということはさすがにありません。しかし、1～2週間ほど経過すると、微妙に太くなっていることが確認できます。そして太くなる度合いは、徐々に加速していきます。

筋肉に刺激を与えるとタンパク質の合成が高まりますが、疲労の度合いが強すぎると、逆にタンパク質の分解が上がってしまいます。ですから、あまり筋肉をいじめすぎるのはよくないのですが、トレーニング開始時はどうしても刺激が強くなってしまうので、合成も起こりますが、分解も起こってしまいます。ということもあって、トレーニング初期にいきなり筋肉が太くなることは起こりにくいのかもしれません。

測定技術の進化によりこれまでの常識が覆された

これまで「最初に神経系で、次がサイズ」といわれてきた理由は、微妙な変化を検出できないという技術的な問題が大きかったと考えられます。超音波や今ほど性能が進化していなかったＭＲＩで測定しても、筋肉が太くなっていることを確認できなかったのです。例えば1％ほど筋肉が太くなっていたとしても、これは機械の誤差のレベルとして認識されていた可能性があります。

最新のＭＲＩは性能がよく、測定のレベルも上がり、画像もよりシャープなものが得られるようになっています。昔であれば3％くらい断面積が増えないと太くなったといい切れない面がありましたが、今は1％増えただけでも太くなったと結論づけられるような状況になっているのです。トレーニング初期の微妙な変化が捉えられるようになったため、これまでの常識が覆されつつあるわけです。

誤解のないように付け加えておくと、初期に神経系の要因で筋力が上がることは確かで、それがサイズの増大より先行していることも間違いありません。ただ、これまでいわれてきたように、サイズの増大が1～2ヵ月も遅れることはないということです。

筋肉が太くなることに年齢的な限界はない

最後に、年齢によるトレーニング効果の表れ方の違いについて述べておきましょう。

少し古い研究では、高齢者の場合はトレーニングをして筋力が十分に上がったときでも筋肉は太くならず、主に運動単位の動員能力が上がる、という結果が出てしまいました。そのため、筋肉が太くなるには年齢的な上限があるという結論になり、その後は学習効果などによってしか筋力を高めることはできないと、1980年代まではいわれてきました。それも前述のように、当時の実験の精度で調べるとそうなるということに過ぎなかったのです。また当時は、トレーニングの技術そのものにも未熟なところがありました。

しかし90年代に入ると、高齢者でも筋肉が太くなったという報告が続々と発表され、サイズの増大に年齢的な限界はないということが新たな定説になっています。高齢者だから神経系だけの要因で筋力が上がるということではなく、若い人と同じように、神経系とサイズの両方の要素が改善していくことがはっきりわかってきているのです。私の研究室でも高齢者に負荷の軽いスローートレーニングを行わせることで、約3ヵ月で大腿四頭筋が5～10％太くなることを確かめています。

ただ、トレーニング後の一過的な筋肉の中の状態は、高齢者と若齢者とでは違いがあるようです。例えば1回のスロートレーニングを行った後、若い人は筋肉の中の循環が落ちてきて、酸素濃度が下がるという状態になります。これが筋肉が太くなる条件の1つなのですが、高齢者でも同じような状態になるかというと、若い人ほど低酸素にはなりませんでした。同じように筋肉は太くなるのに、筋肉の中の状態に違いがあるというのは不思議です。

この違いについてはもう少し詳しく調べてみる必要がありますが、適切なトレーニングさえすれば高齢者でも筋肉が太くなるという事実は、これから本格的なトレーニングを始めようとしている人にとって希望のもてる事実だと思います。

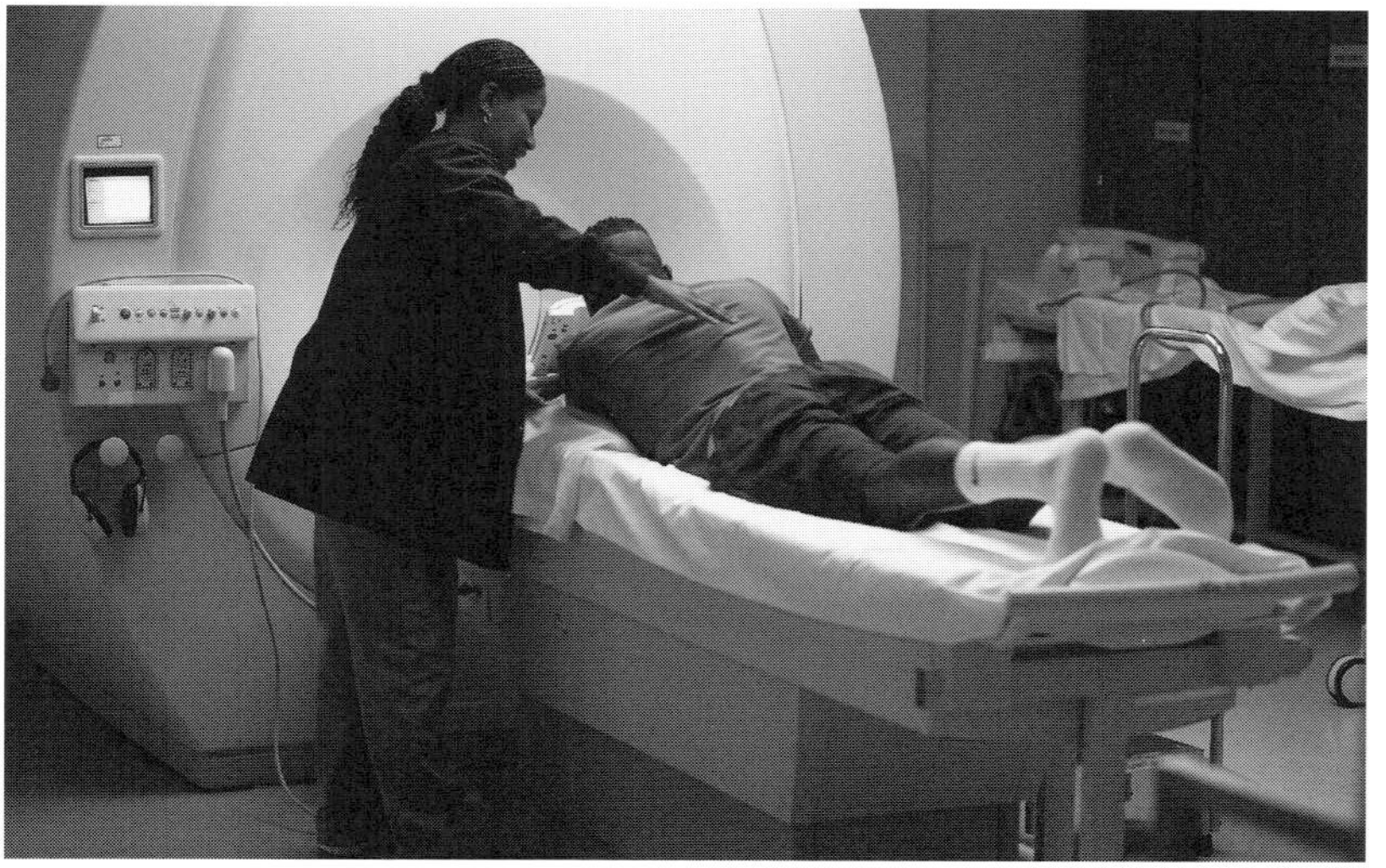

▲MRIの性能が上がり、微妙な筋肥大が測定できるようになったことで、「最初に神経系の適応が起こり、次に少しずつ筋肉が太くなってくる」という常識が覆されつつある

21 セット目

practice

トレーニングの容量を高める①

「強い力を出す」ことと、「トレーニングのボリュームを増やす」こととが、ちょうどよくマッチしたところが、70～80％1RM程度と考えられる。

刺激が強いだけでは筋肉は太くならない

「10～13セット目」では、メカニカルストレスについて説明しました。

筋肉に強い力学的な刺激を与えれば、それに対抗して筋肉を強化しようという適応が起こります。これは生物として当然起こる、非常にまっとうな適応だといえます。強い力が作用するのであれば、それに絶え得る筋肉をつくらないと生き延びていけないという身体の反応が起こり、それが長期的な適応という形で筋肉を太くし、骨を強くするという結果になって表れるわけです。

それなら、強烈に強い力さえ与えればいいだろうという発想になりがちですが、実際に筋肉を太くするトレーニングはそんなに単純ではありません。強い力を与えることだけを考えるなら、ジャンプのように瞬間的に大きな刺激が加わるトレーニングがベストです。プライオメトリックトレーニングのように高い台から飛び降りた反動を利用してジャンプしたり、助走をつけて一気に上に跳び上がったりすると、瞬間的な床反力は500〜600kg重という数値になることもあり、筋肉にかかるストレスは200kgのバーベルを担いだスクワットよりも上ということになります。しかし、そのトレーニングで、ボディビルダーのように筋肉がどんどん太くなるかというと、決してそうではないわけです。

筋肥大を促すトレーニングには、70%1RM〜85%1RM程度の負荷を使い、最低でも3セット行うという〝スタンダード〟があります。95%1RM×2回というトレーニングを延々と続けても、筋肉を太くする効果はあまり大きくありません。これはトレーニング界の常識となっています。

つまり、力学的な要素以外にも、筋肉を太くする重要な刺激があるということです。

力発揮の時間が短いと筋肉を太くする反応は起こりにくい

プライオメトリックトレーニング、バリスティックトレーニングなどで筋肉を強くする効果が落ちてしまう理由は、力を出している時間が短いからです。筋力のピークが高くても、力発揮の時間が短いと、筋肉を太くする反応は起こりにくいようなのです。

さらに、筋肉を太くするには仕事（エネルギーの量）も重要と考えられます。ある重さを一定の距離上げると、仕事は重さ×距離に相当します。トレーニングでは重さ×回数を「容量」（ボリューム）と表現し、これが仕事の目安になります。

具体的な例を挙げて説明してみましょう。例えば100%1RM（やっと1回上がる重さを1回上げる）というトレーニングは、反復回数が1回なのでトレーニングの容量は単純計算すると

100×1。容量の単位でいうと、1セット当たり「100％1RMレップ」という値になります。では、80％1RMまで落とし、8回上げた場合はどうでしょう。80×8＝640なので「640％1RMレップス」という容量になります。重さを20％落とすことによって、刺激の強度は0・8倍に下がりますが、1セット当たりのトレーニング容量は6・4倍にもなるのです。

このように、ほんの少し強度を落とすことによってトレーニングの容量は大きく増えますが、強度を落としすぎると今度は強い力発揮という要素が低下してしまいます。強い力を出すということと、トレーニングのボリュームを増やすということとが、ちょうどよくマッチしたところが、70～80％1RM程度であろうと考えられます。

ということで、適切な筋力トレーニングの方法は、少し負荷を軽くし、力を発揮する時間や仕事を増やすために上げ下ろしに1～2秒間かけて、じっくり動作を繰り返しながら十分なボリュームをこなす、ということになるわけです。

トレーニング容量を増やすことで筋肉に加わる刺激とは？

では、トレーニング容量を増やすことにより、筋肉にはどういう刺激が加わっているのでしょうか。いろいろなものがある中で、かつて非常に重視されていたのが、「トレーニング容量に依存して、トレーニング後に筋肉に作用するホルモンの分泌が増える」という考え方でした。

実際、成長ホルモンは100％1RMを1回上げてもあまり分泌されませんが、80％1RM×8回×3セットというトレーニングを行うと分泌が高まります。これについては私の研究室にもデータがありますし、アメリカやそのほかの国でも同様のデータをたくさん出しているので、この現象が事実であることは間違いありません。

その結果から、筋肉を太くするには成長ホルモンが重要であると考えられてきました。私たちも、トレーニング後の成長ホルモンの分泌と筋肥大との関係について実験を繰り返していました。ただ、これは1980年代後半から2000年代前半頃まで有力だった説で、最近の研究では、成長ホルモンはダイレクトに筋肥大に関わっていないのではないかという考え方が強くなってきています。このことについては、次項で詳しくお話ししましょう。

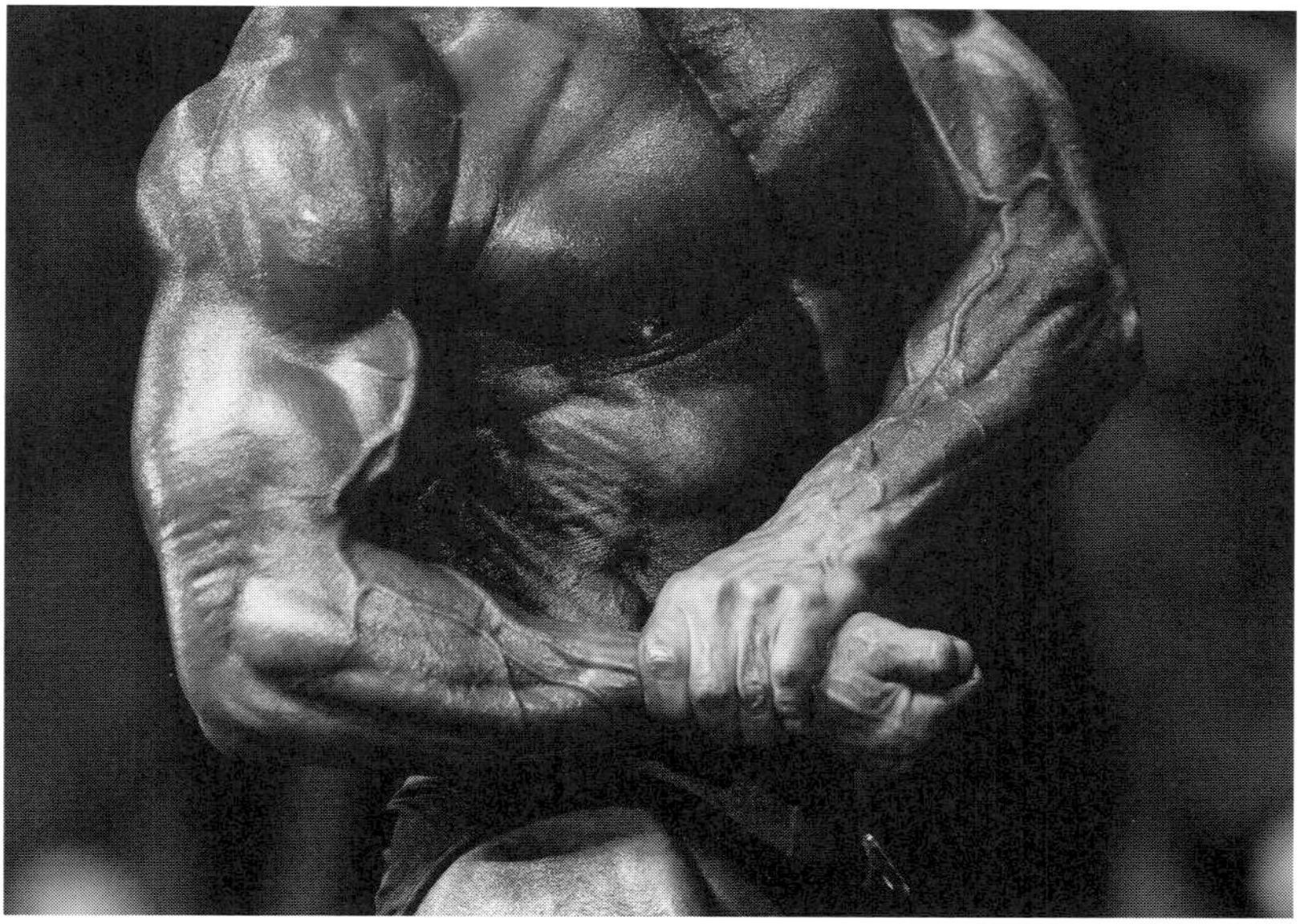

▲力学的な要素以外にも筋肉を太くする刺激はある

practice 22 セット目

トレーニングの容量を高める②

トレーニングをすると筋肉から分泌される「インスリン様成長因子」(ＩＧＦ－Ｉ)は、局所的に働いて筋肥大に貢献する。

成長ホルモンによる筋肥大効果はかつてよりは重要視されていない

前項で、筋肥大にダイレクトに関わると思われてきた成長ホルモンが、最近の研究ではあまり重要だと考えられなくなってきていると説明しました。

たまたま筋肉が太くなるような刺激が加わったときに、一種のパラレリズム（並行現象）として成長ホルモンの分泌が上がるため、そこに因果関係があるという考えが支配的になっていたのだと思います。１９８０年代後半から２０００年代前半くらいまでは半ば常識として考えられていましたが、今となっては〝過去の知識〟であることを覚えておいたほうがよいでしょう。影響力がゼロということはありませんが、どちらかというとマイナーな効果と思われているのが現状です。

一方、男性ホルモン（テストステロン）は、かなり重要な役割を担っていることがわかってきています。男性ホルモンの分泌を増やすには、前項で説明した「トレーニングの容量（ボリューム）」を増やし、インターバルを短くすることが有効ですが、ごく最近の研究ではネズミなどの動物に男性ホルモンを長期的に作用させると、さしたる運動をしなくても筋線維が太くなることが判明したと発表されています。

この結果を聞くと、男性ホルモンのテストステロンと類似するアナボリックステロイドが、ドーピング物質として効果的であることにも納得がいきます。

インスリン様成長因子（ＩＧＦ－Ｉ）が筋肥大を直接的に促進する

ホルモンは基本的に全身的なファクターです。成長ホルモンは脳下垂体から、男性ホルモンは精巣から分泌され、全身を巡りながら筋肉に作用するわけです。もし筋肥大におけるホルモンの影響力が強いとすると、片腕のトレーニングを行うことで、反対側の腕も強くならなければいけません。腕のトレーニングをしたら、脚も太くならなければおかしい、ということになります。しかし、そういうことは起こらないので、やはりホルモンの影響よりも、筋肉を動かすという局所的な仕組みのほうが重要であるということになります。

そこで注目されているのが、成長ホルモンに似た「インスリン様成長因子」（ＩＧＦ－Ｉ）という物質です。これは肝臓から分泌されますが、トレーニングをすると筋肉からも分泌され、筋肉自体に働きかけたり、筋サテライト細胞（筋線維の再生のために必要な細胞）という幹細胞の増殖を促したりと、局所的に働いて筋肥大に貢献することがわかっています。

では、筋肉にＩＧＦ－Ｉを効果的に分泌させる刺激はどういうものかというと、瞬間的に大きな力を出すタイプのトレーニングではありません。少し長い時間、筋線維が頑張って力を出すということが重要になります。それはやはりトレーニングの容量を増やすということです。

メカニズムは完全に解明されていませんが、容量の大きなトレーニングを行うと、一過的に成長ホルモンも強く分泌されます。ですから、成長ホルモンのよく出るトレーニングが、筋肉にIGF－Ⅰを作らせることと同様の刺激である可能性は高いと思います。成長ホルモンと筋肥大との間に直接的な因果関係があるわけではないので、成長ホルモンを分泌させることが目的になってしまうのは間違った考えですが、成長ホルモンの増加を、質の高いトレーニングができたという目安として捉えることは間違いではないと思います。

また、最近の研究では、男性ホルモンはIGF－Ⅰのように筋肉からも分泌されることがわかっています。そのような筋肉由来の男性ホルモンは、精巣から分泌される循環型の男性ホルモンよりも、筋肥大効果が高いということになります。

ホルモンが筋肥大をもたらすという考えは「乳酸疲労物質説」と似ている

循環型ホルモンにまつわる話は、「乳酸疲労物質説」とよく似ています。

筋肉がオールアウトに至るようなトレーニングをすると、結果的に血中乳酸濃度が上がります。筋肉周辺の乳酸濃度も局所的に上がります。そういう現象だけを見て、長い間、運動と疲労との間には乳酸が介在していて、乳酸そのものが疲労の直接的な原因であると考えられていました。

しかし最近では、乳酸は疲労を起こす物質というより、筋肉のエネルギー源としても重要な働きをする二次的な代謝産物であるという見方のほうが強くなってきています。乳酸がたくさん分泌されるタイプの運動は、短い時間で筋肉にたくさんのエネルギー消費を行わせたということになるので、それが強い運動であるという証しにはなります。したがって、血中乳酸濃度が上がったら、それを元に戻すための休息が必要になります。ただ、「乳酸は疲労の元凶である」「運動中に乳酸が出ないようにしたほうがいい」といった考え方は誤りなのです。

1980年代後半から2000年代前半までは、分泌されるホルモンを頼りに、さまざまなトレーニング処方に関する研究が進んだという歴史的な経緯があります。なかには、その時代の知識を今でも引きずっていて、「成長ホルモンが出るから効果が高い」という考えから脱却していない見方が一部であるのも「乳酸疲労物質説」と同じ状況といえます。これらの考えは、そろそろ改めていく必要があるでしょう。

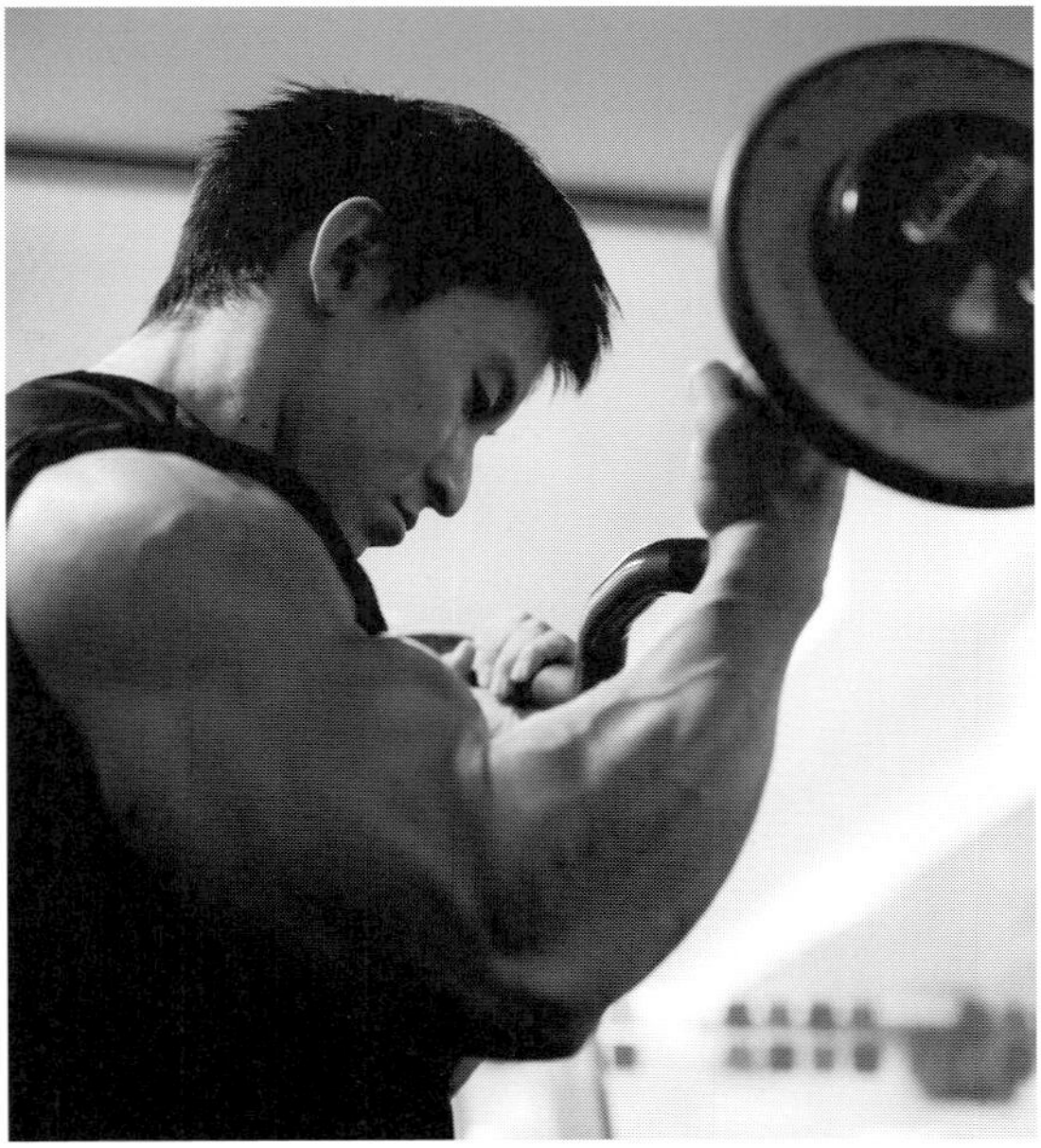

▲瞬間的に強い力を出すトレーニングではなく、容量（ボリューム）の大きなトレーニングを行うことで、IGF−Ⅰが筋肉から効果的に分泌される

practice

23 セット目

トレーニングの容量を高める③

新しいトレーニングを導入する際、成長ホルモンの分泌は、その効果を予測する１つの手段として活用できる。

セット間のインターバルを短くしたほうが筋肥大効果は大きい

前項では、成長ホルモンの分泌と筋肥大との間には直接的な因果関係はない、という説明をしました。ただし、筋肥大が起こる刺激と、成長ホルモンが強く分泌される刺激とは共通性をもつ可能性が高いため、成長ホルモンの増加が質の高いトレーニングの目安になるということもお伝えしました。

かつて、成長ホルモンが筋肥大に直接的に関与していると考えられていた時代には、その分泌を手がかりにしてさまざまなトレーニング処方が試みられ、発表されました。

アメリカの研究グループが１９９０年代前半に行った実験では、80％１ＲＭ程度の強度を使ってトレーニングをした場合、セット間のインターバルが３分あると成長ホルモンの分泌がほとんど起こらないことがわかりました。ところが、インターバルを１分に短縮すると、俄然強い成長ホルモンの分泌が起こったということです。
そのトレーニングを長期間続けたところ、インターバル1分のほうが筋肥大効果は大きいという結果が出ました。この実験によって、筋肉を効率的に肥大させるにはセット間のインターバルをなるべく短くしたほうがいい、という説が出てきたわけです。

容量を高めるためのトレーニング法

私の研究グループでも、成長ホルモンの分泌を増やすための処方をいくつか試してみました。すると、段階的に負荷を下げながらオールアウトに追い込んでいくディセンディング法（ドロップセット法）などが、成長ホルモンを強く分泌させることがわかりました（下図）。これを続けた結果、長期的な筋肥大効果が大きくなることも確かめています。

ディセンディング法は、ほとんどノーインターバルで回数を重ねていくので、1セットの容量（ボ

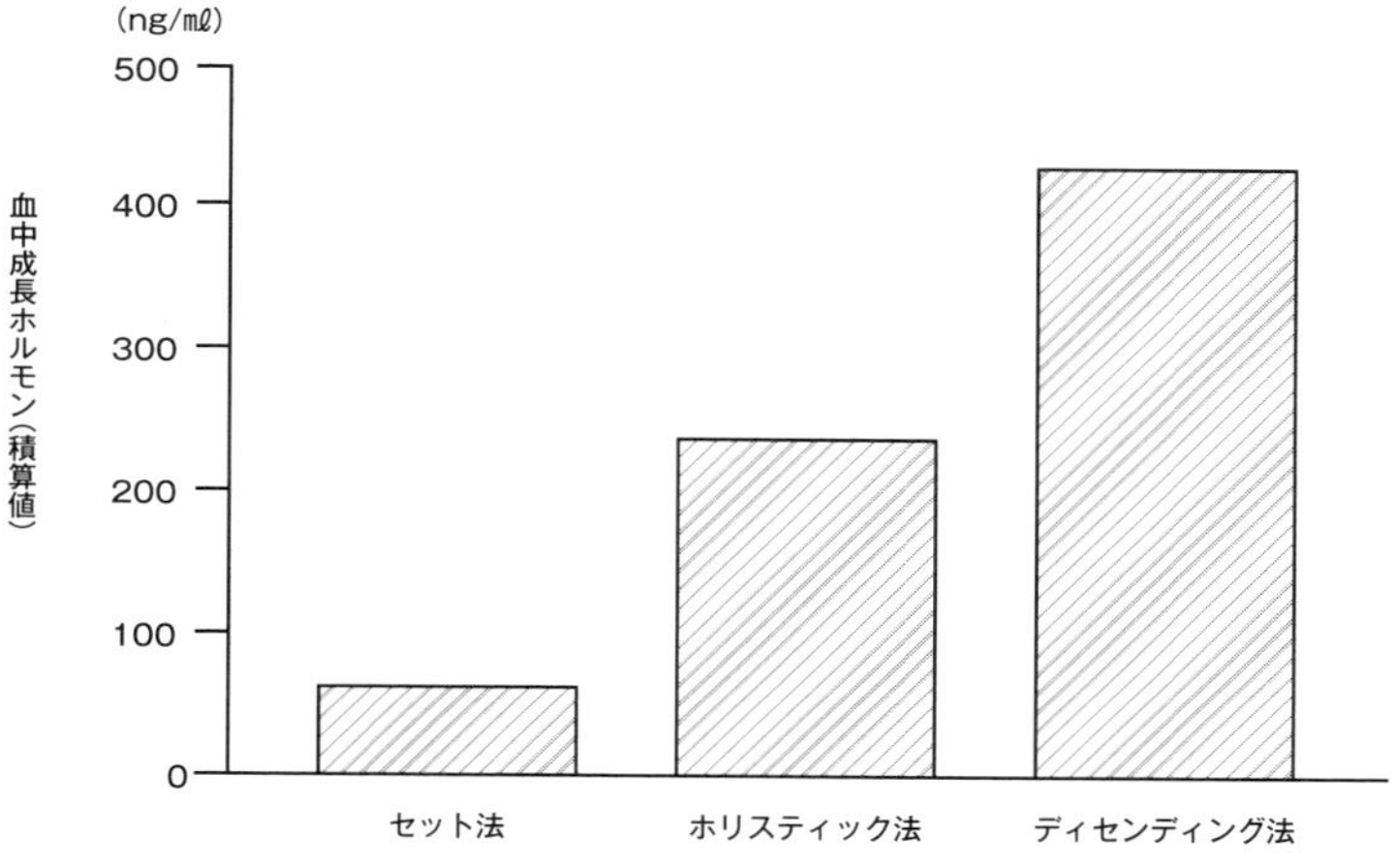

図　トレーニングの方法と成長ホルモン分泌量

通常のセット法よりも、ホリスティック法、ディセンディング法を行った後のほうが、成長ホルモンの分泌ははるかに増加する

リューム）も大きくなります。それによって筋肉が肥大するわけです。

ヘビーなトレーニングを数セット行った後、最後に負荷を50％まで下げて30回程度の高回数のセットを追加するという方法をホリスティック法といいます。また、負荷が上がらなくなったところで半分の可動範囲だけで続ける方法をワン・アンド・ハーフメソッドといいます（アーノルド・シュワルツェネッガーが好んで用いたことでも知られています）。いずれも通常のトレーニングに、オールアウトまで追い込むという要素が加わるので、やはりトレーニングの容量が大きくなり、長期的な筋肥大効果も高くなります。同時に、トレーニング後の成長ホルモンの分泌が増えることもわかっています。

複数の種目を組み合わせる「セット法」を利用して容量を高める方法もあります。「フラッシングセット法」（この呼び方は最近あまり使われませんが）は、同系統の種目をノーインターバルで交互に続けていくやり方。例えばバーベルカールを行った後、少し負荷の軽いダンベルを使ってカールを続けます。それが終わったら、またバーベルカールに戻り、さらにダンベルカールを行います。

複合関節動作のベンチプレスと、単関節動作のペックデックフライを交互に行うというのも、フラッシングセット法の範疇です。種目は少し変わりますが、同じ筋肉をターゲットにしているので、短時間で筋肉がオールアウトに追い込まれることになります。ちなみにフラッシングとは「充血」という意味。つまり、筋肉のパンプアップ（かつては日本でも、パンプアップは「血がたまる」という言い方をされていました）を目的として考案された方法です。このときも成長ホルモンの分泌は増えています。

加圧トレ、スロトレも容量の高いトレーニングと同等の効果が得られる

ディセンディング法などの方法のほかに、私たちが研究に取り組んだのが、軽い負荷で筋肥大を起こすための方法——加圧トレーニングでした。これはベルトを使って筋肉の血流を制限した状態で行うトレーニングですが、成長ホルモンの分泌を促す効果が極めて高いことがわかりました。負荷が軽いにもかかわらず、非常に容量の大きなトレーニングと同じレベルの成長ホルモン、さらに男性ホルモンも分泌されます。

加圧トレーニングの理論をベースとして誕生したのが、スロートレーニングです。これは筋肉の力発揮を維持することで内圧を高め、血流を抑制するという方法です。これも成長ホルモンや男性ホルモンの分泌を強く刺激することがわかりました。

一時期流行したエクササイズ「ビリーズブートキャンプ」も、低い姿勢を維持することで筋肉の力を抜かないという点でスロートレーニングと似た面をもつので、ある程度の時間行えば、やはり成長ホルモンの分泌は高くなると思います。

このように、筋肥大に効果的なトレーニングを行うと、おそらくパラレリズム（並行現象）として成長ホルモンの分泌が高くなると考えられます。そのため成長ホルモンは、新しいトレーニングを導入する際に、その効果を予測する1つの手段として活用できます。3～6ヵ月といった長期間のデータを待つまでもなく、1回のトレーニング後の成長ホルモンの分泌を見ることで、長期的な効果をある程度推測できるからです。成長ホルモンとトレーニングの研究は、結果としてさまざまなトレーニングプログラムの特性を理解するヒントになったといえるでしょう。

practice

24
セット目

「筋肉学」を現場で活用する①

あらゆるトレーニングに手を出してもプラスになるとは限らない。取り組んでいる競技、抱えている欠点などによって、選ぶべきトレーニングはおのずと変わってくる。

筋肉を肥大させる唯一無二の刺激はない

ここまで、筋肉を太くするためのさまざまなメカニズムについて説明してきました。トレーニングによって筋肉が太くなるという現象は一見すると単純そうですし、身近なことでもあるので、そのメカニズム自体もシンプルであるように思いがちですが、実際には複数の要素が複雑に絡み合っていることを理解してもらえたと思います。

日常的にトレーニングをしている人は、筋肉を少し刺激しただけで太くなってほしいと願うかもしれません。しかし、それは身体にとって決して望ましいことではありません。1つのメカニズムで身体に変化が起こってしまったら、それは生きる上で危険なシステムといえます。環境や生活の変化、あるいは、なんらかの手違いで際限なく筋肉が太くなってしまう可能性もあるからです。

まるで別の生き物のように、筋肉が意思のコントロールを超えて暴走してしまうと、それが原因で健康を害したり、日常的な運動に支障が生じたりすることもあり得ます。極論すると「筋肉に殺される」ような状況にもなりかねないのです。ですから、日常的な刺激で安易に筋肥大が起きてしまわないように、さまざまな要素がバランスを取り合っているのだと考えられます。そして、筋肉を太くしなければ生命としての危機に瀕すると判断された場合、あるいは二重三重の刺激によって本当に筋肉を太くする必要があると総合的に判断された場合、初めてしかるべき適応が起こるのでしょう。

さまざまな要素を挙げてきたため、何をすればよいのかわからなくなってしまったかもしれませんが、私にも正解はよくわかりません。これさえ満たせばよいという唯一無二の刺激はなく、多くの要素をすべて無理なく満たすような刺激を加えるのが効果的、という曖昧な答えしか出ていないのが現状なのです。

効率よく筋肉を鍛えるには単一の方法に依存しないほうがいい

1つの要素で筋肉が強く太くなるわけではない――ということは、単一の方法だけが正しく、ほかの方法が間違っているということもいえなくなります。

そもそも万能のトレーニングというものはなく、それぞれに長所と短所があるものです。あるタイプの刺激は強くても、別なタイプの刺激は弱いということもあります。それぞれのトレーニングの特性を理解した上で、単一の方法に依存しないということも、筋肉を効率よく鍛えるためには大切なことです。

例えば、強度を重視したトレーニングを行えば、当然ながら力学的な刺激が強くなります。あくまで強度にこだわるのであれば、ヘビーデューティートレーニング（超高負荷でゆっくり動作し、少ないセット数で追い込む）という方法もあります。

一方、量を重視したトレーニングの場合は、容量（ボリューム）が大きくなるため、代謝的な刺激が強くなります。ヘビーデューティーの対極に位置するトレーニングとしては、低負荷で徹底的に回数を増やして追い込んでいくという方法があります。

あるいは加圧トレーニングやスロートレーニングのように、負荷は軽めにして、筋肉の中の酸素環境を悪化させるという特殊な方法を利用する手もあるでしょう。これらの方法では、高負荷・低回数のトレーニングや低負荷・高回数のトレーニングよりも、身体全体に及ぼすストレスは軽減されます。

「馴化」が起こったら刺激のタイプを変えてみる

ただ、筋肉を太くする要素がたくさんあるからといって、あらゆるものに手を出そうとすることが誰にとってもプラスになるとは限りません。取り組んでいる競技、抱えている欠点などによって、選ぶべきトレーニングはおのずと変わってくると思います。

例えば、瞬発的な能力をもった筋肉をつくるのか。それとも持久性の高い筋肉をつくるのか。目的が違えば、具体的な手法にもかなり違いが出てきます。

また、筋肉のつきやすさは個人によって多少の違いがあり、大きく分けると強度を重視したほうが発達しやすいタイプ、逆に少し強度が低くても量を増やしたほうが効果が表れやすいタイプがあると思われます。自分がどういうタイプに属しているのかを知り、トレーニングを選ぶ際の基準にしてもいいでしょう。

最近は遺伝子の研究も進んでいて、筋肉のつきやすさを判断しやすくなっています。ただ、そうした科学的な根拠に頼らなくても、ある程度トレーニングに親しんでくれば、自分がどちらのタイプなのか感覚的にわかってくるかもしれません。それを早い段階で把握することができれば、その後の成長に大きな影響を与える可能性もあると思います。

自分のタイプがわかったとして、同じタイプのトレーニングばかり続けることも推奨はできません。生物の身体には「馴《じゅん》化《か》」という特性があり、一定の刺激しか与えていないと身体が慣れてきてしまい、あまり反応しなくなってくるからです。いわゆる「伸び悩み」は、そんなときに起こります。

タイプ的に高強度・低回数のトレーニングが合っている人でも、馴化が起こってしまった場合は、一時的に低強度・高回数のトレーニングに変えてみるなどの工夫が必要です。

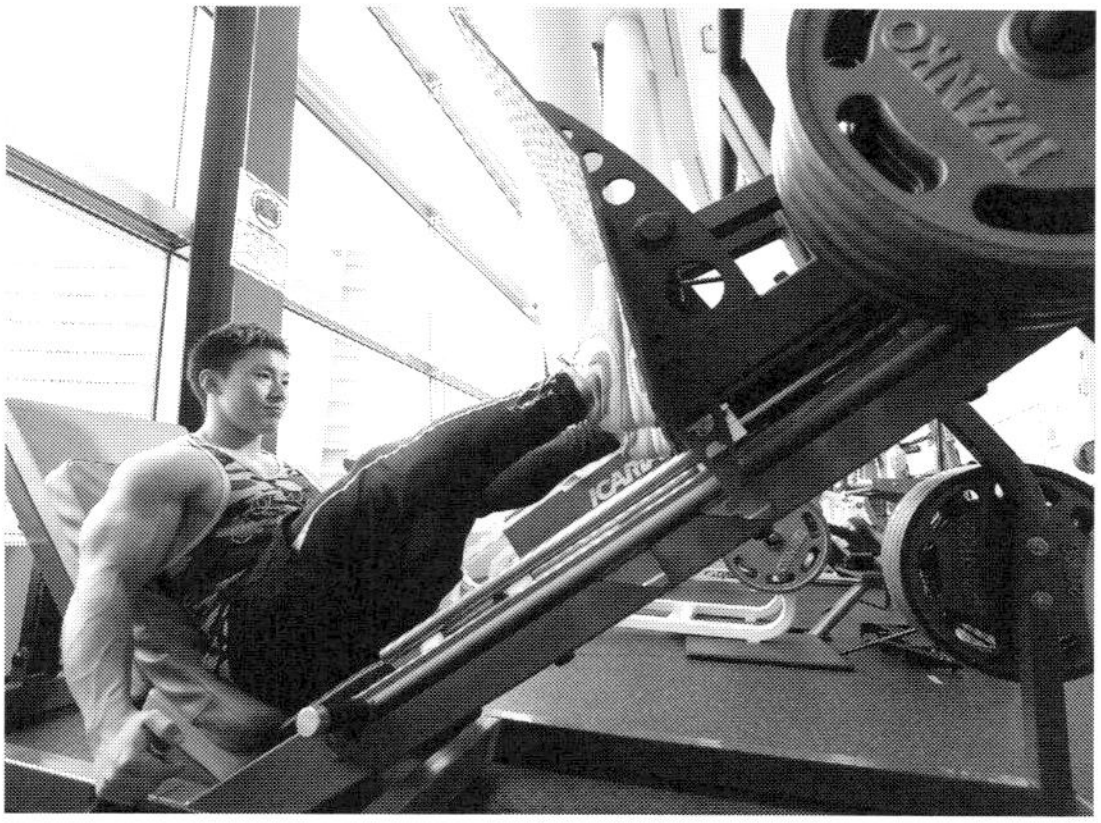

▲万能のトレーニングはなく、それぞれに長所と短所がある。また、一定の刺激に対して身体が慣れてしまう「馴化」も起こる。それらを理解した上で工夫を続けることが重要

practice

25 セット目

「筋肉学」を現場で活用する②

成長期までは「低強度・高回数」。
成長期を過ぎたら「中～高強度・低回数」。
中高年になったら「スロートレーニング」。

前項で説明したように、現場で実施されるトレーニングにはさまざまな方法があり、それはどんな結果を求めるかによって変わってきます。

バーベルやダンベルなどを使ったトレーニングでは、70～85％1RMがオーソドックスな負荷になりますが、それ以外の重さを使用するとしたら、大きく分けて「強度重視型」と「回数重視型」が挙げられます。

「強度重視型」と「回数重視型」のトレーニング

強度重視型は、絶対的な筋力を瞬間的に発揮することが目的で、90％1RM以上の負荷を使うのが一般的です。パワーリフティング、ウェイトリフティング、ラグビーなどのパワー系の競技、あるいは、そのほかのスポーツでも瞬間的な筋力発揮を求められることがあれば、強度重視型が有効です。大きな筋力を出せる筋肉を養いながら、実質的に大きな負荷に耐える身体も同時につくられていくので、競技力アップに結びつきやすいトレーニングであるといえるでしょう。

一方、回数重視型は主に30〜65％1RMの負荷、もしくは自重を使い、回数を増やして追い込んでいく方法です。回数が増えると精神的にキツくなりますが、そういう経験を積むことで、ここ一番の場面で力を発揮できる能力が身に付いてくるはずです。

例えば格闘技のようなスポーツでは、疲労困憊に陥った状態から、いかに相手を上回る力を振り絞れるかが重要になります。そのように精神的なストレスへの耐久力が問われる競技には、回数重視型がプラスになると考えられます。ただ、精神的なストレスの強いトレーニングを年中行うのは大変なので、1年のうちで時期を区切って行うようにしてもよいと思います。

強度重視でも回数重視でもない工夫としては、加圧トレーニングやスロートレーニングがあります。これは局所的なストレスを強めることで筋肉を早く疲労させることが可能なので、体力の低い人向け、リハビリテーションなどに効果的です。また、短時間で無理なく筋肉を追い込むことができるので、高齢者や激しいトレーニングをしたくないという一般女性などにも向いているでしょう。

ただ、必ずしも「負荷が軽い＝トレーニングが楽」というわけではないので、そこは誤解をしないようにしないといけません。それなりの筋肉をつけたいと思ったら、やはり回数を増やしてオールアウトに追い込むなどの努力が必要です。

成長期のトレーニングは回数重視型が適している

年代によっても、選ぶべきトレーニングは変わってくると思います。

高強度のトレーニングは、筋肉だけでなく関節や骨に及ぼす力学的ストレスも強く、成長期の選手がハードに行いすぎると、それが原因で成長痛を起こしたり、骨や関節の障害に結びついたりする危険性が懸念されます。身体が成長し切っていない選手は、低強度・高回数で追い込むトレーニングを選んだほうがいいでしょう。

強い負荷を避けなければいけないのは、まさに身長が伸びている時期。日本人の場合は10~13歳の年代が中心になると思いますが、成長期の見極めは難しいものがあり、個人差もあります。なかには高校生になってから急に身長が伸びる子どももいます。その時期に筋力トレーニングを行う必要が出てきた場合も、負荷そのものはなるべく軽くしたほうがよいと思います。

一方、高回数のトレーニングは、筋肉にしっかり負荷がかかる割に関節や骨へのストレスは小さくて済みます。〝しごき〟になってしまうほどやらせるのは問題ですが、回数を増やしていくチャレンジをさせることは、筋持久力だけでなく、心理的な持久力を高めるという観点からも大切になると思います。

追い込み型のトレーニングで身体がさらに成長する可能性も

回数で追い込むトレーニングをすると、代謝物受容反射などが起こり、成長ホルモンの分泌もよくなるので、さらに身長が伸びるかもしれません。

激しいトレーニングが求められるスポーツ選手でなければ、その時期にスロートレーニングに取り組んでもいいでしょう。スロートレーニングも内分泌系の働きを活性化させるので、同じく身体の成長を促進させる効果が期待できます。

ちなみにスロートレーニングは、小学生から取り入れても問題ありません。小さい頃からハードなトレーニングはできないと思いますので、朝礼前にスロースクワットを毎日10回行う程度でもよいでしょう。それだけでも足腰の使い方が安定してくるはずです。

そして高学年になって身体が慣れてきたら、無理のない程度に少しずつ回数を増やし、筋肉の疲労感を経験させるのがよいでしょう。そうしたトレーニングを味わっておくことで、成長期後の本格的なトレーニングの下地ができ上がっていくからです。

成長期までは「低強度・高回数（あるいはスロートレーニング）」。成長期を過ぎたら「高強度・低回数（あるいはオーソドックスな中～高強度）」。中高年になったら負担の少ない「スロートレーニング」――。それが成長に応じた効果的なトレーニングといえるかもしれません。

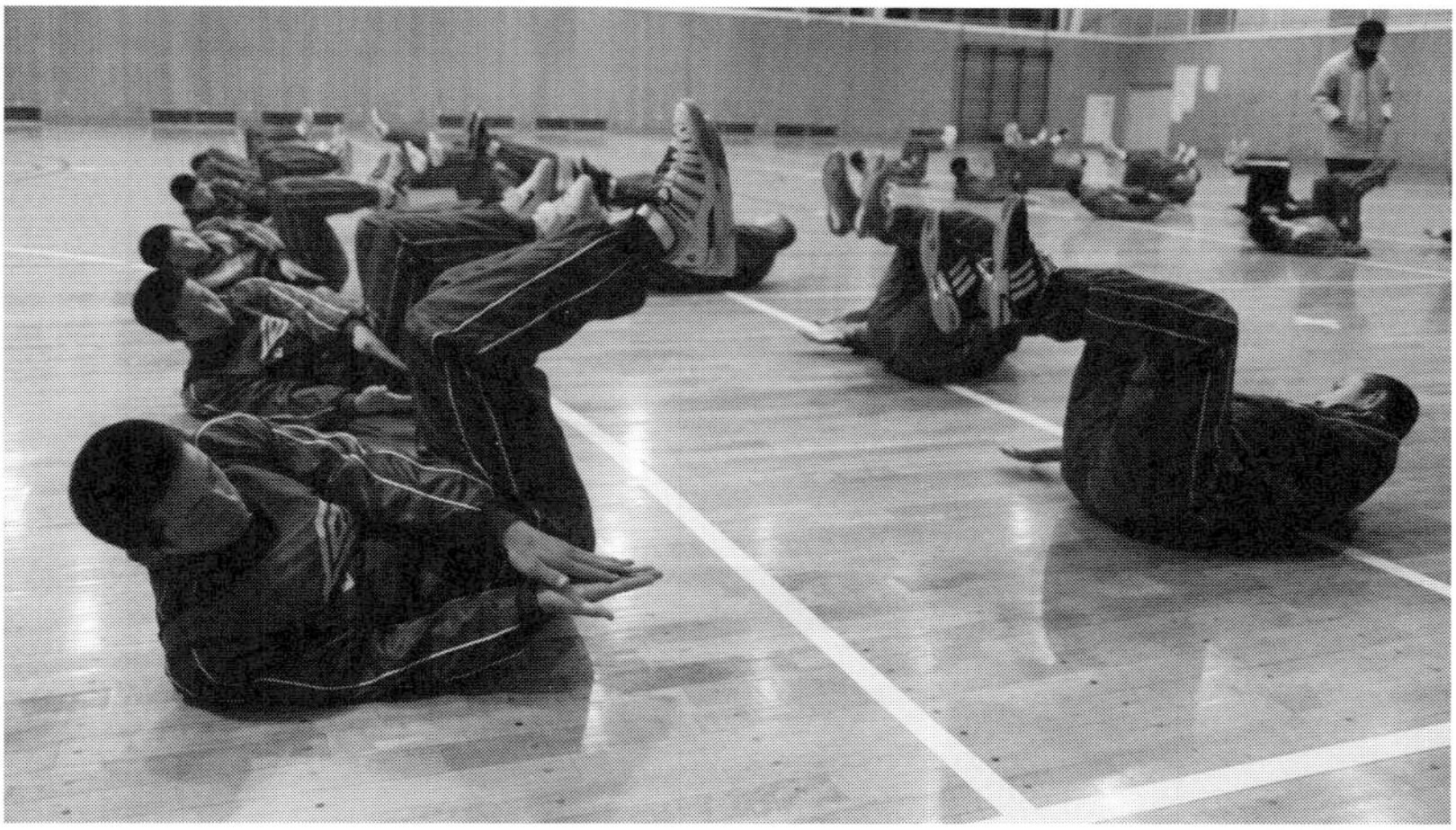

▲成長期が終わるまでは自重トレーニングのような低強度のトレーニングを選ぶべき。筋肉にはしっかり負荷がかかるが、関節や骨へのストレスは小さくて済む

practice

26
セット目

解明されつつある最新知識

最近、学術的に注目を集めている「マッスルフル」という現象とは——。

高酸素環境では筋持久力もアップする

この項では私たちの研究室で取り組んでいるテーマを中心に、筋肉にまつわる最新情報をいくつか紹介したいと思います。

まずは「14セット目」で説明した酸素環境に関する新たな実験結果です。高酸素環境の中で、被験者に低負荷・高回数のトレーニング（30％1RMでオールアウトまで）を行わせ、筋持久力の変化を調べたところ、酸素濃度が少し高い状況のほうが筋持久力はアップすることがわかりました。

実験は、酸素濃度が通常より10％高いところで行いました。もちろん全員が一様に反復回数を伸ばしたわけではなく、個人差はありましたが、平均すると通常の酸素濃度よりも高い数字が出ました。

これまでも自転車を使った実験などで、全身持久力が伸びるという結果はいくつか報告されていましたが、筋持久力に関してはあまり研究がありませんでした。研究の現場では、酸素の摂取と直結する全身持久力はアップしても、筋持久力は伸びないだろうと考えられていました。しかし今回の実験で、その予測が覆されたわけです。

おそらく、携帯式の酸素ボンベのようなグッズでも一時的な高酸素状態を作ることが可能なので、それによって筋持久力も上がると考えられます。ただし、それは高酸素状態を維持している時に限られるので、酸素ボンベを外してしまえば通常に戻ってしまうと思います。

試合前に低酸素室に入るとパフォーマンスが上がる?

高酸素環境以上に、低酸素環境でのトレーニングに関するデータは数多く発表されています。たとえば富士登山をする際に高山病になってしまう人がいますが、私たちの研究室で調べたところ、5合目で2時間ほど過ごし、それから再び登りはじめると、高山病にかかりにくくなることがわかりました。これは低酸素環境に対する〝慣れ〟が原因と考えられます。この実験から、持久的な競技を行う際の戦略も見えてきます。持久力を高めるために、あらかじめ低酸素室でトレーニングをする必要はなく、試合前に低酸素室に何時間か入っているだけでパフォーマンスが上がる可能性があるのです。真偽はまだ解明されていませんが、そうした応用のアイデアが挙がってきているのは事実です。

このように、可能な範囲で身体の中の環境をコントロールすることが、運動のパフォーマンスに結びつくことは間違いないと思います。ただ、それは不公平ではないかという議論も一方にはあります。オリンピックなどの会場に低酸素室を持ち込める国と、そうでない国では決定的な差が出てきてしまう可能性があるからです。

低酸素室に限らず、高所トレーニング、高酸素カプセルといったテクニックも競技力を高めるための〝物理的な手段〟ということで、すべてドーピングにするべきという考え方も出てきています。今後も、この議論は続いていくでしょう。

筋肉を太くするのに有効なタンパク質の量には上限がある

続いては、私の研究室の学生が取り組んでいるテーマで、タンパク質を一度に摂取したとき、そのうちどこまでが筋肉になるかというタンパク質代謝系に関する問題。その内容が、最近、学術的にちょっとした注目を集めています。タンパク質（アミノ酸）を摂取すると筋肉の中でのタンパク質合成が上がるということは説明してきました。では、摂取する量を増やせば増やすほど合成が上がるかというと、そうではないことがわかってきています。あるところで合成は頭打ちになり、それ以上タンパク質を摂ってもあまり意味がないようなのです。

頭打ちになる量は1回の摂取で20g前後というデータも報告されています（ただし、高齢者は40g前後まで合成が上がっていくようです）。これは普段の食事だけでなく、トレーニング後のプロテインの補給でも同様で、どんな状況であっても基本的には20gがタンパク質量の上限値であるようです。

この現象は「マッスルフル」と呼ばれています。筋肉が〝お腹いっぱい〟の状態ということなので、それ以上のタンパク質を摂っても筋肉は食べられないわけです。40〜50gの量を摂っても吸収はされますが、それが筋肉の材料になっているわけではなく、余分なものはエネルギー源として燃やされてしまいます。つまり、トレーニング後に1kgのステーキを食べても、筋肉の材料として使われるのはほんの一部に過ぎません。ごはん・納豆・生卵を食べるだけでも15gほどのタンパク質を摂取することができますし、それにシャケの切り身を一切れも加えれば20gに達するので、普段の食事で十分ということになります。

そうなるとプロテインも不要ということになってしまいますが、タンパク質は合成を上げるスイッチでもあるので、20〜30gを1日に複数回摂るためには便利で効果的な手段といえます。ただ、あまり多くの量を摂る必要はないと考えてよいでしょう。

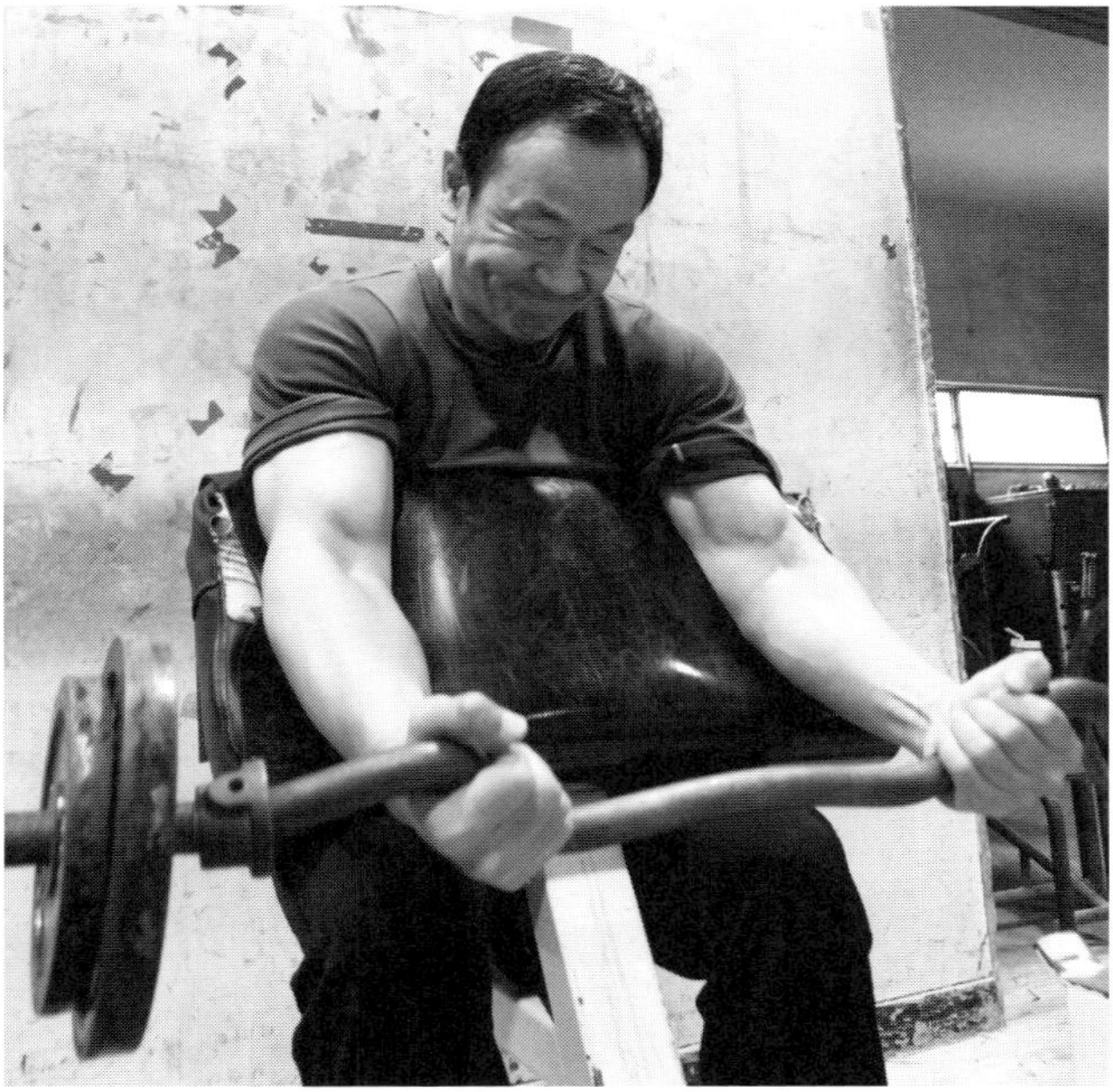

あとがき

新聞に、「高齢者、ジムが社交場――運動多いほど日常動作衰えず」という記事がありました。全国の民間ジムの会員のうち、60歳以上の方が占める割合が30%を超え、10年前より11%も増えたそうです。また、スポーツ庁の分析によると、習慣的に運動をしている高齢者ほど、日常動作を行う能力の衰えが遅いという、明確なデータが得られたとのことでした。

近年の欧米の疫学研究から、日常生活での活動の多い高齢者では、そうでない高齢者の場合に比べ、認知症にかかるリスクが半減することがわかっています。健康で活動的な日常生活を続けるためには、1）加齢に伴う筋量の減少と筋力低下（サルコペニア）を予防・改善すること、2）関節の柔軟性を維持・改善すること、3）これらを質のよい日常動作につなげること、という3点が基本要素になります。フィットネスクラブやジムは、これらの基本要素に向けた多様なアプローチが可能なことに加え、社交場としても良好な心理的刺激が得られるというメリットがあるでしょう。

しかし、ここで注意しなければならないことは、上記の3要素の間には因果関係があるわけではないということです。例えば、質のよい効率的な日常動作は、筋肉や関節への負担を軽減しますので、筋力を増強するための刺激も低減してしまう可能性があります。したがって、これらの3要素をあくまでも基本とし、それぞれに対して忠実に、そして地道にアプローチする必要があります。「流行り」や「うわべだけの効率性」に振り回されないことが重要です。そのためには、筋肉、骨格、神経などについての知識が有用になります。

スポーツの分野でも同様のことがいえます。今年のプロ野球では、福岡ソフトバンクホークスの圧倒的な強さが光りました。数年前からこのチームのトレーニング指導を担当してきたのが、長崎市の髙西文利氏。彼は現役時代の私のトレーニングパートナーであり、以来30年以上にわたって筋肉やトレーニングについて共に学んできた仲間でもありま

あとがき

す。彼が指導するトレーニングは決して特別なものではなく、あくまでも「基本」に忠実で地道なもの。ただし、個々の選手に対して、筋肉の重要性、トレーニングの仕組みと意味などを粘り強く説明し、十分に納得してもらうことから始めます。トレーニングを行う側にとっても、指導する側にとっても、知識が重要なことを示すよい例だと思います。

本書は、自らトレーニングをされている方、トレーニングを指導されている方、これからそのような世界に入ろうとされている方を対象に、『コーチング・クリニック』誌に連載したコラム「やさしい筋肉学」を再編集したものです。読者の皆様にとって、筋肉、運動、トレーニングの「基本」を見つめ直すきっかけとなれば幸甚です。

最後になりましたが、本島燈家、光成耕司の両氏には、本書の刊行にあたり多大なご尽力をいただきました。この場をお借りして御礼申し上げます。

石井直方

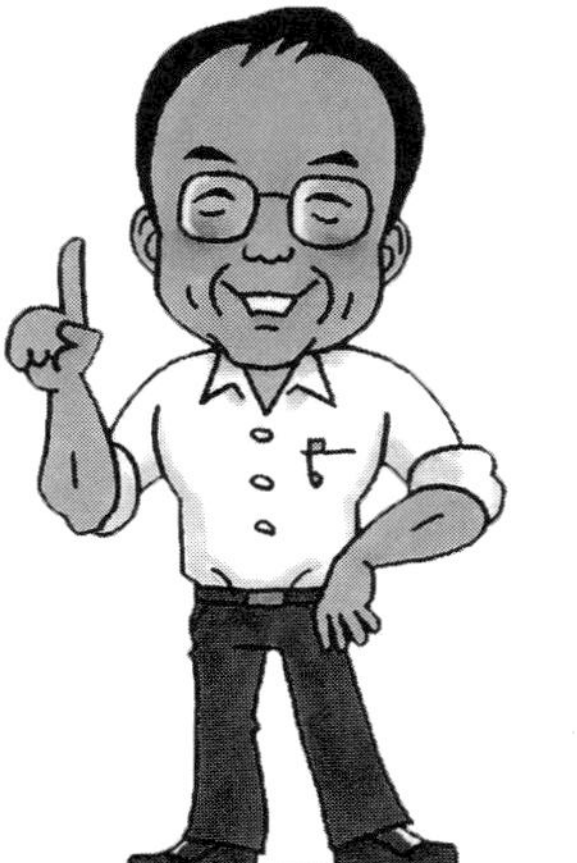

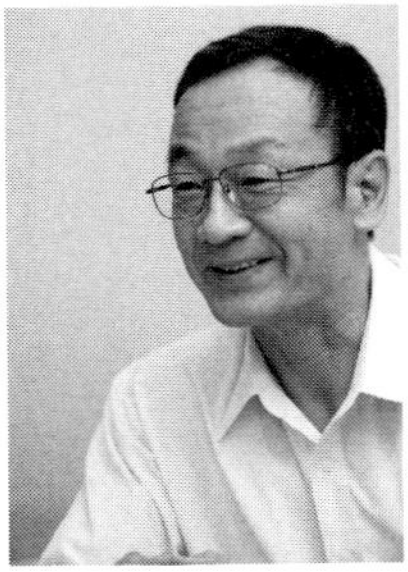

石井直方（東京大学教授）

いしい・なおかた／1955年、東京都出身。東京大学理学部卒業、同大学院博士課程修了。東京大学教授（運動生理学、トレーニング科学）、理学博士。力学的環境に対する骨格筋の適応のメカニズム、およびその応用としてのレジスタンストレーニングの方法論、健康や老化防止などについて研究している。日本随一の“筋肉博士”としてテレビ番組や雑誌でも活躍。著書に『筋肉まるわかり大事典』『トレーニング・メソッド』（小社）、『一生太らない体のつくり方』（エクスナレッジ）などがある。ボディビル・ミスター日本優勝（81・83年）、IFBBミスターアジア優勝（82年）、NABBA世界選手権3位（81年）。

石井直方《いしいなおかた》の筋肉《きんにく》の科学《かがく》 ハンディ版《ばん》

2017年10月31日　第1版第1刷発行
2018年 4 月30日　第1版第2刷発行

著　　者／石井直方《いしいなおかた》
発 行 人／池田哲雄
発 行 所／株式会社ベースボール・マガジン社
〒103-8482
東京都中央区日本橋浜町2-61-9 TIE浜町ビル
電話　03-5643-3930（販売部）
03-5643-3885（出版部）
振替口座　00180-6-46620
http://www.bbm-japan.com/

印刷・製本／共同印刷株式会社

ISBN978-4-583-11133-9 C2075

※本書は、2015年10月22日に発行されたムック「石井直方の筋肉の科学」（B．B．MOOK　1244）に修正を加え、ハンディ版にデザイン変更したものです。内容は2010～2015年に「コーチング・クリニック」誌に連載された「やさしい筋肉学」に基づいています。